U0016572

創傷照管

照顧別人的你，
更要留意自己的傷

TRAUMA STEWARDSHIP

AN EVERYDAY GUIDE TO CARING
FOR SELF WHILE CARING FOR OTHERS

蘿拉·李普斯基、康妮·柏克 著
林宜汶 譯

LAURA VAN DERNOOT LIPSKY | CONNIE BURK

守夢者／蘭斯頓・休斯

親愛的夢想家，
將你們所有的夢想，
還有心上的旋律，
統統交給我，
讓我用如雲朵般的藍色布料，
包裝起來，
免得被這世界，
過於粗糙的手指碰傷了。

各界好評

所有助人工作的前提，都是要能與當事人所經歷的創傷與痛苦，有一定程度的感同身受。理想的情況是能保持在中間地帶，既沒有遠到麻木不仁，也不會近到遍體鱗傷，然而這又談何容易呢？本書試著提醒且疼惜我們這些助人者，自己的工作有多麼不容易，以及別忘了好好照顧自己。

——方格正，臨床心理師

別成為下一個受創傷者！在從事創傷的助人工作中，我們是否已被創傷所反噬，而渾然不知？面對長期暴露在創傷的險境，書中鉅細靡遺詳列了創傷接觸反應的警訊，讓讀者能夠適時且細膩地自我覺察，拿捏好心理界限，讓自己與創傷之間，維持應有的安全距離，將負面影響降至最低。透過創傷照管的指引，讓自我全新改造，而煥然一新。

——王意中，王意中心理治療所所長、臨床心理師

助人工作者常在別人的需求中看見自己的責任，但在照顧別人之後，卻往往忘了照顧自己，「替代性創傷」成了這個現象的命名，而這本書提供了重要的提醒與參考。「苦難悲傷是

天主親吻你的記號」是做為天主教徒的我，重新凝視創傷的力量所在。找到帶給你靈性力量的自我照顧方式，是助人工作者都需要不斷尋找的，我們共勉。

——王增勇，政大社工所教授

作者運用深入淺出的文字，描繪創傷帶來的各種層次與改變。透過不同案例故事，引領讀者以新視野去面對創傷情境，並發現最適合照顧自己的方法。本好書的出版，不僅值得助人工作者間有更多對話，更應推薦給所有人共同品味。

——何素秋，家扶基金會執行長

身為心理師，我常被問：「聽到許多不幸的故事，你會不會很難受？」答案當然是會的。但過往在學習與實習時，卻總是試圖表現出不受影響，以證明自己夠穩定、夠專業。這本書打破了助人工作者「不該受個案的影響」「如果受影響就是不專業」的迷思。正如作者所言，否定只會造成更大的傷害；正視自己的脆弱，才有機會適時為自己療傷。

——胡展誥，諮商心理師

照顧好自己，才能照顧好他人，是我一貫的助人理念。本書透過創傷照管的概念，引導你學會看見自己的傷口，並從案例中看見訴說的方式，演示助人工作過程中的自我警覺。這樣的自我覺察讓我們能在工作中調整自我，免於職業上的情緒傷害，更避免傷害我們的服務對象。

我認為這個過程之於我們的助人工作而言，是必須的、道德的，更是專業的，值得我們學習與看見。

——紀可恩，社工師、「每天簡單學社工」「樹光Treelight」主編

創傷的書籍非常多，但替代性創傷的書並不太多，而《創傷照管：照顧別人的你，更要留意自己的傷》這本書則在創傷及替代性創傷的議題之間來回描述，因為沒有一個人可以完全免於創傷。此書有三個特點：一、每篇都有很雋永機智的圖。簡單的圖說出了重點，即使是沉重的議題，卻以幽默的圖像輕輕地放置在讀者的心裡。二、在創傷的絕望中，以真實的故事，在故事主人翁覺察自身的歷程中，讓書中的觀點更貼近真真實實、活生生的人。三、在書中，作者用了很大的篇幅述說如何由內而外的改變，以及個人與制度同時均須改變的重要性，而且每章節最後都有鼓勵讀者試一試的可執行之自我照料方法。這是結合知性、感性與執行力的一本自我照料好書。

——洪素珍，國立臺北教育大學心理與諮商學系副教授

我身邊有很多助人者，都曾因為聆聽案主陳述痛苦經歷而生活大受影響，更在大量接觸身心受創的案主後，變得心力交瘁，時常需要藉助各種途徑讓自己能喘口氣，恢復能量。當一個助人者抱持熱忱投入身心照顧的行列中，沒想到卻弄得自己也滿身傷，真是當初始料未及。然而，助人技術往往需要透過大量經驗累積方能逐漸成熟，因此，如何在這一行中走得長、走得

久，是助人者無法逃避、得面對的課題。而這本書正提供所有從事身心照顧的人們一個明確的指引，如何在照顧他人的傷的同時，也保護自己、安頓好自己。

——陳志恆，諮商心理師

提到「創傷」，多數人可能立即想到心理或生理層面的傷痛；但在本書中，作者特別提醒我們，別忘了「創傷」之所以會讓廣大民眾難以承擔，除了是社會缺乏足夠的話語和積極性的文化去討論，更有來自大眾長期對造成「創傷」背後系統性壓迫的漠視。換言之，人們不僅將「創傷」窄化為個人層面的心理或生理問題，甚至將回應它的方法和結果視為「社會形象」在經營，深怕處理不當引發他人輕看。不同於這種觀點，作者在這本書裡提出「創傷照管五大方向」：營造探詢的空間、選擇我們專注的焦點、懷抱悲憫之心並建立社群、回想生命中感恩的事物以取得平衡，以及每天練習對齊本心。我發現這五大方向在夢想城鄉協會裡，也正被實踐著，特別是建立信任社群和不斷對齊本心。我們發現，唯有擁有支撐適合自己生命價值觀的社群關係，才能不因害怕孤寂，而被具傷害性的價值觀綁架。唯有勇敢接納真實的自己、不斷與本心對焦，才可能對當下的困境提出回應策略，而非盲目從眾或逃避現實。

——徐敏雄，臺灣夢想城鄉營造協會理事長

乍看書名，以為是談「助人者自我照顧」的書籍，但這本書遠大於此！雖然從創傷出發，但「創傷照管」的本質，是要培養我們專注當下的能力；開始探索自我、學習照顧自己，並確實修正這個世界。這是一本關於追求徹底「覺醒」的書，教導我們：當我們有意識去注意生命當下發生的一切，才能真正享受生命。

——黃天豪，新田／初色心理治療所首席顧問臨床心理師

真正的同理心，是必須把自己也納入的。本書想告訴所有在生活、工作中，時常需要與人互動、替他人勞心勞力的每個人，你值得更好地對待自己。如果沒有把「自己」這個工具照顧好，就難以提供他人好的服務與照顧。「創傷照管」觀念，值得所有從事廣義助人服務工作的讀者了解與實踐。

——蘇益賢，臨床心理師

本地少有聚焦替代性創傷的譯著。源於一位長年獻身創傷助人工作者的深度省思，著眼人類、物種及環境的創痛苦難。習於接應世間困苦的廣大工作者，心靈不免磨難。本書細緻爬梳多樣的「創傷接觸反應」，並以前人智慧為基提出「創傷照管」的五大方向，對致力創傷苦難的工作者而言，是踏上覺知與照料自我創傷之途的珍貴指南。

——蘇逸人，長庚大學行為科學科所副教授

閱讀這本書就像照鏡子一樣，讓我們能把自己看得更清楚、瞭解得更透徹，使我們用更好

的方式擔任助人工作者並從事助人工作。沒錯，同情心就是快樂之本。享受吧。

——釋一行，禪師與和平主義者

對以照顧創傷者為己任的人來說，本書無疑是份珍貴的禮物，更是為他們提供充滿智慧與關懷的工作指南。

——傑克・康菲爾德，臨床心理學博士

任何創傷工作者都會受到焦慮、暴躁與莫大的悲傷感擄掠，但關上這些感官，反而可能造成情感麻木。我們渴望找到智慧名言與新鮮的觀點來幫助自己，也渴望獲得他人的理解。在這本精采的書中，可以找到幫助你度過難關的一切所須，不只讓你快樂起來，也能讓你用更聰明的方式完成助人工作，這絕對是創傷工作者必讀的一本書。

——吉妮・妮西卡，《你可以自由：讓受虐婦女不再暗夜哭泣》作者

本書為努力改善社會與我們共享環境的人們，提供了寶貴建議。作者一生致力於關懷與服務他人，因此十分了解其他同樣致力實現遠大利益者的處境。她提醒我們所有人，在珍惜與服務他人和環境時，也要擁抱與他們建立關係所帶來的快樂。

——約翰・弗利克，全美奧杜邦學會主席

本書讓我了解該如何用言語述說我親自前往伊拉克三次，以及後續協助美軍人員排解戰爭創傷時的感受。也讓我明白，自己經歷的痛苦並非需要壓抑或麻痺的軟弱，而是次級創傷。不過，最重要的是，這本書為我指引了一條雖不簡單卻實際的明路，教我如何展開更美好、健康的生活。

——布萊恩・帕瑪（Brian Palmer），記者

我擔任律師才兩年時間，已發現自己身上出現不少次級創傷的徵兆，這讓我既驚訝又鬆了一口氣。驚訝於過去從不知道擔任公訴辯護人，會對自己造成如此影響；而這也同樣讓我鬆了一口氣，仰賴本書幫助我承擔那些看似非人所能承受的悲劇。只有透過本書中闡述與推薦的做法，我才能確保自己的靈魂完好無缺。因為這本書，我所代表辯護的每個人都因此獲得更好的服務。我推薦所有公益律師與法學院學生讀這本書。

——伊莉莎白・拉提瑪（Elizabeth Latimer），布魯克林辯護人服務公設辯護人

包含作者自己在內的創傷倖存者與工作者的故事，就像銳利但堅韌的布料，而蘿拉就像一部紡織機，以常人都能理解的建議為線，將所有一切縫合起來，織出一條溫暖、柔軟、能夠安撫人心並帶來安全感的毯子。這本書的重要之處在於，提醒我們照顧他人時，別忘了照顧自己，也提供自我照顧的實用建議。我真希望自己剛開始幫助家暴受虐婦女與兒童時，就能接觸

這本書！

——格雷琴・特斯特（Gretchen Test），安妮凱西基金會兒童福利計畫主管

作者藉由這本開創性的創傷照管指南，幫助我們透過全新眼光，看待照顧助人工作者。此外，本書也是一份實用、溫馨的指南，教導我們培養能力，在照顧他人的同時也照顧自己。任何助人工作者都可以從本書深刻的見解中獲益良多。

——米亞・艾森施達特（Mia Eisenstadt），人類學家

當我們面對社會上最嚴峻的挑戰時，可能忽略自我照顧的重要性，甚至因此變得任意妄為。對於這些願意犧牲自身需要、幫助他人的社會工作者來說，明明有機會幫助他人，卻又不明白自己為什麼經常精疲力竭，本書以溫柔但犀利的筆觸，鼓勵我們追求老生常談的身心平衡，無論在工作或生活上最終皆能充實度過。——切爾西・塞克斯頓，美國電動汽車市場分析師

回首三十四年的警察生涯，我真希望這本書更早問世，成為我的案頭讀物。這本書為因工作無可避免要處理創傷的專業人士、針對官僚體系帶來的壓力，以及實務上不斷目擊的各種創傷情境，提供清楚、犀利、幽默又相當實用的應對指南。極度推薦本書。

——諾曼・史丹普，前西雅圖市立警察局長

方昱（《我往那裡走，因為那裡看不見路》作者、東海大學社工系兼任助理教授）
朱剛勇（人生百味共同創辦人）
林立青（作家）
林靜如（律師娘）
周志建（資深心理師、故事療癒作家）
周慕姿（心曦心理諮商所）
洪仲清（臨床心理師）
陳鴻彬（諮商心理師、資深輔導教師）
留佩萱（美國諮商教育與督導博士、美國執業心理諮商師）
海苔熊（科普心理作家）
莊秀美（東吳大學社會工作學系教授兼系主任）
楊培珊（國立臺灣大學社會工作學系教授兼系主任）
臺灣醫療勞動正義與病人安全促進聯盟（醫勞盟）
賴芳玉（律師）

——一致推薦

推薦序

照顧別人的傷時，也看見自己的痛

留佩萱

收到究竟出版社的推薦序邀約時，正是我新學期的開始。這個學期我教授「創傷治療」這門課，非常巧的，《創傷照管》這本書正是這門課的指定用書之一。

這本書中讓我印象非常深刻的，是書中引用了紐約一間兒童社福機構的徵才廣告圖片。這些廣告圖片上印著大大的問句：「你夠堅強嗎？」「你夠堅忍不拔嗎？」「你夠冷靜嗎？」我可以理解兒童社福機構用這些徵才圖片的用意是想要招募到合適的員工，畢竟，要面對和處理高風險家庭與兒童是一份非常艱辛的工作。

但這些廣告圖示，也顯示了我們對於助人工作行業的「信念」——只要我們夠堅強，一切都沒事了！

記得在碩士求學階段，教授們常常會在課堂中提到「替代性創傷」（在這本書中稱做「創傷接觸反應」），這是指助人工作者與受創個案工作時，因為吸收這些創傷壓力，對自己所造成的影響。有很長一段時間，我也抱持著「你夠堅強嗎？」的信念，認為替代性創傷只會發生在其他人身上，不會發生在我身上，因為我只要夠堅強就好。

而開始諮商受創個案後，我開始感受到這些諮商工作漸漸改變了我自己、改變了我看世界的態度——聽到個案的創傷經驗讓我很沉重、我對這個世界感到憤怒、對於不知道自己可以怎麼做出改變充滿無助、常常覺得自己做得不夠多、因個案處在痛楚中但我卻過得好而感到內疚、我的身體常常在結束一天諮商後感到疼痛。

我列舉的這些症狀都是作者蘿拉．李普斯基在書中整理出的「創傷接觸反應」，在書中她提到更多，像是憤世嫉俗、情感麻木、感到絕望、藥物酒精成癮等等，一邊閱讀作者在書中舉的真實案例，一邊也讓我感到悲傷和不捨——有如此多在助人行業工作的人，一點一滴地被創傷接觸反應吞噬掉，身心健康受影響、失去熱忱、離開這個行業。而書中舉的案例不僅僅是心理治療師和助人工作者，還有動物保育人員、生態環境保育人員、社會運動組織等等。

我很幸運的是，自己在工作過程中一直有很支持我的督導，所以當我意識到這些創傷接觸反應冒出來時，我開始在督導中談論這些症狀、開始更主動地做自我照顧。我開始把自我照顧視為必要優先的事情，而不是等到自己有閒暇時間再做的事。我開始理解到，怎麼樣讓自己能夠更身心健康、更平衡地在心理治療這條路上走下去，才是最重要的。

在我教授創傷治療這門課時，我也和學生們談論創傷接觸反應以及如何自我照顧。以前，我覺得只要夠堅強就不會發生替代性創傷，但我理解到這是非常錯誤的信念。對於每一位助人工作者，如果我們沒有良好的支持和自我照顧，這些創傷接觸反應症狀會發生在我們每一個人身上。

我們需要從談論這些創傷接觸反應開始——出現這些症狀並不代表你不夠強壯，相反的，這表示你擁有非常高的同理心、對於需要幫助的人擁有悲天憫人的熱忱。

而《創傷照管》這本書正是一個開始，幫助我們理解創傷接觸反應所帶來的影響，以及提供許多策略，教我們如何處理和面對這些壓力。希望這本書可以讓我們開始談論助人工作者從工作中所吸收的壓力，開始重視自我照顧，讓我們能夠更身心健康與平衡地走在助人工作這條路上。

（本文作者為美國諮商教育與督導博士、美國執業心理諮商師）

推薦序

透過自我探詢，展開眞正的改變

方昱

有一次，有個東海社工的同學提起我上課說過的一句話：「社工系的目的不在培養更好的社工，社工系的目的是要培養更好的人。」她說這句話對她來說很重要。學了這麼多社會工作的專業知識，但是如果沒有更了解自己，讓自己身心都更加成熟，反而變成專業的工具人。那絕對不是念社工系的目的，也絕對無法成為好的社工。

我這幾年有機會在社工系擔任教學工作。我們說要培養學生對人有好奇心的同時，其實應該要先找到學生對於自己的好奇，讓他們願意以社會工作的精神，重新理解自己的生命，那麼他們也許才會更有能力，成為幫助別人的人。

本書的作者蘿拉正是一位社會工作者。她帶著對這份工作的使命感與呼喚，一頭栽進這個領域，然後因著工作裡遭遇這世界的許多苦難，回頭重新思索如何看待自己的生命，而走進了創傷照管的旅程。

蘿拉的故事和我自己有許多類似的地方。這幾年我從原本是臺北來到九二一災區的工作者，成為住在南投鹿谷的居民；從努力實踐理想幫助他人，到成為練習在農村裡好好生活的學習者。這是一場由內向外，又由外向內的旅程。

每個人都有獨特的創傷照管之道

我是二〇〇〇年來到鹿谷做災後重建工作。我和夥伴們一起在這裡成立了老人食堂，為獨居的長輩送便當。我們也成立了一家不為營利的公司，將盈餘全數投入老人食堂。

這是一份不容易的工作，尤其我們希望不靠政府補助，以自己的力量做社區照顧的事業。我在工作的這十年間投入大量心力，但是組織的財務狀況依然無法支付大家的全額薪水。許多夥伴靠的，就是一份使命與自我挑戰的意志力。二〇〇二年，南投縣生活重建中心被裁撤，促成了漂流社工的出現。我與許多當時即將失業的社工們，一起開始了一連串的討論與對話，並舉辦漂流社工營與發行刊物。

對我來說，這個過程是社會工作者從利他助人的思維當中，第一次回過頭來看見自己。我們開始談到自身的議題，包括各種工作者面對的困境與壓力。這些或許可以透過集體改變外在的環境來加以改善，但更重要的是由外而內的改變，透過自我探詢的過程去發現工作與我們生命的連結。

另一個改變是我從送餐的長輩身上學到的生活智慧。

我工作的地方有個不成文的規定，就是無論你負責什麼工作，所有工作人員都必須排班送餐，每次當我正深陷繁忙的工作當中，電話總機的擴音傳來「送餐囉～」，當天輪到的工作者就必須立刻放下手邊工作，跨上滿載便當的機車去送餐。老實說，每次輪到我的時候，一開始都不大情願，因為我覺得自己手上的工作非常重要，卻被迫中斷去送餐；但是每次送完十幾個便當回來，卻都像是充滿了電一般，滿載生命的力量。

記得我剛開始送便當到長輩家時，常常會問一些傻問題：

「阿嬤，你為什麼要種這麼多花？」「愛香（臺語：喜歡花香）。」

「阿公，你站在這裡幹嘛？」「照日（臺語：曬太陽）。」

阿公阿嬤面對孤獨的晚年，卻活出一番滋味，那樣平凡的生活令人感受到優雅與力量。於是，當我離開了十年的工作，有機會重新開始一段新的生活時，我決定要留在鹿谷，成為農村的學習者。我學木工，為了蓋自己的房子時能夠幫得上忙；我學中醫，希望能夠讓自己與身邊的人更健康。在農村生活還有許多能力要學：修水電、種菜、除草……不一而足。我從一個看來是帶著許多知識的助人者，成為了一個從頭開始學習的農村小學生。

在這本書裡，蘿拉示範了一條屬於她自己的創傷照管之路。透過與許多有智慧人們的接觸，蘿拉不僅幫助了自己，也幫助更多人走上這一條值得追尋的旅程。這本書提醒我們要回歸自己平凡而踏實的生活，小心那些工具性與效率的思維。真實的改變從來不在遠方，而在我們每個人的內心。

祝福每一個有緣閱讀本書的人，都能夠開始踏上發現自己的旅程。

（本文作者為《我往那裡走，因為那裡看不見路》作者、東海大學社工系兼任助理教授）

推薦序

這本能幫助每個人的書，來得正是時候！

楊培珊

先說重點：我毫無保留地、大力推薦這本書！

二〇二〇年初接到究竟出版社的邀稿，來為《創傷照管》這本書撰寫推薦序。當下我就答應了，因為我近兩年在臺大社工系系主任任內，專注於推動身心靈整合健康模式，期望提供具體的課程、方法、資訊或工具，來協助專業助人工作者，如社工、心理師、醫護人員、照顧者，甚至每一個人，都能顧好自己的身心靈健康。目前社工系已經發展出大學部一門、碩士班一門相關課程，另外還有一門通識教育課程，課名就叫「活出快樂」！可惜一直沒有很好的課程閱讀材料，所以這本書來的正是時候！

我接到書稿之後，就迫不及待、一字一句地享受著這本書。甚至跟我的一位好友、資深社工主管說，這本書太適合用來進行助人工作者的讀書會了！

「照管」這個名詞近年來在老人福利及長期照顧領域越來越夯，它的英文對應是case management或care management，簡單來說就是要管理好個案所須的一切，或是照顧、治療個案所須的一切。相信很多朋友一聽到我這麼說就一個頭兩個大，甚至有人馬上就頭痛起來了！的確，這幾年來，專業工作者被「個管（個案管理）」真的搞到快抓狂。「努力滿足個案、組織或國家社會的一切需求」這檔子事，不斷地施加壓力與負荷在助人者的身上，進而壓迫我們的身心、奪取我們的時間、消磨我們的生活，做為一個活生生的人的生活。

好在這本書提供的恰好是完全不同的「照管」，是trauma stewardship，是創傷的管家。作者蘿拉．李普斯基曾擔任急診社工、社區組織者、移民與難民權利倡議者和教育者，多年來在第一線目睹與陪伴受暴者、難民、受災的社區民眾等不同的弱勢者、病者、受害者經歷創傷與復元，直到她自己也親身經歷過創傷接觸反應與崩潰（burnout）並探索多元的身心靈療癒後，她找到方法來提醒我們，身為助人者的我們不是天賦神力的超人，只是「管家」。上天給予我們一些機會，在宇宙的大計畫（作者所謂的「生命之網」）中幫忙處理一些事情，讓與我們有緣相遇的一些人的生活事務可以更順利平安一些。

讓自己更健康快樂，是正事也是大事！

我時常跟學生分享，我們的工作狀態就是真真切切地反映出自己的身心靈狀態，甚至可以說是一種自我的鏡像（mirror）。因此當我們感覺疲乏、無法同理、常常在工作時發火、與家人吵架、生活中充滿抱怨等等狀況時，就如本書作者所說，這就是我們該停下來，問問自己：「我的工作有多深刻地改變了我看待世界的方式？」並進而透過釐清創傷接觸反應，由內而外開始改變，一步一步找到適合自己的創傷照管方式。

例如我非常喜愛料理，每天三餐做出不同的營養餐食，然後與家人一起坐下來邊吃邊聊，實在是我最好的治療。我也有同事是綠手指，輕輕鬆鬆就可以布置滿園的花草，還把辦公室打理得欣欣向榮。另外也有朋友每天專注於運動，不僅在臉書上互相監督打氣，完成每天的運動目標，並分享健康生活的結果。當然，我們已經開始在臺大社工系辦理運動小團體，一起做瑜伽、有氧。一起笑鬧不再是教師們「忙裡偷閒」的娛樂，讓自己更健康也更快樂是我們的正事和大事！

這本書提醒我們，過往我們常常習慣於專業的同溫層，互相加強彼此的「使命感」。好像案主和家庭的幸福、社會國家的興亡，都是專業工作者的責任。走筆至此，想到目前在前線為抵抗嚴重特殊傳染性肺炎（COVID-19）而努力的世界各地醫護、檢疫、交通人員，承受著龐大的壓力。但再進一步想，其實我們每個人都在一起為自己及社會的健康而努力，專業助人者如果能感受到我們同在一起，大家的正向能量都互相加持，或許更能夠專心保持自己的平安與健康，並以此基礎來工作。

也許我們要改變習慣，放掉時常掛在嘴邊的「個案的需求」「社會責任」或「專業的使命感」等詞彙，改而多多使用「熱情」「活力」或「休息」等能反映我自己當下此刻狀態的字詞，來跟自己以及工作的伙伴們對話，並用我們照顧他人同等的力氣來好好照顧自己。

試試看作者所建議的，透過每天一點固定時間來自我反省、建立我們享受的關係、並採取行動計畫，目標是要對齊自己的本心，莫忘初衷。

祝福大家喜愛自己所選擇的工作，也更能平衡、平安、平靜地度過每一天的每一個時刻。

（本文作者為國立臺灣大學社會工作學系教授兼系主任）

目錄 Contents

第二部分　釐清你的創傷接觸反應

目錄 Contents

第四部分　找到適合自己的創傷照管方式

目錄 Contents

〔小專欄〕

〔夢想成真〕

前言

找到自己的創傷照管之道

喬・孔德博士（Dr. Jon R. Conte）

蘿拉・李普斯基是我的同事兼好友，甫聽說她打算寫一本關於「次級創傷」（secondary trauma）的書時，我當下心想：「這世界根本不需要這樣的著作。」

不管我到底有沒有說出真心話，我之所以有所疑慮，是因為許多談及替代性創傷（vicarious trauma）（也就是所謂的同理失衡、同情疲勞、次級創傷與職業倦怠）的著作，都沒有清楚解釋這個現象的意義，以及該怎麼做才能妥善應對（還有許多重要概念，例如證據導向實踐、文化能力與真誠性等，也面臨相同困境）。在現今的實務工作上，面對績效不佳、失誤、不體貼員工、同事間關係不佳、工作延誤、草率等大小問題，我們常拿「次級創傷」當藉口。所有與工作相關的壓力、職場上的要求，以及其他因工作狀況衍生的情緒或行為反應，也都怪到「次級創傷」頭上。

閱讀本書時，你們會發現蘿拉深刻了解創傷與創傷接觸反應（trauma exposure response）。她不只親身經歷且明白創傷造成的影響，以及受創傷者的需求，其真誠、幽默又認真的文筆，也讓我們所有人都能輕鬆理解這些重要議題。即便是最資深的助人工作者，也能從本書得到新鮮觀點。她對於創傷照管（trauma stewardship）的想法，打破了受創傷者與幫助者之間的人為界線，讓我們不只能夠分辨，還能管理創傷造成的影響。著實是助人工作領域的一大福音。創傷照管讓我們開始思考經歷創傷的方式（直接經歷或透過接觸受創傷者的間接經歷），與創傷的影響力是否相關。最重要的是，創傷照管呼籲我們銘記，為創傷所困時，能夠自在地活在當下是多麼珍貴的一件事情，更提醒我們肩負照顧他人的責任、培養提供幫助的能力。

想必你們很快就會讀到蘿拉謙虛地說，本書並沒有分享什麼新知識，但實際上，創傷照管不只是一門新方法，也是其他書籍或訓練師未曾嘗試過的做法。蘿拉自然流暢地串連起應對創傷的幾項關鍵要素，因此只要讀完本書，想必人人都會了解壓抑與創傷的關聯性、刻意採取行動保護他人與自己的重要性、試圖避免和管理創傷對我們自身以及服務對象和親朋好友造成的影響時，靈性（spirituality）的重要功效。有趣的是，儘管蘿拉是透過親身經歷了解靈性的重要，卻也有越來越多替代性創傷研究證實此觀點。

蘿拉引導我們留意創傷對於幫助者與目擊者所造成的影響。她不是要標籤哪些是病態的反應，反而是要幫助大家了解，我們的感受和行為均是人性自然的反應。就像油彩會噴灑到畫家的衣服、園丁的指甲縫裡滿是泥土，而幫助他人面對創傷也會留下印記。身為心理諮商師，我們知道唯有找到焦慮的源頭，才能控制焦慮反應。若找不到原因，不只我們自己，連服務對象都會蒙受不必要的壓力。蘿拉在本書中點出的許多情緒、想法和反應，都可以視為警訊，表示助人工作已對我們造成負擔。

也許本書最大的貢獻，就是引導我們如何找到自己的創傷照管之道。不像食譜書只教做法，而是與我們分享自身經驗。在「遵行創傷照管五大方向」的章節中，蘿拉邀請我們直面本心，好重拾向外伸出援手的能力，繼續從事助人工作。我至今還沒告訴她，第一次閱讀這個章節時我其實很生氣：「看在老天的份上，蘿拉，告訴我怎麼做就對了！」（我當時的用詞可能更激烈一些）但當我按著蘿拉所說，深呼吸一口氣後，我終於明白，她沒辦法幫我找到問題的解答，但給了我一個羅盤，幫助我尋找解決之道，但我得自己找到正確方向。

致即將開始閱讀本書的讀者們，我保證這本書可以為你、你的工作以及那些有幸與你共事的人們帶來莫大幫助。我們身處的年代習慣把一個概念一談再談，直到變成陳腔濫調為止，但本書絕對充滿新穎的想法。而且不像食譜書或工作手冊一樣，總是充斥著未經深思熟慮的解答。

本書邀請你與作者一起踏上一段旅程。旅途中，你可以從全新的視角了解自己為什麼從事助人工作，以及為什麼必須努力找出這項志業的脈絡，以中止壓迫和特權。本書也提醒我們，助人工作理所當然地有好處也有挑戰。在提供幫助時，服務對象允許我們一窺他們的人生面貌，所以也得為他們負起責任；但除此之外，我們還需要管理自己的助人能力。在這條道路上，唯有持之以恆地對自己的內在狀態與外在環境都抱持高度洞察力，才能繼續在工作崗位上堅持下去。

所有人都在努力應對創傷，而成功的指望在於明白這是一條漫長的路途，不必急於一時。我們不只需要照顧自己，也需要看顧彼此。而蘿拉送了我們一個實用的羅盤和一張地圖，幫助我們在這條路上走得更加順遂。

（本文作者為華盛頓大學社會工作學院榮譽教授）

自序

在峭壁上經歷覺醒

我先生的繼父問我：「妳確定幫助受創傷者的工作沒影響到妳自己嗎？」

當時我們一家人正在加勒比海拜訪親戚，所有人登上一座小島的峭壁頂峰，安靜地站在一塊兒，一邊遠眺海洋，一邊讚嘆眼前的風景。那真是一幅優美的景緻，放眼所及之處都是藍綠色的海水、廣闊無雲的天空，而且空氣令人心曠神怡。當我們走近峭壁的邊緣時，我的第一個念頭是：「這裡真是美得不可思議。」但馬上又接著想到，「不知道有多少人曾在這裡跳崖自殺。」

我以為大夥兒都和我有相同的想法，於是大聲說出了自己的疑問。我老公的繼父緩緩轉向我，十分誠懇地問我：「妳確定幫助受創傷者的工作沒影響到妳自己嗎？」我甚至都還沒告訴他，除了好奇有多少人曾在這裡自殺，我還想了一長串問題：救援的直升機要停在哪裡？最近的一級創傷中心在哪？我們有辦法從這座小島把病患轉送到醫院嗎？這需要花多久時間？整個加勒比海只有一間創傷中心嗎？就在那時我才終於醒悟，我的工作確實影響到自己了。我一向自認是個有自覺的人，但這是我第一次真正明白，我的工作多深刻地改變了我看待世界的方式。

那年是一九九七年，我已自願花費十年以上投身助人工作，希望能改變社會。我在工作中密切接觸曾瀕臨或親身經歷重大創傷的人，他們曾流離失所、童年受虐、遭到家暴、有藥物濫用問題、遭遇群體事故和自然災害等。在職涯發展的道路上，我的職責日漸增加，也經歷不少改變。我曾擔任急診室的社工師、社區組織者、移民與難民權利倡議者和教育者。我不只出任第一線救援者，也擔任過管理職。更輪過日班、夜班，甚至是大夜班等各時段的工作。我不僅為所在的當地社區服務，也曾在美國其他地區，甚至是在海外服務。

漸漸地，越來越多親朋好友，甚至是我的服務對象勸我「放假休息一下」「想想其他事情」，或者「別把一切看得那麼嚴肅」。但我聽不進去。我熱衷於工作的程度，也許到了選擇性盲目的地步。我覺得自己正在為畢生志業開疆拓土，其他人只是不了解我為何努力。我很肯定這份工作就是我一生的使命與天職。我不但驕傲，而且自以為是地相信自己完全沒問題。

在加勒比海小島的峭壁上，我突然清楚意識到，工作已深刻影響我的生活並造成傷害。在接下來數天、乃至數週的時間，我開始慢慢釐清工作如何影響我看待事情的方式。

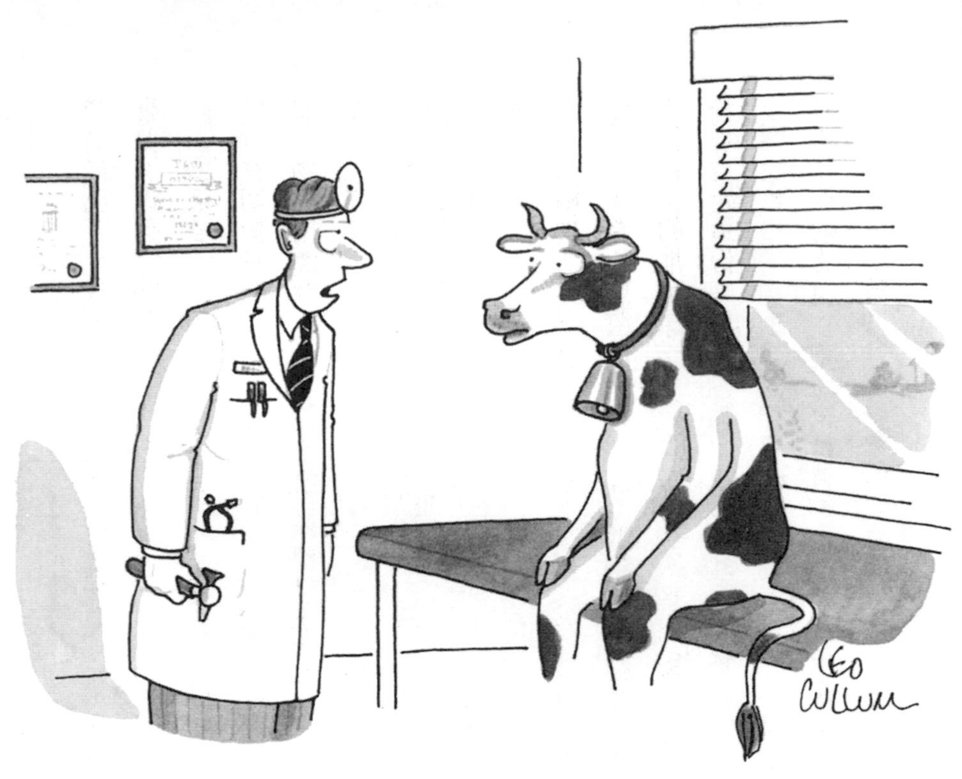

「你說一直聽見鈴鐺在響？我想問題肯定不是出在耳朵。」

不是每個人都跟我一樣，站在峭壁頂峰時，都會想有多少人曾在那裡跳崖自殺；也不是所有人在看見處處都有人使用塑膠咖啡杯蓋時就會想哭；更不是人人都會替約會對象做身家調查，甚至在收到婚禮請帖時，首當其衝的反應是感到遺憾。

多年來，我聽過不少關於虐待、死亡、意外悲劇和令人不快的故事；看遍犯罪現場、失蹤兒童和驅逐出境者的照片；拜訪那些我嘗試幫助者的住家。換言之，我必須見證他人的痛苦。而我終於明白，他人的創傷經歷，也從根本上改變了我，滲透了我的生命。我吸收、累積這些創傷，直到它們也成了我的一部分，並顛覆我面對世界的態度。我終於知道，儘管懷著滿腔熱情、堅定不移地投入這份工作，但我內心缺乏了某些資源。點火不難，但是要讓火長時間維持熱度，就需要添加煤炭，而我就像是缺少了煤炭一樣。我長時間投注其中，但缺乏在情緒、認知、心靈和生理上統整這些經歷的能力。

拼回已然支離破碎的生活

經常見證他人的痛苦，沒有讓我更貼近這些心碎的人，反而讓我開始築起城牆，把他們阻隔在外。就我自己的情況來說，我變得越來越自大。我沒辦法謙遜，但若不能謙虛待人，就無法誠實面對自己內心的創傷因應機制。我非但沒認清自己的痛苦無助，其實源自我無力控制的事情，反而遷怒到一切可能的外在因素：尖酸刻薄地批判社會體系、變得比以往更自以為是且固執己見、無法包容他人的觀點。我從來沒想過，自己的壞脾氣可能是為了抵禦情緒衝擊而架起的防護罩；完全沒發現自己正在逃避痛苦，更沒察覺自己正暗自害怕：若喪失一直以來抱持的信念，不再相信「只要做正確的事，就能將這世界撥亂反正」，生活將就此分崩離析。

在我絲毫未覺的情況下，我致力開拓的志業已走向一片雜亂無章的荒野。我精疲力竭，無論是情緒還是生理上，都不再有力量堅守工作崗位。

我大可忽視在峭壁上領悟的一切。在我這一行，長期以來，許多人都相信只要夠堅強、夠冷靜，而且專心致志在自己的目標上，就能堅持下去。打落牙齒和血吞就好，只有弱者才需要自我照顧。我深刻內化了這樣的想法，但在發現用這樣的態度面對他人的創傷經歷，已深刻傷害我的生活後，就沒辦法再用老方法面對我的工作。

於是，我展開了變革的漫長旅程。如果我要為工作、家庭、社區還有自己的生命貢獻才能、遠見和精力，我一定得改變做法、得學習一套為自己導引方向的全新方法。首先，我得負起責任，清楚認知接觸創傷對內在心靈的影響。再者，我需要學習給予自己處理情緒的空間，並在心中騰出位置，好讓自己能夠復元，再帶著清晰的思維，繼續投身志業。我得找到一套方法，讓我在見證他人的創傷之後，仍能好好享受自己的生命。我需要用一套全新的架構來理解一切事物，而這套架構，也就是我後來稱為**創傷照管**的概念。

國際觀音禪院的創辦人崇山行願曾說過：「至道無難，只要摒棄所有的思想、意見和偏好即可。」我奉行他的箴言，開始嘗試恢復與自我的關係。我學著誠實面對自己每時每刻的感受；謙卑地向許多導師、醫者、治療師、思想家和我的摯愛們學習；尋求幫助、開始重新踏入住家附近的原野，並在美麗又無情的大自然中真切了解生命的寶貴；每天練習於生活與工作中專注當下，這不只讓我的心靈常保健康，也讓我得以在工作上徹底竭盡所能。

最後，我也認清，是自尊心讓我在早已無法真正投注心力照顧服務對象與自己後，依然繼續堅持工作許久。我年復一年地努力脫去自己的偽裝，並深刻了解到，接觸他人的創傷，對我們本身或者是我們的工作都有傷害。其深度、影響的範圍和原因人人不同，但他人的痛苦，甚至是地球所受到的傷害，確實會影響我們，**所有人都會產生「創傷接觸反應」**。

別忘了，還要照顧你自己

直到現在，創傷接觸反應才逐漸成為一個受關注的重要社會議題，而不只是社會邊緣人的個人問題。早在十年前，我們就於猶太大屠殺倖存者的家庭、退役軍人的配偶間發現到此一現象，但最近才有研究者關注此問題，並嘗試評估其可能造成的廣泛社會影響。

舉例來說，二〇〇七年三月《新聞週刊》的一篇文章提到，二〇〇六年美國陸軍針對伊拉克駐軍健康照護系統的內部顧問報告指出，有三三％的行為健康人員、四五％的基礎醫療專業人員，以及二七％的牧師表示，他們承受高度或極高的「照護疲勞」（provider fatigue）。這篇文章大膽評論：「加上這些深受心靈創傷的照顧者，退役軍人們要處理的連帶損害，現在又多了一項。」

二〇〇七年美國有線電視新聞網刊登了一篇醫學博士安德莉．勒羅伊（Andree LeRoy）撰寫的文章，題名為〈照護者的疲勞與憤怒師出有因〉。文章劈頭就問讀者：「你是否要照顧罹患慢性病或失智症的家人？你是否感到沮喪、憤怒或有罪惡感？在你開始承擔照顧家人的責任後，自己的健康狀況是否也開始惡化？如果你符合上述任何一項狀況，就可能正在承受『照護者壓力』。」

這篇文章指出，美國老年精神醫學學會的一項研究發現，在美國，每四個家庭中，就有一個家庭有位五十歲以上的成員需要照顧。而他們也預測，這個數字將隨著人口老化而遽增。這篇文章還引用了華盛頓大學老年精神醫學教授暨照護專家彼得．維塔利安諾（Peter Vitaliano）的看法。他表示，許多照護者均患有高血壓、糖尿病、免疫系統功能受損，以及其他與壓力荷爾蒙長期過高相關的症狀。令人遺憾的是，許多人「不會尋求幫助，因為他們自己沒有留意到這些明顯的症狀」。維塔利安諾教授進一步解釋，這是因為**「照護者通常專注於提供照顧，而忽略照顧自己」**。這篇文章也引述照護者的網路對話。他們都很清楚，自身的情緒狀態，會使自己無法為摯愛提供高品質的照護。

儘管目前大多數的研究都著重在目擊其他人受苦後，我們會產生創傷接觸反應，但這個現象對於獸醫、動物救援工作者、生物學家和生態學者等目擊其他物種受苦的人來說，也是同等重要的。我們不能忽視，有越來越多資訊顯示，站在環境保護運動前線，為停止銳不可擋的全球暖化而奮戰，以及奮不顧身、做出重大犧牲也要避免無數植物和動物絕種的人們，同樣擁有深刻的創傷接觸反應。

許多研究先驅都曾用不同方式來闡述我們遭到他人痛苦影響的感受，而在本書中，我們稱之為「創傷接觸反應」。美國壓力研究所心理學家查爾斯・菲格利稱之為「同情疲勞」與「次級創傷壓力症候群」；臨床心理學家柏爾曼、札克維特與麥坎則稱之為「替代性創傷」；孔德博士則用「同理失衡」一詞稱呼。也有人說這叫做「次級創傷」。

在本書中，創傷接觸反應將被歸納在「創傷照管」這個更大的指標底下。在我看來，**創傷照管涵蓋我們如何協助他人排解創傷、如何受他人的創傷影響，以及如何解讀並從經驗中學習等一系列完整自我對話的過程**。在字典中，「照管」（stewardship）一詞的定義為「仔細、負責任地管理他人交託照顧的事物」。這個詞現今常用在與保育和自然資源管理相關的情境。理查・沃瑞爾（Richard Worrell）與麥可・艾波比（Michael Appleby）在二〇〇〇年一月號的《農業與環境倫理期刊》中，將「照管」定義為「妥善且公平地考量到社會、未來世代、其他物種利益及個人需求後，在能負起重大社會責任的前提下提供照護」。

在討論創傷照管時，得謹記他人的故事、生命、動物的福祉以及地球的健康被託付在我們手中。我們得明白，這不只是無上的榮譽，也是重大的責任。做為照管者，我們要創造讓他人能夠傾訴痛苦的空間，並尊重他們的感受，但不必把他們的痛苦當成自己的。我們竭盡所能地照顧別人，但不必走上與他們相同的道路；我們要以正直的態度面對環境，但不讓浩大的全球氣候變遷危機擊倒自己；我們要制定並秉持一套長期策略，因此在面臨嚴峻挑戰時，依然能夠維持自我身心健全，並在他人和周遭環境需要時伸出援手。加入創傷照管的行列後，我們要時刻銘記，能成為助人者是一項神聖的特權。因此我們所踏出的每一步，都要秉持最高的道德、誠信和責任感。在本書中，我將嘗試與讀者分享擔任創傷照管者的實用指南。

讓這本書助你一臂之力

作家懷特曾寫道，早期美國作家梭羅既是自然主義者也是哲學家，似乎總受到「兩股強大的對立力量拉扯，他想享受這個世界的一切，卻又迫切地想將世界導向正軌。」而我想把這本書送給那些努力讓這個世界變得更永續、更有希望的人；簡而言之，就是努力讓世界變得更好的人。你們在努力的過程中可能因此遭逢困難、痛苦、危機和創傷，或是看見其他生物或地球深陷苦難。

這本書也要獻給那些自己發現，又或者是親朋好友、同事或是寵物告訴你，你和過去

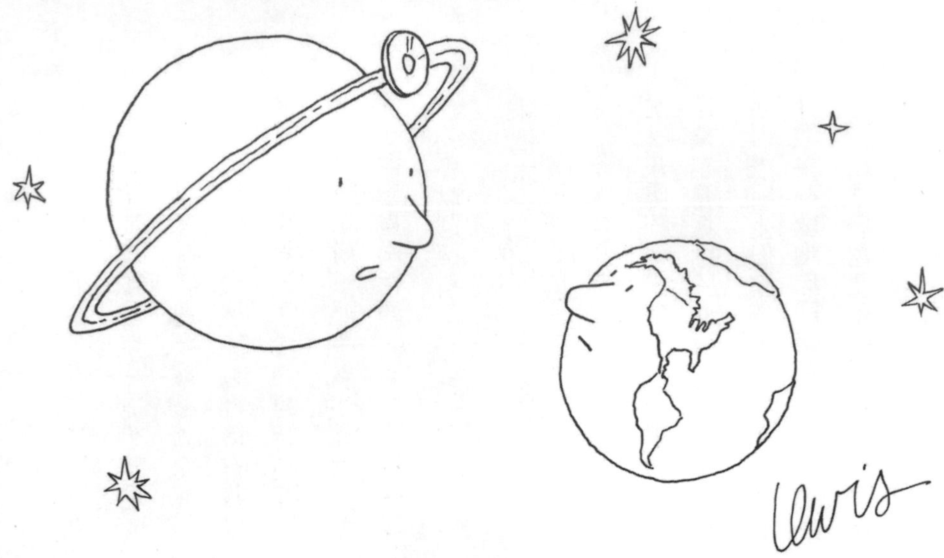

「恐怕你得了人類這種病。」

不一樣的人們。

只要有少數讀者讀完本書後，能夠加強他們的創傷照管能力，我們就能期待這些大大小小的改變，不只為個人帶來影響，也能擴散到所屬的機構、推廣的運動、所在的社群，甚至最終影響整個社會。

本書第一部分將介紹創傷照管的概念，以及我們該如何開始一場改變之旅。由於修復總是從清楚壞掉的是什麼東西開始，所以我會在第二部分列出常見的創傷接觸反應。許多讀者可能會很驚訝地發現，他們非常熟悉我在第四章列出的十六種警訊。就算你從未有過這些感受或行為，也肯定認識有這些反應的人。我們該如何遠離創傷接觸反應常伴隨而來的傷害與痛苦呢？在第三部分中，我將提供一些基本祕訣，再深入探討活在當下的重要性。在第四部分，我將提供創傷照管的五個方向，當中不只說明如何進行個人探索，也會提供實用的建議，幫助提升你照顧自己、他人以及地球的能力。我也提供不少可以嘗試的練習活動，讓你從中逐漸建立起自己習慣的做法。

在本書中，你也會認識不少激勵人心的人物，他們和你一樣，深深希望在助人工作帶來的困難與快樂間找到平衡。隨著逐漸理解何謂創傷照管，我們也可以更清楚與受傷者互動的完整脈絡，進而更深入地了解如何謹慎且負責地管理他人託付給我們的事物。

本書是一項工具，希望為讀者引導方向，讓人明白我們對於生命中的每一步都有所選擇：可以選擇自己要走的路、可以在不受苦的情況下創造改變、可以用對自己以及服務對象都有助益的方式工作、可以在享受這個世界的同時將之導向正軌、可以為世界留下深刻的智慧與寶貴的禮物，而不必被我們的痛苦與絕望纏累。

身為本書的作者，我不敢說自己是在傳遞新知，我只是在幫助大家回想起在不同文化與宗教傳統中，已流傳數千年的形形色色知識而已。北美原住民相信，嬰兒一出世就擁有這一生所須的一切知識，但生活在我們這個令人精疲力竭且迷惘不已的世界中，總讓人忘記自己與生俱來的智慧。人們終其一生都在試著回想起自己早就知道的一切（有些人說這就是為什麼耆老與孩童常驚人地相似，因為老人就是已反璞歸真，掌握真智慧的狀態）。

我想藉著這本書引導身為讀者的你，靠著自己找到這條還其本質的路。你即將在本書中讀到的一切，其實是你早就掌握、隱而未現的智慧，本書的文字不過是幫助你回想起來而已。

第一部分

了解創傷照管

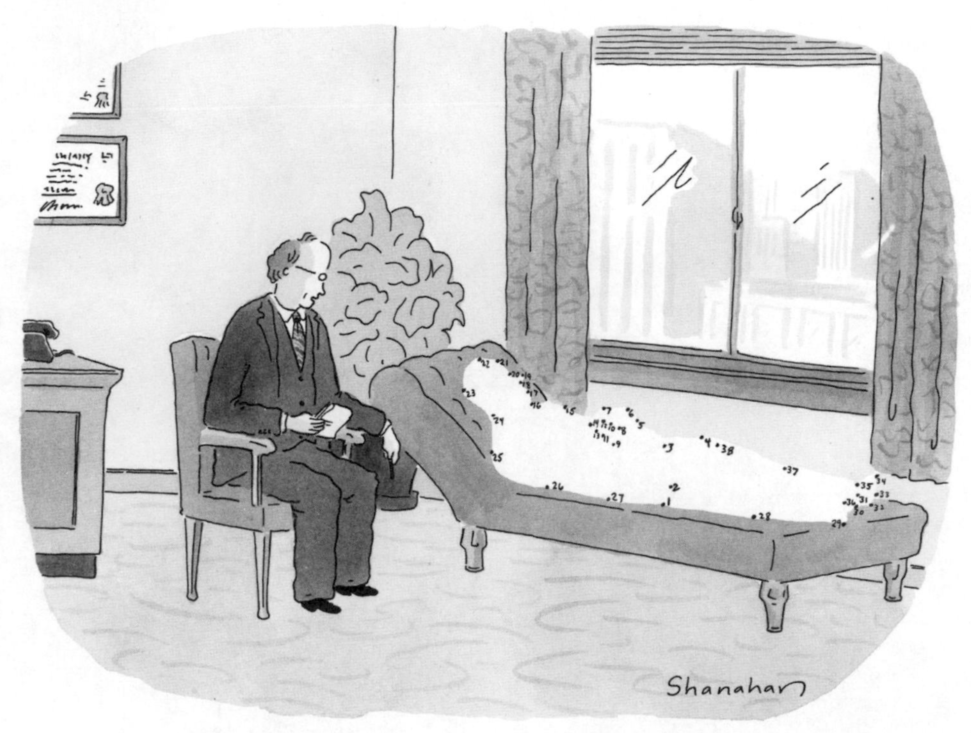

「先生，如果你自己不想把點連起來的話，是行不通的。」

第一章

用全新視角看待創傷

無論你是社工、生態學家、教師、消防員、醫療人員、警察、環保人士、居家照護員、軍人、家暴工作者、生物學家、動物收容所職員、國際救援工作者、社會改革運動者，還是照顧年長父母或幼兒的人，都需要了解創傷照管。簡單來說，**任何會面對他人或地球苦難、痛苦與危機的人，都需要創傷照管**。無論我們接觸到的創傷或重或輕、是突發性或長期事件、屬於單一事件或反覆發生、廣為傳播或鮮有人知，這套方法都一體適用。我們要照管的事物包含其中，但並不限選擇投身這項工作的動機、我們的助人哲學、提供照顧的態度，以及安排自身生活的日常決策。

創傷照管不只是一個理念，而是一套標準做法，當個人、機構與社會試圖為面臨困境、痛苦或創傷的人類、其他生物或地球提供照顧時，便可以採行。支持創傷照管的人相信，生活中同時存在快樂與痛苦，只要我們能培養對當下的覺察力，即便面對極大的苦難時也堅定不移，就能讓痛苦蛻變成有意義的成長經歷，也能讓自己從這樣的過程中復元。

創傷照管呼籲我們透過照顧、幫助與負責任地引導那些正在痛苦中掙扎的人，進而在我們的職場與個人生活中處理壓迫與創傷。與此同時，我們不會吸收他人的痛苦，更不會把他們的痛苦攬到自己身上。創傷照管實踐者相信，如果要長期投身於減輕他人與地球的苦難，就連最急迫的人類與環境問題，都必須以能夠永續發展的方式計畫性地回應。只要發展出敏銳的覺察力，不只能照顧他人，也能照顧自己，就更有潛力以符合道德和正義的方式，促進未來世代的改變。

這種做法的好處顯而易見，但也會帶來重大的挑戰。我們也許需要質疑一些已經根深柢固的生活與工作理念，才能有效落實創傷照管。許多人可能會認為「自我犧牲的意願越高，表示投入工作的程度越大」。儘管我們知道這樣的內在信念絕對需要改變，才能幫助我們更重視自己、變得更健康，但要改變行為、採取不同的做法可能得耗費龐大心力。

因為我們需要高度自覺，才能奉行創傷照管，因此我認為，有必要先為改變自己的過程打下基礎，並解釋為什麼我呼籲大家該用全新的方式來看待創傷。

慢下來，聚焦當下

創傷照管中最重要的技巧，就是學習無論有多困難，都必須專注當下。美國散文家與詩人愛默生曾說：「在薄冰上滑行時，安全的關鍵在於速度。」我們的目標與他相反。面對令人震撼的情境時，自己的步伐則要放得夠緩慢，才有機會好奇自我內在思緒的轉變。要能「專注於自己當下的感受」，在本書中的意義近似於「正念」（mindfulness）。在大量著作中提倡將靜心運用於醫療的科學家、作家與教育家喬．卡巴金說，正念可以定義為「以特定方式專注；刻意聚焦在當下，但對於當下的感受不做任何評判」；醫師、研究者與教育家丹尼爾．席格則認為，正念是「注意到自己的意識，並專注於自己的念頭」。

當你開始觀察自己時，要盡量保有興趣與好奇，但絕不批判，避免用對錯、好壞、病態或健康等二分法思考。馬拉松教練常告訴選手要打開胸膛、放鬆肩膀與下巴。我們學著摒棄習以為常的二分法思考方式時，也可以加以仿效，要敞開自己的內心、放鬆。只要這麼做，就能在自我探索方面大有進展。

自我探索的問題應該類似以下這種形式：「如果我在某段時期或長期接觸苦難，是否有可能因此受到影響？」就這麼簡單，別下結論、別做判斷、也別冒出任何帶有防禦心的反應，只要保有好奇心就好。

當我們問「我和過去有什麼不同？」時，留意到的某些改變，或許會教導我們更貼近自己相信的價值。然而有些時候，發現這些變化可能使我們感覺陌生、憤怒或困惑。藉著這套對自己抱持好奇的工具，我們能夠注意到自身、人際關係與工作上的變化。日本曹洞宗禪師鈴木俊隆曾說：「你們都很完美了，只不過是追求錦上添花而已。」

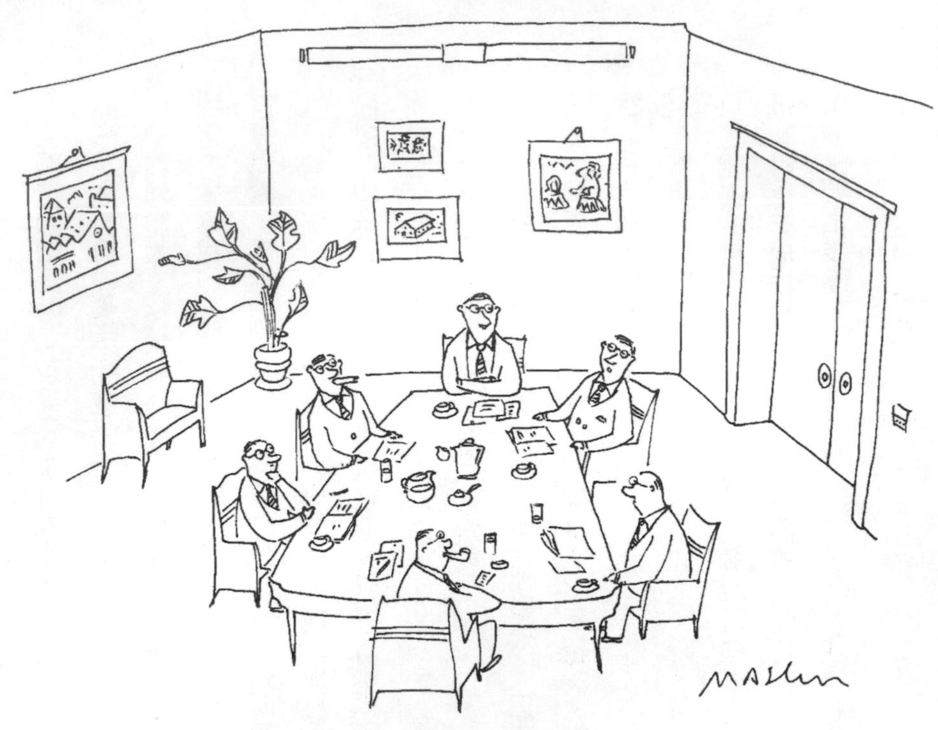

「會議至此，我希望將眾人責罵的焦點從我轉到他人身上。」

探索創傷接觸反應的過程中，維持對自己與他人的同情心至關重要。**「創傷接觸反應」指的是我們在生活中或工作上見證或分享他人的創傷後，爲了對抗創傷遺留的影響，在自覺或無意識的情況下，發展出衆多應變策略。**我們將在本書的第二部分更進一步了解這些反應。當我們越是保護自己，而非完全專注於當下生命中的變化，就越容易受到創傷接觸反應影響。所以別浪費時間貶抑自己或論斷別人，而要盡可能敞開心胸。若喪失同情心，我們的思考與感受力就會開始受限。如果要在自我探索的旅程中達到最佳效果，無論在思考或感受上都要感到充實富足。越能笑著走過這些歷程越好。

我鼓勵大家銘記：不改變世界，也能改變自己的生活體驗。這個說法聽來不太容易接受，畢竟我們可能為了促進社會進步，於各種不同的領域上努力不懈，且認為自己的工作與正義、平等、自由等大哉問息息相關，因而認為專注在自己身上，就是拋棄了使命。事實上，生命中有很多事情我們無法掌控，但可以確實控制自己在每一刻面對自身處境的反應。如果我們的快樂和成就感取決於外在事物，幸福的條件就會永遠建築在等待上。例如：「等老闆走了，我就會感覺好一些。」「只要拿到更多資金，事情就會更順利。」「如果我可以完成研究計畫，就會更快樂。」

許多傳統教導我們，與其仰賴外在事物，更應該重塑自己的感受和看待世界的方式、換個角度體驗周遭的環境。我們可以問：「我把自己的焦點放在哪裡？」放下恐懼，只觀察眼前的一切，當下肯定有美好的事物等著我們。如同大屠殺的受害者與日記作家安妮·法蘭克所說：「任何人都不必等待，就能開始著手改善這個世界，這是多美好的一件事啊！」

切記，本書的核心宗旨就是「我們能自由選擇自己的道路」。我們正在描繪一幅可以幫助自己著手進行創傷照管的地圖。越了解自己當下的位置，就越能好好選擇目的地。所以第一步就是慢下來，仔細思考自己身在何處。記得，你可以決定要採取什麼行動，並以值得敬重的方式處理正在面對的問題。這樣的想法可以幫助你讓生活長期充滿意義與動力。

永續的創傷照管

我們大概都很習慣讓親朋好友或寵物試圖點出我們身上發生了哪些改變。基於種種原因，我們可能也知道，聽見他人這麼說，會讓自己下意識築起防禦心而與人疏離。如果能成功察覺到自我的改變，就能更負責任地面對自己與他人；如果先打好基礎、帶著同理心聆聽自己的內心，就能用更開放的方式傾聽他人的疑慮、意見並加以反思。

儘管創傷照管告訴我們，可以選擇要將焦點放在何處，但這不代表只要總是笑容滿面就好。而是叮囑我們：儘管矛盾，但只有體驗過痛苦，才能真正了解快樂。

我們知道這個世界經常企圖隱瞞苦難發生過的證據。盧安達大屠殺時，圖西族人拚了命要吸引國際社會的關注，但他們的故事卻被其他更容易消化的事物給掩蓋了。在大屠殺的餘波中，世界各地有許多人不滿國際社會竟然沒有意識到，有些人正在犯下如此可怕的罪行、另一群人竟然要承受這樣的苦難。然而，最終躍上新聞頭條的卻是「為什麼沒人注意到如此可怕的苦難」，而非苦難本身。

我們這些負責緩解創傷、創造社會與環境改變的前線工作者，大多知道見證、宣揚故事，以及採取正確的行動是我們最重要的工作。但我們該如何見證事件？什麼才是正確的行動？而這些問題經常讓我們面臨痛苦且難以承受的選擇：我們該專注在這些現象的哪個層面？該聚焦於創傷本身嗎？該關注於那些持續對抗苦難的男男女女和孩童的英勇嗎？該全力對付促使暴力和破壞蓬勃發展的經濟、環境與政治措施，以及歷史和當下的社會條件嗎？還是該專注於人類驚人的求生意志、援救力以及愛與懺悔的力量？如果選錯了，或者更糟的是我們分散了注意力，還會發生多少無人留意的苦難？

這些問題不只答案難尋，即便努力找出可用的答案，也總是會衍生更複雜的哲學問題。助人者、受助者，以及創造出受助者的世界之間究竟有何關係？千年以來，這樣的問題都是神學家、藝術家、政治家、治療師、詩人和運動者的靈感來源，相關理論的數量和思想家不相上下且不勝枚舉。

當然，苦難常常無人留意，也無人處理。然而，那些致力於幫助受苦之人，或是努力修正這個世界、避免苦難發生的人必須試著了解，他們的快樂——也就是生命中真正的驚奇和歡愉，與世上正在發生的苦難並不衝突。

有些人也許相信，覺得快樂與輕鬆就是背叛了地球上無數正在受苦的人類、生物和環境。他們可能表現得像是只能藉著讓自己也受苦，才意味著與這些受苦的人事物並肩同行。即便這多半是出於好意、擁有高尚情操且相當負責，但從個人到全球，疾病、困難與

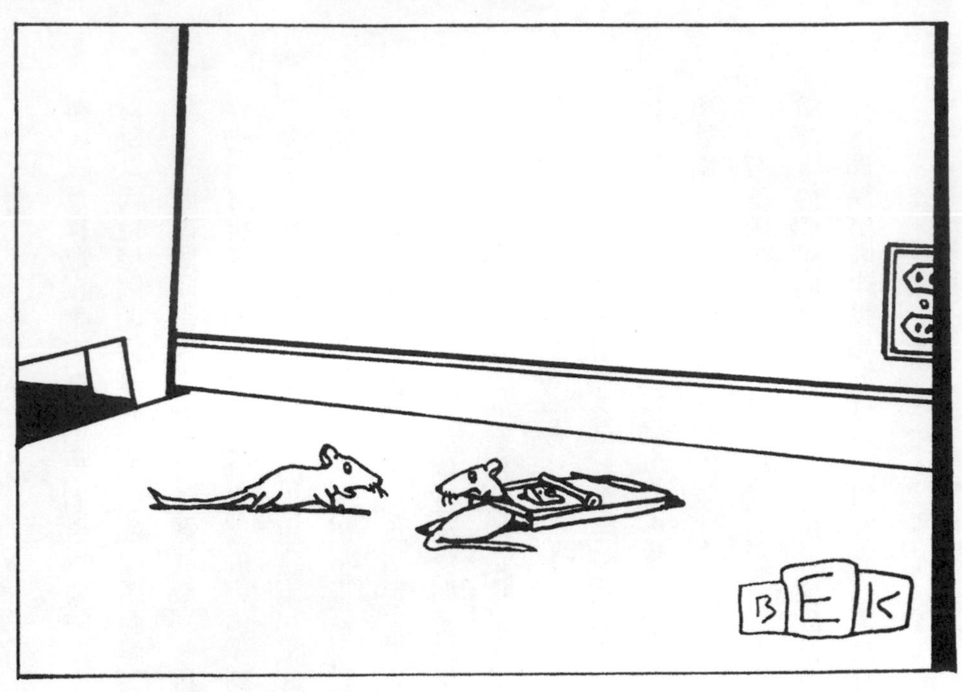

「真是抱歉，我在這邊碎碎念了這麼久，卻沒關心你被困在陷阱裡是什麼感受。」

痛苦的嚴重程度可能讓人無法招架。人們可能因為無能為力，開始相信自己什麼也做不了，只能垂頭喪氣，希望事情自動解決。

在內化自我犧牲的情操與忽略這些持續發生的苦難之間，我們必須找到平衡，才能堅持完成我們的志業。越靠近這個平衡點，就越有機會促成永續的創傷照管法。

我認為，創傷照管的工作要從每個人做起。我的信念根植於生活經驗、多年的研究與專業實踐。我相信當我們願意、能夠、甚至立志幫助自己時，也最有能力幫助他人。印度的政治與心靈導師兼獨立運動領袖甘地便說：「成為你希望在世界上看到的改變。」

當我說每個人都得負起責任，成為創傷照管者時，並不是說大家得各自努力。這本書並不是要提倡面對創傷接觸反應時，你得「靠自己振作起來」。我們能否成為成功的創傷照管者，直接受到隸屬機構、整體社會系統和態度影響。每個更大的系統都有義務幫助在其中提供服務的人，以及接受服務的對象。同時，每個人更必須留意，自己在形塑機構和社會系統上也扮演重要角色。

創傷如同將石頭丟進一汪平靜的池水，總能激發漣漪。最初的影響總能觸發永無止盡的反響，甚至擴散影響到那些沒有親身經歷創傷的人。很快地，這些震撼就不只影響到個別照護者，也會牽連服務的機構和系統，最終影響到整個社會。創傷接觸反應的傷害會如此擴散出去，但創傷照管的好處也能有同樣的功效。

和個人一樣，組織與機構可能無法察覺創傷接觸反應，導致無法徹底提供協助。缺乏實現目標的資源與方法，也可能日漸增加服務對象的壓力，並讓助人者更加辛苦。

在社會層面上也不例外。範圍更大的社會體系，也可能在嘗試減輕苦難時造成更多問題。在美國，這類問題層出不窮，從健康照護產業到法律體系都可見一斑。前者應是為了減輕痛苦，卻常讓病患、工作者及與其互動的機構面臨更嚴重的創傷。同樣地，與執法單位合作或出庭作證，也可能反而增加受害者的痛苦。

我反思自己這些年來，在服務機構獲得各種經歷後學到的教訓，並終於了解：儘管有時我嘗試提出解決方案，實際上卻也成了問題的一部分。

因為助人者可能已經投注大量心血在這樣的系統當中，或許很難認清這樣的事實。然而，探索創傷照管時，必須注意自身組織、機構與社會系統內的重大瑕疵，以及這些缺點如何影響我們及工作的方式。

下一章將更深入地探討創傷照管的三個層面。儘管本書無法徹底釐清機構與社會對工作造成的影響，但書中關於個人變革的討論，仍必須考慮到這些更大的框架。

如果要為所屬的機構、社群和社會帶來迫切需要的改變，我們必須先發展出一種能力，去覺察當下一切狀況、專注其中，並技巧性維持自身整體健康。對許多人來說，他們必須像歌手兼社會運動者史提夫·汪達所說，每天練習「做好自己的事情」。

我們的目標是：可以日復一日，秉持道德與誠信過好自己的生活。越能做好這一點，就越能弄清楚自己在創傷照管的每個層面要走的路徑。

第二章

創傷照管的三個層面

不管是剛鐸、其他或大或小的國度，都不歸我管轄，但我所關切的是這世界上一切善良事物現在所面臨的危機。至於我的部分嘛，即使剛鐸毀滅，但只要今夜所發生的事情能夠流傳下去，能夠在未來開花結果，那我的任務也就不會白費了。我也負有輔佐人君（照管世間一切）的義務，難道你不知道嗎？——甘道夫，托爾金《魔戒：王者再臨》（譯注：採用朱學恆《魔戒》譯本，加上譯者補充括號文字，以幫助讀者更了解此引文意義）

我將用以下篇幅探討傷痛如何透過特定的方式，持續影響個人、機構與社會等三個層面。我們在目擊人類、動物與地球遭逢困境時的反應（也就是所謂的創傷接觸反應），可能會以不同的方式在這三個層面呈現出來，而且我們始終面臨著風險，因為某些行為可能在不經意間讓直接創傷的痛苦和影響力擴大。越了解這一點，我們就越能明白創傷照管的潛力與必要性。我鼓勵大家在閱讀本書時，將這三個層面都銘記在心。只要能夠改變自己，就有機會改變世界。

個人動力

個人的身分對於創傷照管有深遠的影響。有哪些遭遇困難、痛苦、苦難和創傷的經驗？當時可以運用哪些資源求助？為什麼投身助人工作？個人經驗與助人工作之間的聯繫越強，也許就能帶來越大的幫助。然而，同樣地，當我們越能感同身受自己所要應對的創傷，創傷對我們的影響也可能越大。

無論是自己或身邊親朋好友都沒有入獄經驗的助人工作者，與居住社區有四〇％居民都在吃牢飯的助人工作者相比，監獄服務工作對兩者的影響肯定截然不同。如果你的個人經驗和工作無關，也許可以在付出深刻關懷的同時，仍與工作保持適當的距離。這段距離也許會讓你無法更深入認識自己的工作，但也因為不必重溫熟悉的痛楚，而更遊刃有餘。

另一方面，如果服務對象與個人經歷相關，工作時也許會感覺相當赤裸。這種感覺也許能讓你更駕輕就熟，也與工作的關係更密切。儘管永遠無法假定自己能夠完全了解他人的感受，但有相關經歷的你肯定可以明白對方大概的感覺。這樣的知識雖能引導你完成工作，但能夠真正感同身受他人的痛苦，也會使你更加脆弱。

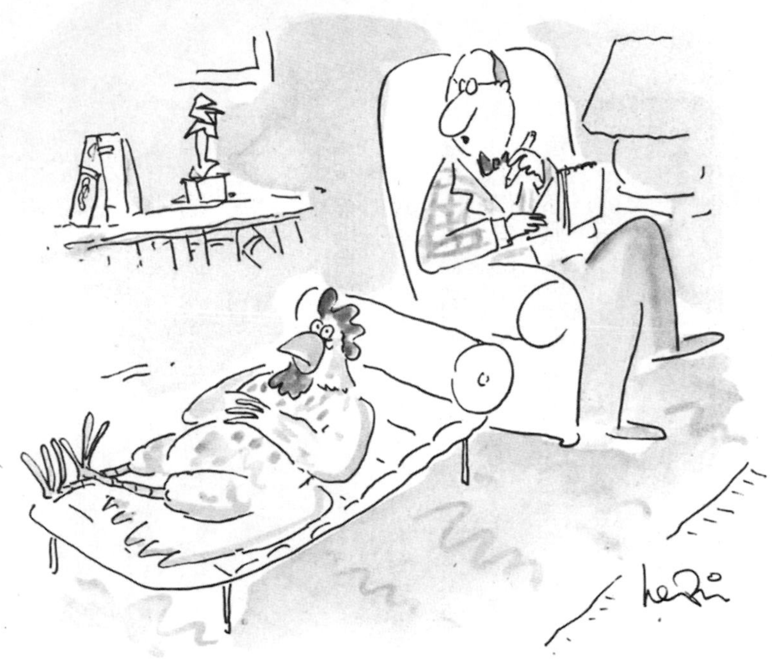

「你為什麼覺得自己非過馬路不可？」

對許多工作者來說，很難在個人與工作之間劃清界線。當然，個人經歷和工作內容有所重疊，並非都會面臨這樣的問題，但這兩者之間確實常有關係。要成為一名優秀的創傷照管者，必須釐清人我之別。即便服務的對象是其他成年人，不管他們面臨什麼樣的困難，都顯然是獨立的個體，且對自己的人生有掌控權，要劃定個人與工作的界線並不容易。

諷刺的是，當我們服務的對象特別無自保能力時，謹守界線卻也變得更加困難。年幼孩童、受虐動物與環境等都屬於這一類。因為他們無法為自己發聲，我們可能會逐漸分不清楚究竟表達的是自己或他們的心聲。如果不多加注意，同理心和責任感可能會逐漸加重，進而使他們的痛苦反過來傷害我們。長期來看，更可能導致我們無法成為有力的倡議者。

這的確是個難以駕馭的領域。**唯有同時發揮同理心，但也努力了解自身並內觀本心，才能持續擔當助人工作者的角色。**

機構偏好

> 我真的相信，現在部門內所有同事肯定都在吃抗憂鬱藥……無人例外。——兒童保護服務個案工作者

機構在創傷照管中扮演多方面的角色。其組成分子會影響其文化，因此就某方面來說，它也反映了所有參與者的創傷照管能力。同時，機構本身也有機會減輕或加劇創傷經驗對旗下工作者的影響力。他們照管創傷的方式，也會反過來影響服務對象的經驗。東華盛頓大學社會工作系副教授歌莉．詹森（Golie Jansen）近期的一項研究結果發現，「當人們認為自己所屬的機構可以當靠山時，受到替代性創傷影響的程度也較低」。

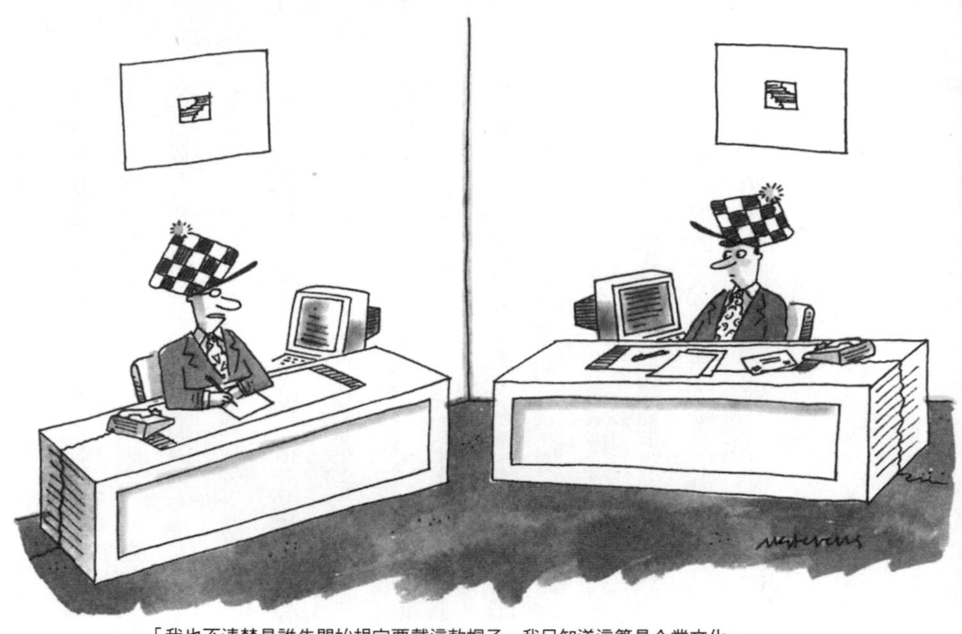

「我也不清楚是誰先開始規定要戴這款帽子。我只知道這算是企業文化。」

由於機構經常有多個互相衝突的目標，且面臨資源不足與其他困難，常會在未提供充分支持的情況下，要求員工及（或）志工擔負沉重的工作。如此一來，人們的工作表現就無法達到自身期待。舉例來說，美國許多教師發現，他們在幫助學生準備《沒有孩子落後法案》（No Child Left Behind，NCLB）所規定的嚴格州級測驗時，無法同時顧及學生的情緒需求，而這正是創造良好學習環境十分重要的因素。而醫師也因為服務的醫療機構限制每位病患的門診時間上限，無法照顧病患的心理需求。

上述狀況會導致政治學者麥可・李普斯基在《基層官僚》書中所說

的「服務優先序配給」（service rationing）現象：人們在能夠自由發揮時「應該」如何完成工作，與基於各種阻礙時實際上「能夠」如何完成工作之間存有差距，因此必須每天透過「服務優先序配給」來弭平這樣的落差。如果工作內容和原先的期待不同，就得在心裡重新定義工作，好緩和日漸增加的矛盾感。

這個需要調整的程度，也取決於所屬機構、參與的政策，以及面對的主管。仍然有許多工作者得嘗試在「實際能完成的工作」與「被要求完成的工作」之間折衷。例如，法律援助律師傾向同情願意配合且聆聽指令的客戶，不喜歡挑釁的客戶；遊民收容所的工作者會優先照顧大聲談論自殺幻想的收容者，而非個性孤僻但可能一樣有重度憂鬱傾向的服務對象。這些現象都顯示了服務優先序配給效應。

許多工作者一開始會發現，這些選擇嚴重違反常理，因為他們真心希望能夠公平對待所有人。但漸漸地，合理化這樣的行為，可能是減輕自責並保留一絲工作成就感的唯一方法。有位在印地安兒童福利辦公室服務二十八年的社工告訴我：「我曾一年換了三位主管，還有位同事自殺。我的工作負擔過於沉重，以至於我只能想辦法弄清楚根據個案量，我該如何做到最低限度的標準，好讓我能繼續妥善照顧我的服務對象，並試著不讓自己捲入麻煩。」

服務優先序配給是一種矛盾的行為，一方面會降低士氣甚至影響工作品質，但同時也是必要的對應機制。若不這麼做，許多人在工作崗位上根本撐不下去。如同李普斯基的研究所述，即便妥協有時無可避免，我們仍亟須創造讓人們可以好好完成工作，同時感到滿意的環境。若未制定有效的政策，無論是直接提供服務，或是努力促進更大範圍的社會變革，都不會有太大效果。在不能支持其工作者的破敗環境中，人道工作無法持續下去。

李普斯基也研擬了「基層官僚」一詞。這個中性的詞彙可代指許多警察、地方法院法官、社工與無數公共服務工作者。這個詞不是用來表示他們的性格，而是工作特質。基層官僚對於其服務對象的生活有著重大影響，他們在這些互動中握有大量決策權，但缺乏幫助他們將工作做到最好的資源。此外，由於工作賦予寬廣的裁量權，也使得問責變得很困難。

某些基層官僚恪守道德、妥善完成工作、對自己十分有自信，也在工作中獲得滿足；其他人則可能被工作壓垮、經常做出錯誤決定、老是推卸責任。他們是最常以服務優先序配給來應付機制的人選。在面臨難以負荷的挑戰時，也會透過將目標降低到可能達到的水準，來取得工作成就感。一位班上學生過多的中學數學老師，很可能會將注意力集中在最優秀的學生（通常很有可能是男生）身上，好在工作上得到滿足。如此一來，因為在中學時鮮少受到鼓勵，而開始在數學和科學等學科方面落後的女生，就無法獲得足夠的協助好跟上學習進度。長遠來看，這樣的應付方式會造成對社會有害的政策。

無論在政治或是個人層面上，良好的政策都必須考慮到服務優先序配給的現實考量。在明白工作者可能因資源稀缺而走捷徑時，成功的政策制定者不會讓步。我們應該致力於制定能夠消除走捷徑需求的政策，如果這是無可避免的人之常情，至少得盡量嘗試達到社會整體所期待的結果。

創傷接觸反應可能造就防備心重、專斷且無助的機構文化。試想職場帶給你什麼感覺。是否活力十足？氛圍如何？這些特質與工作的強度無關，而與機構的結構、政策以及態度是否能夠幫助，或反而阻礙工作者完成任務有關。

西雅圖剛爆發愛滋病初期，當時有個「有色人種對抗愛滋病陣線」（People of Color Against AIDS Network）的機構（目前仍在運作），是我遇過最卓越的單位之一。每次離開那裡，我就等不及要再回去。儘管工作很嚴峻、艱難，且通常讓人心情很不好，但和他們一起打拚的感覺十分美好。在那裡，有人容光煥發、有人邊唱歌邊工作、有人花時間關心同事家人近況、有人溫暖地和遇到的每個人打招呼、有人在令人絕望的周遭環境中依然保持正面積極。

也有其他機構總讓我離開後只想快點回家沖個澡，洗去一身在那裡沾染的晦氣。這與辦公室地毯的品質、或是牆上貼了多少張支持多元文化的海報無關，而是機構內是否缺乏光明、希望和可能性，以及是否有負面、專斷與無助的文化。影響機構文化的因素很多，從不合理的規條，到無效的領導階層、甚至無稽的員工政策都包含在內。

社會學家貝絲．里奇（Beth Richie）領導家暴防治運動已經有很長一段時間，她曾與我分享過一個案例，說明機構文化如何變得越來越令人無所適從。有次她前去訪視一家收容受暴婦女與兒童的庇護所時（恕不公布單位名稱），不經意聽到一位工作者阻止孩子從廚房流理臺上拿取香蕉。那位工作者說：「喔，我很抱歉，但這些香蕉不是給小孩子的。」里奇表示這很奇怪，原來一個機構的文化可以變得如此強調資源的稀少性，以至於他們的政策徹底背離原先的願景。

我們經常看到創傷接觸反應以其他兩種方式反映在工作上：鮮少問責與不道德的行為。《紐約時報雜誌》在二〇〇〇年刊登了一則故事：有精神病史的凱瑞．桑德斯（Kerry Sanders）因為在公園長椅上睡覺遭到逮捕。在法庭上，他被誤認成另一位同姓的逃犯，最後為了自己從未犯過的罪行入獄兩年。這篇報導追蹤了這起駭人事件的發展，溯及警方、精神健康工作者、監獄守衛、假釋官，還有律師等人。最後找到超過二十位專業人員現身說法，試圖釐清桑德斯究竟為什麼會受到如此不公不義的待遇，白白吃了好幾年牢飯。

但終究得不到一個好答案。從檢方到監獄守衛、休閒治療師、精神科醫師與護理師，人人都說自己沒有責任。在桑德斯請求協助時，他們不外乎回答：「我說過自己無能為力。」「我不在法律扶助團體工作。」「這不是我的工作，我不負責這個。」這篇文章還提到，有位負責照顧桑德斯的監獄精神科醫師說，就桑德斯的精神問題和無家可歸的狀況，待在監獄裡也許更好：「他應該說：『謝謝，這兩年來你們對我十分照顧。』」

這篇文章總結道：「這起案件存在許多待釐清的責任、可究責的過失、照護品質低落與嚴重的系統失靈問題。然而，在多達兩千頁的具結書中，少見人們表現出同情，更不用說是憤怒了。在桑德斯待的綠港監獄（Green Haven）中，無人告知任何員工真相，也沒有人詢問。總之，桑德斯有天就這麼從監獄中消失。」

這篇文章中的每一句都展現了個人與機構層面的創傷接觸反應，最終促使一位無辜者入監，也部分證明了拒絕承認與合理化自身行為，如何造就不道德的行徑。我相信涉入其中的人，肯定在某種程度上真的相信自己毫無責任。隔年，雜誌上再次刊登了這起事件的後續發展，紐約監獄發言人詹姆斯．佛拉圖（James B. Flateau）說：「我們長官認為，儘管這是一起不幸的事件，但這並非因為任何員工貪贓枉法所導致，只不過是一連串前所未見的不幸巧合，剛好兜在了一塊。」負責監督獄政的紐約懲教協會執行長羅伯特．甘吉（Robert Gangi）則說：「這肯定是最糟糕的情況，同時也反映了國家對於監獄內精神健康服務的關注與投入資源都極度匱乏。」

通常，人們會在發覺自己的行為與初踏入職場時的反應截然不同時，注意到創傷接觸反應的影響。也許初出茅廬，比較有心力探究工作中的灰色地帶，或質疑自己的諸多假設；對於可能發生的情況抱持開放的態度，並真心相信在工作與世界上做對的事情很重要。然而隨著時間，可能浮現更複雜的問題，資源稀缺也可能讓人承受極大壓力，也許會造成越來越強烈的孤立感，進而衍生特權。我們可能亟欲獲得成就感，而試著用盡一切方式滿足服務對象的需求，就算犧牲誠信也無所謂。畢竟有誰會注意到、甚至在乎呢？

大多數我曾共事過的人，都不會偷拿辦公室的文具或是挪用公款。然而，如同上述案例，不知不覺中，他們可能會在與服務對象互動時濫用權力、制定政策時沒有留意或違背所屬機構的價值，更可能開始與其他機構競爭。從我的經驗來看，當這類行為因此開始深入人心，就可能成為罪咎感的重要來源。

我們之後會探究創傷接觸反應的特定層面，以及這些如何在我們的生活中浮現。你會發現罪咎感、疲勞、特權感或其他根深柢固的習慣，不過是同一個長期積累的病灶，最終以不同形式爆發而已。

社會力量

要徹底了解創傷照管，必須退一步綜觀全局，了解社會整體如何影響我們的創傷接觸反應。在建立與重建讓人人都免於苦難的社會時，必須抱持宏觀的視野。若未注意全局，就無法展開有意義的對話，了解我們要如何改善生活與工作環境。

就像是清理河川，我們必須拾起並回收漂過來的塑膠瓶和其他垃圾。但要成為照管者，得做更多事情。不能只是撿垃圾和挖除面前受汙染的沉積物，而是得找到並處理所有汙染的源頭；必須從當地社群開始，要求人們停止亂丟垃圾，或把家用化學清潔劑倒入排水孔。此外，還必須到上游去，找出把化學廢棄物傾倒於河川的工廠、洩漏汙染物到河岸的化糞池，以及擴散到十數條支流的汙染雨水；需要觀察天空，看看哪些遠方的煤炭工廠廢氣導致酸雨。若要確實清理河川，也要確保清理工作能夠永續發展，得對當地公民與公司鼓吹更強烈的保育意識。

創傷照管也一樣，有許多因素會影響創傷的流向。長久來看，**若要確保我們能夠永續修復創傷造成的損害，就需要在自身、機構與基礎建設等層面都改變態度和做法，才能保障未來。**

在組織壓迫與解放理論的大框架下討論創傷照管的概念極為重要。壓迫足以製造和維繫長期促成苦難和創傷的系統，任何有感覺的生物以及地球本身都深受其害。越了解這兩者之間的關係，就越能明白創傷對個人及全球造成的影響。

當有人因為惡意行使的權力而遭受負面影響，壓迫於焉而生。「壓迫」一詞通常用來描述特定群體因為不正當的權威、力量與社會規範而受到貶抑。當社會以正式或非正式的方式予以制度化後，就會形成「組織壓迫」。全球各地的解放運動都致力於消除它帶來的負面影響，和個人及組織壓迫的根源。

近數十年來，許多解放思想家在原住民與移民自由運動、全球環境正義運動中發聲。例如秘魯的天主教神父與解放神學家古提雷茲神父、已逝的巴西教育家保羅・弗雷勒、瓜地馬拉的原住民土地所有權倡議者暨諾貝爾和平獎得主里戈韋塔・曼朱、南非反種族隔離運動者與神學家博薩克牧師（Allan Aubrey Boesak）以及印度生物物理學家暨環境倫理主義者紈妲娜・希瓦等，還有其他許多人都是重要的典範。

組織壓迫的其中一個例子就是「結構性暴力」。此概念於一九七〇年，由來自挪威的約翰・蓋爾敦（Johan Galtung）提出，他是和平與衝突研究的先驅，更創立了國際和平研究所。他說結構性暴力是「一種透過社會結構或社會制度，使他人的基本需求無法獲得滿足，進而慢性謀殺他人的系統性暴力行為。制度化的菁英主義、種族中心主義、階級主義、種族主義、性別歧視、成人主義、民族主義、異性戀中心主義與年齡歧視，都屬於結構性暴力。當人們受到社會宰制、政治壓迫或經濟掠奪時，壽命就會減短。結構性暴力與直接暴力高度相關。結構性暴力不免招致衝突，而直接暴力則通常包含家暴、種族暴力、仇恨犯罪、恐怖主義、種族屠殺與戰爭。」

保羅・法莫爾（Paul Farm）是美國醫療人類學家，也是國際健康與社會正義組織「健康

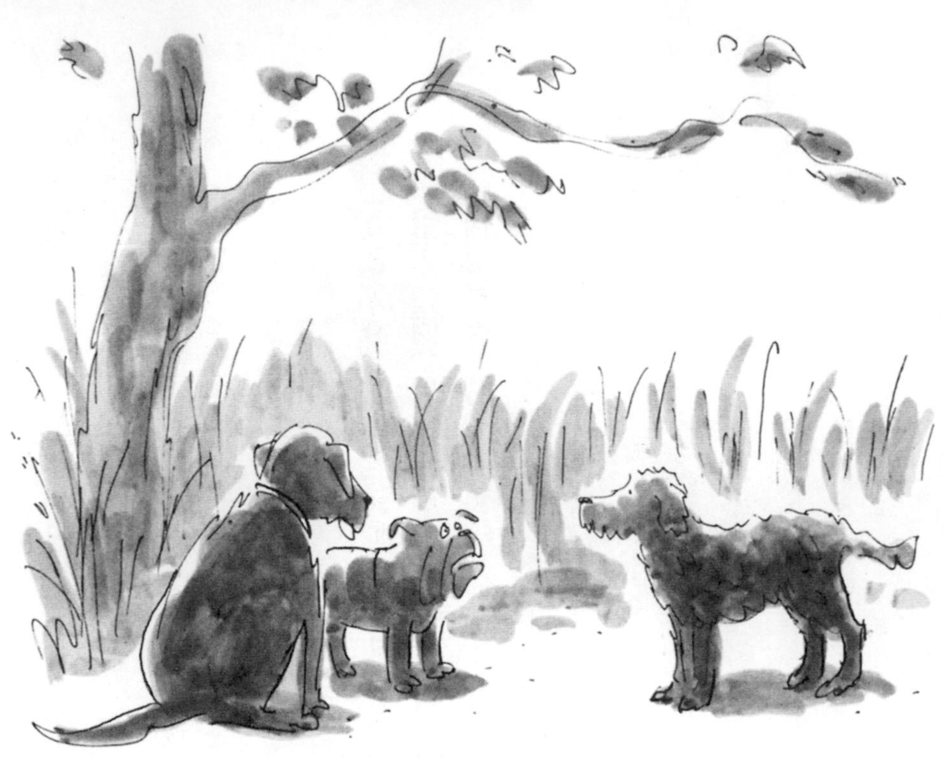

「人們常說你真是走『狗屎運』。
但身為一隻狗，我還真沒覺得狗屎帶來好運。
事實上，我也沒遇過其他狗認為自己走過狗屎運。」

夥伴組織」的創辦人。他則進一步闡釋：「因其社會地位而無法享受科學和社會進步成果的人，都是結構性暴力的受害者。」

如果我們生活的社會能夠落實公平、尊重、開放與公義，並改變不勞而獲的特權、不平等與壓迫，創傷接觸經歷對生命造成的影響將截然不同。苦難仍然會發生，人們仍然會受傷、生病、甚至彼此傷害。然而，差別在於只需要對抗表面上的苦難、傷口、疾病與傷人的行為，而不須思考在貧富、白人與有色人種、異性戀與男同志／女同志／雙性戀／跨性別者之間，是否存在權力不對等，才導致苦難發生；不須思考自己是否也因為這樣的權力不對等而容易受害；不須思考自己是否該採取行動來改變權力不對等的現象，或是該怪罪因而受害的人，還是要一起忽略這種狀況。

在理想的社會中，大家對我們提供的服務也會有不同的反應。如果你告訴其他人自己所做的事時，他們會停下腳步、看著你的雙眼感謝你，並提議要為了你的志業捐款，這份工作所帶來的影響力絕對完全不同。如果因為有太多人無法理解而自認無法誠實說明工作內容、自認他人總是厭惡且批評我們的工作，或是發表「你真是『活菩薩』，我才不可能做這樣的事！」的物化言論，都會對我們的工作帶來更大的傷害。

這種傷害在照顧長者的人身上屢見不鮮。我在前言中引用過勒羅伊刊登在美國有線電視新聞網上的文章。當中，年長者照護專家維塔利安諾提到：「照護者的壓力與社會看待長者及其照顧者的態度，是直接相關的。現今，大部分人視照護為國家的負擔。如果更多人將其視為社會期待的責任，且願意提供更多支持，覺得自己受到孤立的照護者人數不僅會下降，遭虐待或疏於照顧的年長者與殘障人士也會同時減少。」

創傷研究的先驅貝塞爾．范德寇與亞歷山大．麥克法倫（Alexander C. McFarlane）寫道：「社會對於受創傷者的反應，主要並非由理性與客觀決定……社會的反應主要源自保守衝動，只為了讓人們繼續相信世界基本上是公平的、人人都要為自己的生命負責，以及壞事只會發生在活該的人身上。」

多年來，我常看到組織系統出現這種不理性且防禦性的「保守衝動」，但當我與兒童保護服務社工以及消防員合作時，卻看到人們面對這兩者的態度截然不同。這兩個群體都得面對十分恐怖、嚇人且繁重的工作，但兒童保護社工因認為自己受所有人憎恨而背負沉重壓力；消防員則坐享屹立不搖的英雄與救世主形象所帶來的福利。這樣的對比與我們前面談論到的所有層面，無論是個人、機構或是社會，都息息相關。

我想再多補充一點關於組織壓迫的說明。

壓迫仰賴誤解、孤立與人我分界才得以滋長。許多人對於遭遇傷害、強暴、生病、物質成癮等問題的人抱持偏見，因此當我們與他人分享自己的工作時，多半不太自在。他人對自己工作的反應，會使得創傷接觸經歷的影響更加深刻。這是因為他們的反應增加了我們的孤立感，而這恰好是維繫組織壓迫的支柱之一。當然，我們自己也是造就這種孤立感的共犯。譬如，當我們避而不談自己的工作，以免招致一場無心參與的論戰；或是說謊掩飾自己的工作內容，因為自認旁人無法理解；又或者抱持防備心，因為我們預設他人會批評或是對自己的工作不屑一顧；甚至是因為自認自己的工作（無論是幫助郊區的家庭、遭棄養的動物或是瀕危的生態系統）會被視為排擠更迫切的人道服務資源時，我們就都成了組織壓迫的共犯。

人人都會試圖避免捲入可能帶來麻煩的互動。在范德寇與麥克・法倫《創傷壓力》（*Traumatic Stress*）一書中寫道：「個人，或是我們的整體文化，建構起一套繁複的防禦機制，讓我們的意識得以避免赤裸裸的現實。」在撰寫本書時，我開始嘗試放下自己的防備。概覽這些問題，在於提醒你注意創傷接觸反應無遠弗屆的影響力，及其對創傷照管的影響。這就像是在畫一張地圖，而你已經站在地圖中的土地上，卻也許並不完全清楚自己身在何方。在第一部分中，我已經將一個幅員遼闊的國家邊界給畫了出來。而在第二部分，將提供你判斷自己目前所在位置所須的一切資訊。

人物檔案01

找回同情心

辛蒂．派瑞（Cindy Parry）

● 密蘇里州鄉村地區，奧扎克
● 現職：飛行醫療服務公司 Air Evac Lifeteam 醫療資源經理，此機構在美國鄉村地區提供緊急直升機服務，共有六十八個基地。
● 經歷：輔助醫護人員；急診室、恢復室與空中救護護理師；生產教育者；社區運動人士

我已經厭倦照顧病人了，我最喜歡因插管或癱瘓而完全不能講話的病人……所以，我想是時候放下工作了。

事情是這樣的。初入輔助醫護人員這一行時，我是少數的女性，而我認為這也影響了職場上對女性的態度。他們認為，如果怕熱就不要進廚房。當時人們才剛開始注意到危機事故的壓力處理，或辨認對於異常事件的平常反應等議題，因此沒多少人真正了解創傷壓力反應。總之你就是得咬緊牙關，如果撐不下去就換工作。滾，就對了。

我清楚記得自己終於受不了的那天，也清楚記得當時接到的那通求助電話內容。那時

的我心想：「我真的受夠了。我不幹了。」我才終於發現工作對自己的影響有多深刻。我在工作上會看到許多令人難以承受的事情，有些特定的事件或求助電話讓人難以忘懷，而以下這件讓我尤其印象深刻。

我們前往處理一起摩托車事故，靠近現場時，駕駛很明顯已經死亡，而且屍體支離破碎、四散各地。我一直以來都很氣同事老是在工作場所到處亂放私人的東西，累得我總是要幫他善後。於是在這起意外的現場，不知道為什麼，我竟然覺得如果從救護車上拿了他的相機，拍下這起摩托車事故的現場，他在洗相片的時候就會看到這些破碎肢體的照片，這樣肯定很有趣。於是我拍了幾張照片，自覺這絕對是個精采的惡作劇。但幾天之後，我突然驚覺：「也許我該換工作了。」

我並非缺乏工作能力，事實上我的工作表現極佳，而這部分要歸功於我能夠不讓工作影響自己的情緒。但我看著那些已經在這工作崗位待上一段時間的人，心想：「我絕對不要變得跟他們一樣。那些人真是混蛋。」這起摩托車事故對我來說是個轉捩點。這未必是我遇過最血腥或最糟糕的事故，但我竟然能夠拿起同事的相機開始拍照，甚至覺得可以這樣開玩笑。種種現象都讓我捫心自問：「天啊！妳怎麼能這麼做？」我的行為簡直就是病態。

辭去輔助醫護人員的工作後，我搬到密蘇里州南部。在那裡，如果沒有一技傍身，很難找到工作。我原本想受訓成為助產士，但最後還是回到急救醫學的領域，因為這是我熟悉的工作。我順利取得學士學位，並在就讀護理學院的同時，照顧我垂死的母親。

我原本決定除了急診室以外，在什麼科工作都無所謂，但我對急診室莫名情有獨鍾，這裡就是有些地方吸引我。我喜歡在這裡可以看見的人間百態。急診室很真實，而且拯救生命很棒。我的意思是，天啊，那真的是超棒的感覺，拯救一條人命會讓你覺得自己有極大的影響力，只要想到病人本來可能會死，但他不只活下來，還康復了，而自己是使病人生命得以延續的重要推手，這份工作就顯得相當吸引人。

當我不再執著於掌控一切

工作對我造成的影響之一就是：我認為事情隨時可能發生。我現在對待世事的態度沒那麼冷酷了，但特別容易注意到事情的脆弱面。在飛行醫療服務公司中，我有一部分的工作就是閱讀飛行紀錄。讀到一些比較誇張的求助電話紀錄時，我會想：「這就是此人生命徹底改變的時刻。這就是他們全家人的生活永遠改變的那一天。」我現在更容易注意到這些創傷經歷對人的影響力。

要回到「不過是要處理一隻斷掉的手臂而已」這種將自己與事件本身區隔開來，以免情緒受到影響的態度很簡單；要一直清楚認知自己面對的是人，而不只是一個器官反倒很困難；要為病患及其家屬在各方面保持全心專注當下，也得經過一番掙扎……喔，我真的很討厭家屬。檢查跟治好那些傷處簡單多了。

大多數堅持下來的人、我視為榜樣的人，都能在從事這份工作時全身心地投入。我想這某種程度上跟同情心有關。

面對家屬時，對我來說最困難的莫過於壓抑自己，別對他們說：「別再煩我了。」在急診室、加護病房與重症加護病房，以及我認為基本上跟護理有關的任何事情上，人們都會一再提出要求。你得完成工作，也就是處理無數的文書作業與報告。因此家屬的要求讓人覺得很煩……他們會妨礙你完成工作。我們有時候會開玩笑地提醒自己，病患是我們工作的重心而非問題；也會戲謔地說，要不是病人很討厭，這會是份很棒的工作。

想要握有控制權則是我們得面對的另一個問題。我想要握有控制權，但病患也是，而家屬也想要獲得資訊以及控制權。護理工作變得越來越繁重，情況也變得越來越嚴峻。我認為這一部分肇因於管理者、另一部分出於健保系統，還有一部分來自直接照護病患。

這麼說有點老套，但我現在比以往更懂得感恩。我總為人體的極限驚豔不已。舉例來說，我超愛皮膚。皮膚很神奇。為什麼人可以嚴重骨折，但表皮卻連一道割傷也沒有？我總百思不得其解的就是：通常能夠要人命的都是小事情，而人們卻能夠從嚴重的意外事故中倖存。有些人走著走著，跌一跤就死了；但有些人開著車墜落山谷卻能活下來。

生命的無常是道無解之謎，儘管你想盡可能掌控一切，就是沒辦法控制讓壞事不要發生。有時想想這很嚇人，我過去也覺得這很可怕，但從另一方面來看，生命的無常也沒那麼恐怖。你可以極度小心謹慎，但一捆稻草掉下來就把你給壓死。於是乎，你明白自己根本什麼掌控權也沒有。你可以在一瞬間失去對一切的控制。不管是對朋友還是自己，我對無病呻吟總是很沒耐性，我總想，天啊，你到底知不知道自己有多幸運？

讓我堅持下去的是，我不再負責直接照護病人，當然心理諮商也幫了我。我不認為自己特別理性，也不認為一直懂得如何在工作與生活間取得平衡。我總是腳踏實地辛苦工作，但開車上班的路途令人十分享受。我可以在四十五分鐘內享受最精采、優美的景緻。每當我看到河面上霧氣蒸騰、看到太陽升起，就會想：「天啊，看看我在哪。」而用這樣的方式迎接一天的開始，讓我學著就事論事，以旁觀的角度看待事情，並與遠超過理解的事物建立連結。我與大自然有著深厚的連結，所以一定得走出家門，享受戶外活動，就算待在家裡，我家與戶外也只有薄薄的一牆之隔（我家的牆壁也是真的很薄）。

我在五個月前決定換工作（離開了直接照顧病患的工作，轉到 Air Evac 擔任行政職）。我只是累了。我以為自己會想念以前的工作。因為我喜歡一起在恢復室工作的同事，他們說那裡是重症加護病房護理師養老的好地方；我喜歡共事的女同事們，她們全都既聰明又有趣，而且工作能力很強，讓我學到不少。在那裡工作，就像每天跟朋友一塊打發時間，但我就是厭倦了照顧他人，而且也缺乏繼續這份工作的體力。

有時我會想再回去當醫療直升機上的空中救護護理師，但接著就會遇到大雨或是天寒地凍的天氣，而我也會接到一些很可怕的求助電話。因為我們位於極度偏遠的鄉村地區，而且總是會有些瘋狂的事情發生，空中救護護理師必須真的把半個身子都掛在直升機外面，並且在生死一瞬間做出重大的決定。每次看到他們，我就會想：「感謝老天，還好這不是我的工作。」

我想念的並非是照顧病患，而是和朋友之間的情誼。也有些時候，我會想念那些腎上腺素爆發，覺得自己真是表現驚人的狀態。當你理清混亂的狀況時就會有這種快感，而我確實想念這種感覺，但我一點也不想念照顧病人。

終於理解自我與他人感受

我記得第一次考慮進入急診醫學領域時，我正在科羅拉多州參加女童軍大會。當時我們在山上，在閃電中，有飛機來載某個需要救援的人，那時我想：「太酷了！我想做這樣的工作，這應該會很好玩。」於是我投身這個領域，一切也確實很精采。回首過往，我發現會投身這個行業，一切都有其道理。我喜歡控制、喜歡修復東西。儘管不是基於很好或很健康的原因，但我真的很善於區隔自我心理狀態與眼前的狀況。我會說，我讓自己與狀況疏離的能力變強了，但有時候這個能力也會失靈崩潰。

我不知道是什麼打開了回憶的開關，但當我開始新工作後，我又會想起以往遇過的案例。每當這個時候我就會想：「哇！看看這個，又來了。」我想起有次前往一個車禍現場，我永遠不會忘記那名十六歲的男孩。那是一場愚蠢的意外，我忘了具體經過，但總之我們抵達時，男孩已經死了。雖然努力急救卻沒有用。男孩的母親來到現場時，我們正把男孩裝進屍袋裡，而我記得這位母親痛苦的哭喊聲，你可以想像那種痛苦。我抬頭仰望天空，那是一個美麗的夜晚，黑暗、澄澈的天空滿布閃亮的星星，我記得自己當時想：「為什麼這麼衝突的兩件事可以同時存在？」

那是十五年前的事了，而我至今依然經常想起那名死掉的男孩；我也沒忘記男孩的母親，後來帶著兒子的照片來急診室找我們。我記得自己心想：「天啊！真想逃離現場，我完全不想跟妳打交道。」多年後我又再次想起她，對她的印象也更加鮮明了。我就像是看著不同意外事故的幻燈片，而這些畫面統統一擁而上。我記得一名還穿著小火車圖案睡衣的十八個月小男孩，也記得他母親懷著八個月的身孕被送到醫院來時，我感到極度無助。該怎麼把噩耗告訴他們？我做不到。我救不了妳的孩子，對不起。

我總是會想起那些該死的父母。我以為已經忘記了，但也許有些事情就是一輩子也忘不掉。於是我開始想，這些事有什麼意義？那個家庭後來怎麼了？如果這些事情發生在我的孩子或孫子身上，我絕對會傷心至死。在鄉村地區工作，你遇到的每個人總或多或少有些關係。我還記得有名懷孕的女子跟她的母親，以及她們的另一位親戚同時間被送到急診室來。即使緊急剖腹，新生兒還是死了，孕婦也走了，另一位女性親戚也過世了。接著老公走了進來，而你得告訴他，你所有女性親戚都死了。該死！到底要怎麼樣跟他說才對？

我想，我慢慢喪失了讓自己在精神上與這些創傷事件徹底切割的能力。我們總是必須與這些傷痛保持一點距離，才能完成工作，但我想也許並不需要徹底將自己的感受排除在外。我認為自己在這方面有所進步。有些令人難過的是，一部分的我認為這領域真的很需要資深人員，需要留住那些有著豐富經驗的資深護理師，但現狀卻只是將這些人的能量燃燒殆盡。現在的我有能力考量到所有層面，卻已經太厭倦以往的工作。我終於明白，也許我們不用總是打落牙齒和血吞，硬著頭皮撐下去。如果可以找到對的方式面對自己的感受，而別人也不會為我們貼上軟弱、瘋狂或其他標籤，也許可以把人才留在這個領域中更久，他們也會更加健康。

也許我還是會在其他地方繼續從事照護工作，也許在第三世界、也許在奧札克的某處，但絕對不會在醫院，更不會在急診室。也許我可以再輪個四小時的班，但要我再待命十二個小時就絕對不可能了。

儘管必須在某種程度上將自己的情緒與這些狀況本身切割開來，才能完成該做的事，但不需要把每個人只當成一個器官。隨著我年紀日漸增長，或是因為在這一行服務已久，我努力刻意提醒自己要對工作懷抱熱忱。我不認為得從急救代碼或急診室裡的精神創傷等大事件展開，反倒要從改變自己面對「常來要求住進精神病房者」的態度開始。面對這些人時，我常會不耐煩，因為我知道他們只會讓急診室堵塞，也明白自己絕對無法為他們找到一張病床，卻得一整晚都耗在這瘋子身上，因為他們會讓我有做不完的文書工作，而我根本也沒有時間去完成。但我突然明白，這人可不只是突然想到：「我覺得去急診室會很好玩，困在那邊擔驚受怕一整夜、被人羞辱、知道根本沒有人想理我，肯定很有趣。我決定星期五晚上就要這麼過。」

好像打通了身上什麼東西，讓我現在比以往多了一點覺醒，能夠對這些人抱持同情心。有時候人就是會留意到某些事情，而我留意到了這件事，明白更有同情心是怎麼一回事。

第二部分

釐清你的創傷接觸反應

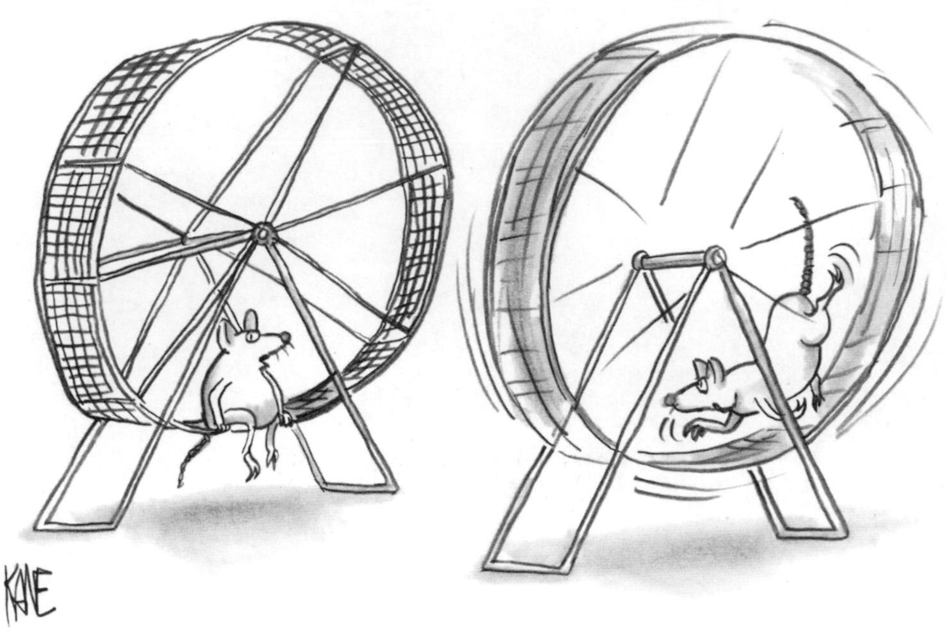

「我想開了。」

第三章

何謂創傷接觸反應

日復一日採草藥來做藥酒的日子過了好幾個月後，一直到上星期我才終於找回自己原本的思考方式。我著實嚇了一跳，因為本來以為自己再也回不到從前的樣子了。——莫・歐布萊恩（Mo O'Brien），卡崔娜颶風後協助成立紐奧良第一間醫務所的行動醫療人員

如果我們要永續照顧身陷苦難的人與環境，就得了解助人工作會對我們造成什麼影響。我們必須誠實檢視自己的情感與行為，在接觸到創傷後發生了什麼變化。

創傷接觸反應普遍的定義為：在面對其他生物或地球所經歷的創傷後，自身內心所發生的變化。無論是刻意或不經意間目睹這些創傷、正式或非正式地與受創生物或環境接觸、從事給薪工作或志願服務，只要暴露在他人的創傷下，就可能造成這種內在變化。當我們談論創傷接觸反應時，就是指「因從事助人工作，而認為世界看似不再相同」的反應。

由於創傷接觸反應經常是許多助人工作者的切身之痛，要正視這個問題，可能讓人下

意識有所戒備，或是十分有負擔。**認知創傷接觸反應的存在，代表著要接受事情絕非我們所期待的樣子**。在大多數狀況下，如果我們希望改善，就必須從根本上帶動變革。對那些已經壓力爆表的人來說，這似乎非常可怕，甚至是不可能的任務。

評估自身的創傷接觸反應十分重要，因為目前助人工作的影響程度，與未來的工作表現直接相關。我們與工作的關係會影響自己的內在生活，以及與他人互動的經驗，甚至也可能創造一個有害的循環。如果不去注意，可能會讓它侵蝕生活的每個層面。

創傷接觸反應會在我們內化外在創傷時產生，並可能出其不意地對工作造成影響。周遭人事物的痛苦，並不會真切改變心理與生理上的反應或我們的世界觀。我們常以為，助人者就能與目睹的苦難絕緣，遺憾的是，這通常是不可能的。

身兼研究者、教育家與創傷資源機構（Trauma Resource Institute）共同創辦人多職的蘿瑞・雷奇（Laurie Leitch），專門研究創傷對神經系統的影響。她在泰國研究二〇〇四年海嘯的影響時，十分震驚地發現，許多助人工作者抱持著「英雄心態」前往災難現場，並對於前來求助者十分大方。

「當你徹底敞開心胸照顧他人時，通常不會察覺自己默默吸收、累積了多少這些創傷造成的影響，直到你的身體開始出現警訊。我在當地覺得自己的狀況完全沒問題，等到我回家之後才開始做惡夢、頭痛，並且變得易怒時，才發現自己大錯特錯。我們得注意人道救援工作不只對心理，甚至對整個神經系統都有影響。」

喬治亞大學社會工作學系教授布萊恩・伯萊德（Brian Bride），最近提出一項開創性的新興研究。他發現目睹他人創傷，使社工罹患創傷後症候群的風險提高兩倍。他也發現多種創傷接觸反應的指標，並指出儘管社工受其影響的比率很高，但他們對於創傷影響的覺察意識卻很低。「社工可能聽說過職業倦怠，也可能知道要自我照顧，但他們卻不了解創傷接觸反應。」

具體來說，創傷接觸反應究竟是什麼樣子呢？有什麼特別之處？在下一章，我們將爬梳十六種常見的創傷接觸反應。這些影響通常在兩個極端間擺盪，有些變化非常細微，就連你自己或朋友都不會發覺；其他變化則可能相當劇烈，為人生帶來天翻地覆的改變。不同的人接觸創傷後的反應也極度不同。然而，依舊有一些規律可以幫助我們辨認並處理應變方式。

此外，雖然我們可能注意到自己在感受或行為上有明顯的變化，卻不一定了解接觸創傷是造成變化的根源。南非反種族隔離倡議者戴斯蒙・屠圖大主教就是一個血淋淋的例子。他讓我們了解，就算自己只是間接經歷創傷，要專注意識自身反應也相當困難。他在全國公共廣播電台接受美國記者雷・蘇瓦茲（Ray Suarez）的訪問時，述說他在南非種族隔離結束後的真相與和解委員會聽證會上，見證了驚人的一幕。當時他與一位負責記錄口述歷史的女士密切合作，突然間，這位女士發現自己手上沾滿淚水，完全沒有意識到自己鉅細靡遺記錄下這些見聞時，已經淚流滿面。

我們當中有許多人就像這位速記員一樣，已經發展出極端有效的應對機制，至少在面對危機的當下很有用，危機過去後卻可能發揮不了什麼效果；儘管時間流逝、情況改變、我們個人也有所成長，仍可能會繼續應用這些過時的應對技巧，因為這是我們熟悉也擅長的處理方式。我們甚至可能承襲好幾代人一脈相承的做法。無論如何，這些做法有朝一日不只會失效，還會限制了我們。

防衛自我感受的堡壘

許多人會在心中建築不少防禦工事，幾乎就像蓋起堡壘一樣努力防備，但創傷還是一直侵襲，於是只好再多加一條護城河，放幾頭鱷魚、鑄造更多武器、築起越來越高的城牆，卻很快就會發現，自己被困鎖在原先用來自我保護的堡壘當中。只有正視自己原先為求生存而建立的一切，已反過頭來摧毀我們的生命，才能找到自我解放的鑰匙。我們得開始拆毀自己建造的堡壘、把護城河中的鱷魚放生回原本的棲息地，並將武器鎔鑄為用來耕耘的犁。與其抵禦生活中會遇到的一切危機，我們得慢慢訓練自己敞開心胸，接納迎面而來的各種難題。

彼得．列文是創傷領域的心理學研究先驅暨身體經驗創傷療法創立者，他在《喚醒老虎：啟動自我療癒本能》一書中寫道：「如今，我們的生存益發仰賴思考能力，而非身體反應。結果就是大多數人都脫離自己原始的本能，尤其是我們原本應該引以為傲，而非輕視的『動物性』……現今面臨的主要挑戰大多來得相對快速，但我們神經系統改變的速度卻變慢了。與原始自我關係較密切的人，面對創傷時，無疑能夠調適得更好。」

誠如列文所述，我們通常在否認或摒棄自己的感受時獲得獎賞。可是，我們必須謹記，雖然創傷接觸反應在某方面來說對我們有幫助，或許在未來仍持續發揮某種功效，也受到社會和體制支持，但我們必須試著從下列觀點探索其影響：「創傷接觸反應對最深沉、最真實的自我有何影響？對服務的對象呢？它能夠持續發揮效用嗎？有無更有效的應對方式？」

認清創傷接觸反應之所以困難，可能有幾個原因。大多數照護者面對工作帶來的痛苦時，可能會有「何以能在這裡怨天尤人？」的罪惡感。一位在獅子山共和國從事保育的生物學家告訴我：「我從來不承認自己的痛苦，不願意接受這些感覺能影響我的生活，因為這會使我分心，進而對那些真正受苦的人造成傷害。」其他人可能也認為他們應該要能超脫一切痛苦的情緒，而沮喪正是軟弱的象徵。

很多人或許暗自覺得，如果承認自己過得不好，一切就會一發不可收拾。身處將堅強視為美德的機構中，有很多誘因促使我們偽裝自己。有位社區組織者曾告訴我：「我認為我們都在抵擋自己的真實感受。」

以開放的心態面對創傷接觸反應是創傷照管的關鍵。我無意強迫你相信自己正因接觸創傷所苦，但我鼓勵你去探索，看看自己的助人工作是否可能帶來意料之外的影響。心胸開闊很重要。美國爵士薩克斯風樂手布藍佛・馬沙利斯曾說：「認清現實使人自由。」

只要我們一再專注於當下的感受，就能好好釐清自己的創傷接觸反應，並更進一步找到對自己真正有幫助的事物。過程中，可能需要我們反覆認清現實，知道自己只要不好好正視創傷接觸反應，就無法擺脫其影響力。能越早弄清楚這點越好，畢竟預防總是勝於治療，那些熟知身體運作機制的人也總是說：「當你覺得口渴，身體早就脫水了。」培養對創傷接觸反應的覺察力，可以幫助我們衡量自己的飢渴程度，並協助我們判斷自己需要什麼幫助。越早察覺其效應，就越能限縮接觸創傷對生命帶來的傷害。忽視其警訊，就和忽視雪崩前兆，或在登山小徑上忽視「前有嚴峻峭壁」的告示牌一樣危險。

我在西北太平洋的一級創傷中心「西雅圖港景醫療中心」擔任社工時，經常因某些醫師切割自身情緒的能力而驚嘆不已。每當有人過世時，醫師和社工就會來到一間名為「安寧室」的小房間裡，由醫師向病患的至親宣布死訊。回答完所有問題後，醫師就會離開，留下社工在場陪伴死者家屬。

我記得當時自己看著醫師和家屬對話時，那淡漠的眼神、空洞且不帶情感的聲音，覺得很超現實。儘管這一切讓人很不自在，但我完全了解，在「能挽救摯愛性命的醫師」以及「充滿同情心、積極聆聽的醫師」之間，我也會不假思索地選擇前者。我知道醫師和護理師們隨時都在拚命挽救性命垂危的病患，因此他們必須發展出能立即應對這些創傷的機制。然而長期來看，這種區隔化的心理防衛機制和情緒上的麻木，完全不是有效的應變方式。無論對於個人生活或是專業發展，也都會造成傷害，並影響到助人者及其周遭的人。

當然，人們應對創傷的方式族繁不及備載，本書並無法窮盡，但我在第四章中將列出最常見的反應。

我想再次提醒各位讀者，在思考本書的資訊是否適用於自己時，要心懷好奇、深呼吸，並保持幽默感。在你迷路時，唯有徹底了解周遭環境，才能開始計畫逃出生天的最佳方式；面對創傷接觸反應也是如此，唯有了解，才能找到解決之道。

第四章

創傷接觸反應的十六種警訊

在閱讀以下十六種創傷接觸反應的徵兆時，可以記錄一下你自身的感受。

我發現，有些人認為分析自己的創傷接觸反應並不舒服。我最近出席一場子宮頸癌的全國研討會，當我們在檢視創傷接觸反應時，有位與會者湊到她同事耳邊說：「這完全是我另一半會說的話，他們該不會認識吧？」她的同事回答：「那她肯定交友廣闊，因為我家那位跟她說的也如出一轍！」有些人覺得我是不是打算控制他們；也有些人擔心自己是不是有什麼問題；還有些人覺得我所說的一切讓他們無力招架。

提醒各位，無論以下警訊是否出現在你身上，都不須太過擔心。有創傷接觸反應是十分正常的，這表示你的內心仍然對外在世界有反應，這是十分值得感恩的一件事。儘管了解自己所有情緒可能不太好受，但沒有任何感受反而更糟糕。就算我們不相信自己有創傷接觸反應，也可以從中學習要如何關懷、理解有這些反應的人。我們可以為自己有勇氣誠實檢視自身行為感到驕傲。因為這表示，我們已經踏出有效實踐創傷照管的第一步。

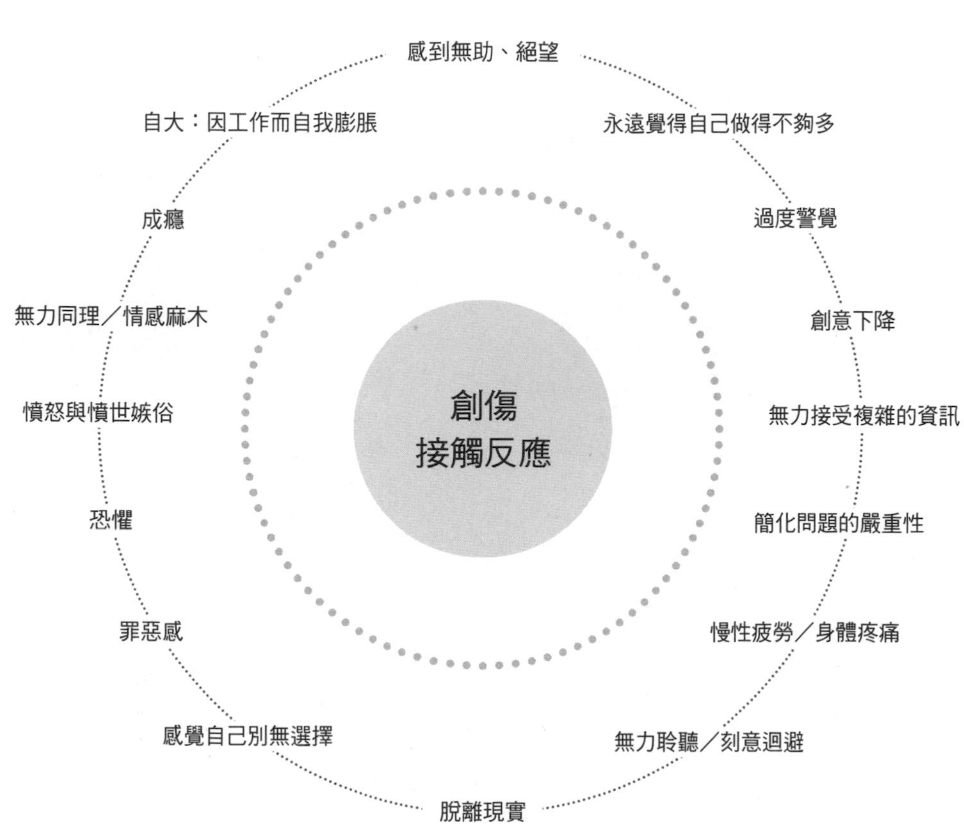
創傷
接觸反應
感到無助、絕望
永遠覺得自己做得不夠多
過度警覺
創意下降
無力接受複雜的資訊
簡化問題的嚴重性
慢性疲勞／身體疼痛
無力聆聽／刻意迴避
脫離現實
感覺自己別無選擇
罪惡感
恐懼
憤怒與憤世嫉俗
無力同理／情感麻木
成癮
自大：因工作而自我膨脹

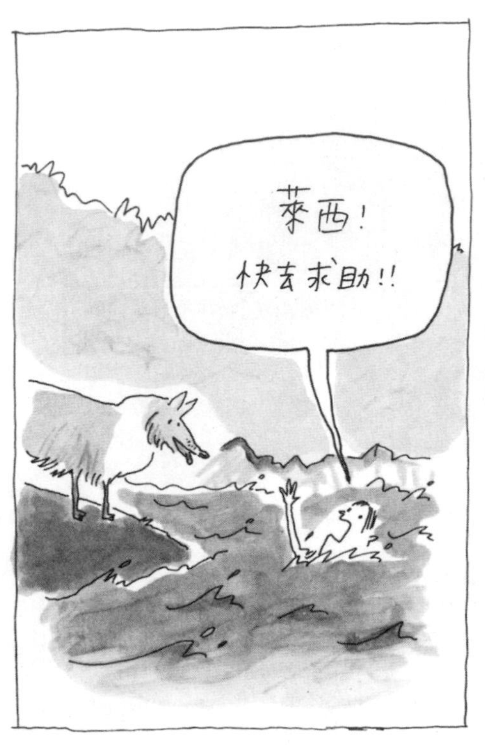

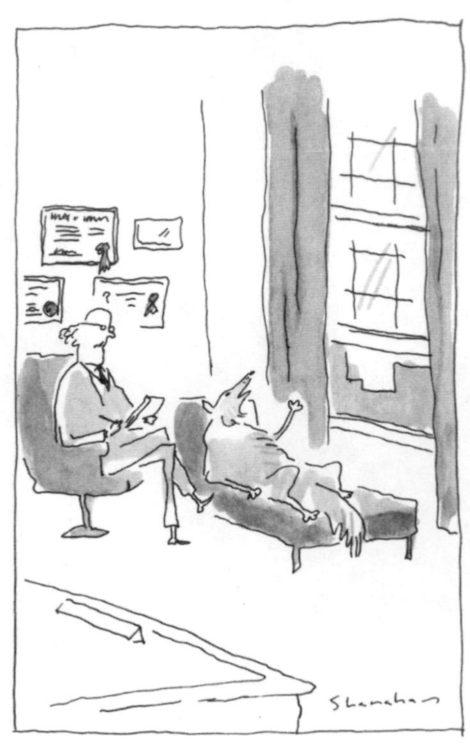

感到無助、絕望

我曾在巴拿馬見證青蛙群體死亡，而現在我們可以預測這種疾病擴散的路徑，甚至在某種程度上能預測什麼時候會發生，但我們卻無法阻止這樣的疾病或拯救野生青蛙。這種狀況真的十分異常、令人難以置信又極其悲傷。相信在我們有能力解決問題前，會有更多兩棲類物種滅絕。——凱倫‧利普斯（Karen Lips），馬里蘭大學生物學系副教授。

若人們感到無助、絕望，可能一早醒來就會想：「我到底為什麼要起床呢？」維克多．潘德斯科（Victor Pantesco）是研究創傷對保育人士與生物學家影響力的先驅，他表示在環保領域工作的人常會有這種絕望感受：「那些每天站在第一線面對地球環境危機的人，不斷見證地球受到災難性的傷害，而且破壞速度遠超過人類所能控制的範圍。他們找不到任何出路，因為問題已經變得太嚴重了。」

就算你參與了一項十分成功的環保計畫或其他領域的方案，正向改變可能稍縱即逝，反而是壞事容易一再發生。我們很難專注於成功、進步的跡象與成長的機會，反而容易相信一切都只會變得更糟糕、混亂。無論是在當地、全國或是全球都是如此。從個人層面來看，我們可能會覺得自己無法喘息，好像做什麼也改變不了眼前的狀況。

我住在瓜地馬拉的時候，戰爭的威脅仍肆虐當地人的生活。人們常說：「不值得那麼痛苦（No vale la pena）。」這句話對我有深刻的影響。我猜想，長年的戰爭與貧困，讓人們越來越了解什麼事情值得在乎，什麼事情一點也不重要。他們彷彿只剩下一點點精力和希望，因此決定不要浪費這些寶貴的資源在可能使他們更痛苦的事上。

環境科學家兼犬貓收容者克絲汀．史泰德（Kirsten Stade）有次和我分享她如何受到無助

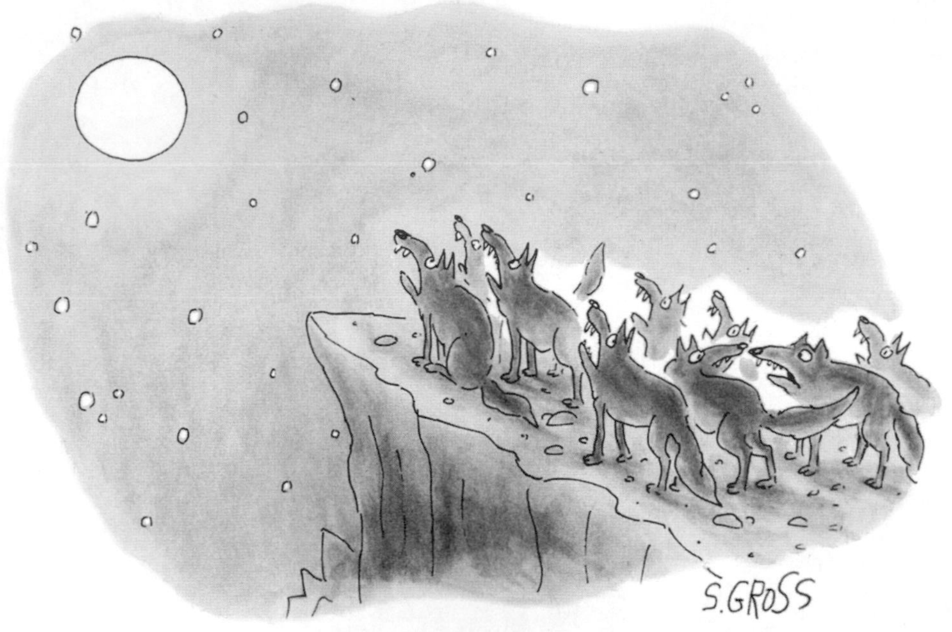

「我想問，這樣叫下去能對月亮造成任何影響嗎？」

感影響。

「從事環保工作時，我經常屈服於無力感。相較於日益逼近的危機，我致力解決的問題、努力喚醒的意識，不過是九牛一毛。照顧動物的工作有其獨特的挑戰。一方面來說，這帶給我很大的成就感，因為我所拯救的每隻動物，其一舉一動都立即而顯著地反應『我拯救了一條生命』的事實。而我的痛苦則源自於知道自己所做的一切，跟問題全貌相比下真不值一提。因此，儘管每拯救一隻動物，就代表一條生命獲得救贖；但我也知道還有無數生命沒能獲得拯救，讓我感覺自己做得不夠好。」

一位生態學博士候選人則從另一個觀點討論無助與絕望的感受。自一九九六年起，她便在秘魯境內的亞馬遜雨林區從事生態工作。當時她年僅二十一歲，才剛從大學畢業，便一路做到進入研究所。她說：

我在美國密西根州北部長大，童年大多數的閒暇時光都在森林與湖邊度過。然而，由於我的父母是記者，因此我的生活也充斥著國際新聞。我滿懷理想，期待為世界帶來改變。在秘魯，當地耆老請我幫忙研究並記錄他們的社群漁業管理方式。秘魯政府認為他們的所做所為是非法行為；但當地人卻主張由當地自治管理漁業資源，不僅正當，對於確保他們賴以為生的資源能永續經營，也有迫切的必要性。他們希望由我協助的紀錄，可以改變國家政策。

這項工作讓人非常有成就感，但有時也非常孤獨並令人難受。儘管當地社群十分努力，他們的漁業卻顯然即將瓦解，一九九九年的大洪水更造成了嚴重饑荒。

我回到家之後非常憂鬱，也診斷出受到替代性創傷的衝擊。我告訴其他人，我覺得自己的頭好似用力撞著一堵磚牆。但是，除了搞得自己頭破血流外，完全沒能撼動這道牆的一絲一毫。整體來說，最困難的莫過於感受到人們需要的遠遠超過我能力所及、人們缺乏改變的能力，以及我的所做所為似乎創造不了什麼改變。我常常後悔自己當初沒有選擇學醫。我知道就某種程度而言，我是在逃避直接面對問題，好能消化自己的情緒，而我希望自己能找到更好的方法來面對問題。

茱蒂・蓋博（Judy Garber）與心理學家馬丁・賽里格曼進行了大量研究。他們發現**在創傷情境中，有三種類型的認知容易讓人們感到無助**。

首先，可能會**覺得自己要對於眼前的困境負責**，甚至覺得沒有人能夠處理眼前的麻煩。許多助人工作者很能同理這種感受：內心深處知道自己能做的有限，卻仍然覺得自己應該負責；再者，可能**認爲創傷事件會長期持續下去**，看不到情況改善的契機。這對於將助人工作視為終身志業，而非暫時性工作的人來說尤其如此。專注堅持在單一議題領域上，可能讓助人工作者因為過度憂慮，而無法看見絕望隧道盡頭的一絲希望之光；最後，可能**相信會再次經歷眼前面臨的困難**。無法妥善處理特定創傷情境的助人工作者，可能會認為自己將來在所有類似情境中都會面臨同樣困境。但是若能了解每個情況都是獨立事件，且現在的狀況不等同於自己未來的處理能力，就不會如此無助。

我有次無意間聽到兩位女士的對話，她們是朋友兼同事，也是紐奧良的卡崔娜風災受害者，兩人在談論當時的狀況有多讓人難以承受：

「我想回家，但我已經無家可歸了。我女兒不在了、鄰居不在了，醫師也不在了。」

「我知道這很辛苦，但時間會沖淡一切。再過十年一切就會好起來，我知道這感覺要花很長的時間，但是……」

「是啊，這聽起來確實非常久。我現在就已經度日如年了，更何況是等上十年呢！」

人物檔案02

別讓絕望占滿人生

凡斯・阮登伯格（Vance Vredenburg）

- 加州，舊金山
- 現職：舊金山州立大學生物學系助理教授、兩棲類生態資訊研究與保育組織共同創辦人兼副執行長，加州大學柏克萊分校脊椎動物學博物館暨加州科學院研究員。
- 經歷：加州大學柏克萊分校整合生物學系與脊椎動物學博物館博士後研究員。

我是一位生態學家，主要研究兩棲類生態學、保育與演化。其實我原本從事海洋科學研究，主要研究魚類，不過也涉獵甲殼類動物，甚至一度被聘為藻類專家。過去二十年來，我的工作讓我遠赴阿拉斯加、南極洲、加勒比海、瓜地馬拉、墨西哥，最遠甚至去過亞洲。儘管我現在熱衷於研究兩棲類，我起初其實是從生態學家的角度開始研究的。我可不是那些從四歲開始就喜歡追著青蛙跑的孩子。

在大學階段以及畢業後的五年間，我研究海洋魚類的性選擇。進入研究所後，我開始尋找更偏向保育觀點的研究主題，希望研究成果能夠直接回饋到我們所生活的美麗世界。我很幸運地在加州的內華達山脈找到了研究機會，這是個非常適合做研究的地方，眾多國家公園與荒野地帶，擁有世界上最受保護的動物棲息地。然而即便是在這裡，兩棲類（包含青蛙、蟾蜍、蠑螈等）依然面臨滅絕的危機。內華達山脈可是連綿數百公里都沒有公路的地方耶！究竟終其一生需要移動的距離可能不過數百公尺的青蛙，在這樣的情況下怎麼還會滅絕呢？

起初，我不過是個不太熟悉兩棲類的保育生物學家。然而，隨著我研究起黃腿山蛙（瀕臨絕種），我便開始實驗一個其他人都摒棄的理論：是不是因為外來種的引進，導致這些青蛙的數量下降？人們在這裡引進了原本沒有的鱒魚，而鱒魚以青蛙為食，只是沒人注意到。基本上，我做了很典型的生態學實驗，顯示在這些應該依然維持原始風貌的地區，因引進外來種的鱒魚，使青蛙遭大量捕殺。實驗結果說明，儘管有時改變的方式較不引人注目，但就連我們最保護的地區，其自然生態都已受到人類大幅改變。

我的研究成果令人振奮。因為面對全球性兩棲類生物數量衰退的情況，幾乎沒有任何青蛙在數量驟減後，族群數量可以再度恢復的案例。然而，我的研究卻發現只要將棲息地回復成原始狀態，就可以很快回復青蛙族群的數量。你可以想見這帶來了多大的希望曙光，未來將多麼美好。

公園管理部門與其他聯邦和州政府單位很快便了解到，這是恢復兩棲類族群數量最簡單、也最好的方法。他們落實我博士論文的想法，實際採取保育措施。試想這對於青蛙們來說是多大的福音！從一份單純的研究生論文，最後竟然提升到聯邦與州政府介入的層次，將有更多資源投入以解決問題。這正是我的人生目標！

全然無助的悲劇降臨

然而，就在青蛙的數量開始恢復、保育行動擴展到更大範圍，一切似乎也有轉機的時候，我開始發現數十隻青蛙死亡，後來演變成數千隻。你可以想像這對我個人來說是多大的衝擊。七年來，我們持續監控青蛙的數量、進行無數實驗、發表無數研究論文，並提供人們拯救兩棲類動物的建議，結果我和同事現在卻開始發現死青蛙。我們後來才知道這是一種新興疾病造成的結果。

這起事件的殺傷力很大。我們投注大量心力，甚至預想未來可以看見兩棲類數量回復原本狀態，免於物種滅絕。而整個生態系統回復原樣，不只對青蛙有益，對食物鏈中的其他動物也有幫助。從藻類、植物、青蛙、郊狼、烏鴉到熊，這個縱橫交錯的生態網絡原本要導回正軌，結果現在一切努力整個潰敗。

當時，我有強烈的挫折感，開始覺得面對世界性的物種衰亡，我們什麼也做不了。我聽過其他地方有兩棲類受到疾病影響，但我當時想：「這不可能會發生在這裡。」但我錯了。這座高山湖是許多物種的棲息地，我曾在這裡花費多年時間等待物種復育。我記得自己當時就坐在湖邊，為數百隻死青蛙哭得撕心裂肺。我從相信自己有能力扭轉局面的積極態度，變成全然無助。我在這一個計畫上花費了九年，結果整個物種在幾個月的時間裡就滅絕了。

我眺望寧靜的地景，心想：「很快地，所有物種都要死光了，而我根本無力改變局勢。」我當時想要跳下懸崖或是用別種方式自殺，因為我覺得自己整個人的精力都被抽乾了。我曾努力回復這些美麗物種的棲息地，因此我與這些生物有特別的情感連結。我曾經見證這個地區再度變得生機盎然，結果現在一切消失得無影無蹤，而我卻無能為力。我無法描述這是什麼樣的感覺。我從相信「哇！原來人類也可以做出這麼偉大的事，而且有許多人願意一起幫忙！」變成認為「不！做什麼都沒有用！」這中間的過程真的非常、非常、非常地痛苦。

所以這樣的疾病到底是怎麼發生的？

我最後終於收拾好自己的心情，集結一群聰明的人，撰寫了一份研究計畫。我們獲得國家科學基金會的贊助，能夠深入探索造成青蛙大量死亡的根源。這是有史以來造成物種滅絕最嚴重的疾病，且在不同種的兩棲類動物間交替發生。

有些人可能會說：「誰在乎呢？」好吧，至少我在乎，因為我關心兩棲類動物，但是我認為其實所有人都應該要在意。想想看，如果這種致命的疾病開始影響人類，或是我們賴以維生的物種（像是玉米、稻米、麥、牛、雞），將會造成天大的災難。

因此，徹底了解這種疾病確實有其重要性。為什麼這種疾病專殺兩棲類？疾病又是如何傳播？有可能減緩其影響嗎？無論是基於科學探索的價值，或是為了保育，以及對這種新興的疾病有基本認識，我們都有許多重大的問題必須研究。數百種兩棲類動物都因此疾病而滅絕，唯一的希望是有些物種仍頑強生存，因此我們開始探索與這些倖存物種共存的致命真菌。我們還沒找到確切的答案，但跟四、五年前相比，目前在知識上已有長足進展。

我曾到墨西哥和瓜地馬拉，也在斯里蘭卡、馬達加斯加、菲律賓、泰國、寮國、中國與同行合作，想了解這種疾病是否也滅絕了當地的物種，以及有哪些地方發生這樣的狀況。回到內華達山脈後，我開始嘗試減緩疾病的影響，企圖幫助青蛙們免於瘟疫肆虐。兩年前我獲得國家公園管理處的許可，為一些受瘟疫影響的青蛙使用抗菌劑，目前看起來似乎有效。我正試著說服國家公園管理處讓我進行更大規模的實驗，針對瘟疫影響範圍內的更多物種嘗試這種療法。有些在動物園工作的研究者也嘗試解決這種致命問題，試圖在物種滅絕前拯救牠們。我們也收容了一些生物，以確保牠們的安全，並嘗試讓牠們繁殖，以便將來有機會於野外再次恢復牠們的族群。不過這是前所未見的研究領域，因此沒有人知道究竟會不會成功。疾病所能造成的危害如此劇烈，著實令人難以置信，這真的是我們從未見識過的狀況。

我集合了全世界的研究者來解決這個問題。當有災難發生時，世界各地的人們就會團結起來。至少在科學界是這樣的。如此嚴峻的狀況使得大家走出藩籬，願意和彼此分享資訊，並試著找出解決方法。

我剛與大衛．維克（David Wake）合著一篇論文。這篇文章博得不少關注，因為我們表示兩棲類面臨的狀況，正是地球進入第六次大滅絕的徵兆。歷史上，地球曾經歷五次大滅絕，也就是地球上幾乎所有生物都要絕種的時期。最嚴重的一次是兩億五千萬年前的二疊紀─三疊紀滅絕事件，當時地球上有九五％的生物都滅亡了。我們相信目前地球正進入另一場大滅絕，而兩棲類大量死亡正是這場災難的前哨，警告我們情況不對。全球有六三〇〇種兩棲類動物，其中超過三分之一瀕臨絕種。

如溺水般的絕望感

老天啊！到底發生了什麼事？我們只有一個地球，沒有其他地方可以去了，但人們卻很常忘記這一點。沒錯，要接受壞消息很難，但我們不能置之不理。在工作上，我經常面對壞消息：目前正在研究的一群物種已經在地球上存活了三億年，但在我的有生之年內，這個物種就將滅絕。

有時候，我會希望自己從事的是更快樂的工作，例如為皮克斯動畫工作室製作兒童電影。可惜我的工作如此陰鬱殘酷。我因為熱愛大自然、關心世界而走入這一行，每當去到美麗的地方，看到令人驚豔的動物時，就會覺得自己十分幸運。但看著這些動物在我眼前掙扎、死去，是全世界最悲傷的景象。

我老是想，如果我有孩子的話，一定要帶他們到山上欣賞這些美麗的青蛙。但現在我該怎麼辦呢？世上還剩下任何美麗的地方嗎？還是我的孩子們將來只能在電腦螢幕上欣賞昔日美景？這真是可怕的想法。我一生中看過無數美景，但眼見物種消失，只讓我開始懷疑世界上還會剩下什麼。我不想杞人憂天，但總是面臨這些讓人沮喪的現象，有時讓我非常傷心。科學的基礎在於尋求真相，因此我無法逃避現實。

我們的研究領域在保育方面有不少重大突破，所有人都試著從不同觀點研究此問題，同心協力並以前所未有的方式合作，但厄運仍在逼近。老一輩的科學家常會分享自己在夜間登山時看到的繁盛美景，並說世界各地原本充滿了兩棲類動物，但是他們再回到那些地方，卻已經風光不再了，許多地區更有超過四〇%的物種已經徹底滅絕。哥斯大黎加的蒙特維多雲霧森林保護區原本有二十多種兩棲類動物，但現在得夠幸運才能看到一種。我有時覺得自己彷彿被搶劫，因為面對物種滅絕，我們什麼也做不了。

一般而言，科學家們不應該放太多感情。我們喜歡討論數據、現實和假設，很少討論情感，一群人聚在一起時更是如此。但在談論物種滅絕時，在科學的對話之下仍可感受到人們的悲傷與絕望呼之欲出；可以發覺人們聚集的空間內有種悲痛與哀戚將至的寧靜，與會的眾人此時就會開始討論新的發現。我們已經談夠多逝去的物種、將受到影響的物種，還有我們所能做的一切，語氣也從興奮和發現新事物的熱情，轉變成困惑與哀傷。

在知道人們終將發現這個令人悲傷的事實後，我很難鼓勵他人懷抱熱忱研究兩棲類動物。我希望自己不要情緒失控，導致不想鼓勵人們對科學、研究和自然懷抱熱情，但這很不容易。每次有研究生詢問能不能加入我的實驗室時，我就會想：「他們能承受看見動物死亡嗎？」我以前從來不會這麼想，而是更充滿希望，並相信一切都會有轉機。但現在面對全球性的問題，我認為有些疑難是我們無法承擔的。要帶動的改變太過龐大，我真的做不到。我試著保持正面的態度，並把焦點定睛在少數我們能夠做出改變的案例上。我相信我們已做好準備，可以改變美國境內的狀況，至少在文化方面能發揮影響。我們可以透過教育教導人們生物多樣性的重要，這對於企圖創造改變的我們來說十分重要。

我不知道要怎麼做，才能平靜地接受一切。我知道壞事總會發生，這是生命的一部分。以往我總相信事情再糟也會有轉機，可是面對物種滅絕，好像沒什麼改變的空間。也許關於絕望要教會我們的教訓，我從未徹底理解。

我試著告訴自己，就算我還沒看見，肯定也能做些什麼來扭轉局勢，也許能找到讓地球不至於失去一切的方法。我告訴自己，得加緊吸收所能學到的一切知識。整個科學社群都這麼想。現在的危機如此嚴重，科學人願意去做十年前不可能願意做的事情、甘冒更多風險、科學也變得更加有彈性。幾年前我們還在想，要是無法產出論文就是在浪費時間，但現在我們開始想：「管它的，做就對了。」我們需要贊助科學研究的單位能容許更大的彈性。

我感受到的壓力，遠勝於必須交出另一份研究報告、發表論文或是完成手邊研究的壓力。這是種前所未有的巨大壓力。我不知道它到底有多重，但彷彿要有十個我才勉強夠用。物種滅絕無法逆轉，這對我的生命帶來無以復加的沉重負擔。

有時候我會在凌晨三點鐘醒來，開始思考要促進研究進展所須的一切。而這不是為了我自己的職涯發展，那根本一點也不重要，而是基於那種必須做點什麼的絕望感！就像是你溺水了，只剩下最後一口氣，而必須用盡全力，否則絕對無法浮出水面；就像這不只是為了我一個人，而是為了我所屬領域中的所有人而努力。

我相信你絕對不希望自己一輩子都這樣過。

永遠覺得自己做得不夠多

這不只是個人感受，而是事實。如果我不做，事情就不會完成；如果事情完成不了，就會有人死。所以，我永遠覺得自己做得不夠多。——死刑犯的辯護律師

「我做得還不夠，應該要做更多。」

這種想法深深影響著我們的生活，且通常在小時候就開始萌芽。還記得小時候，人們告訴你持續進步與受歡迎的祕訣是什麼嗎？你有聽過別人說：「人生很漫長，好好照顧自己，把自身健康和福祉擺在第一位」？還是經常聽到壓迫性的勸導：「不管你做了什麼或怎麼做，永遠都還可以更努力」？

每個人都受到這種「倡導不足」的文化影響，也幾乎在某種程度上必須接受這種負面教導。同時，有些人很可能比其他人更常受到這種思想薰陶，也可能都隸屬一個或多個會強化這種負面思考的社群。

我們現在可以從組織壓迫，來審視這種強調「缺乏」與「不足」的觀點。壓迫通常是一種在無意識中，廣泛為人所知、經常傳遞的信念，讓人認為某種類型的人較為低劣。這種偏見通常源自於個人感受，但當種族主義、性別偏見、恐同與階級主義等想法被納入法

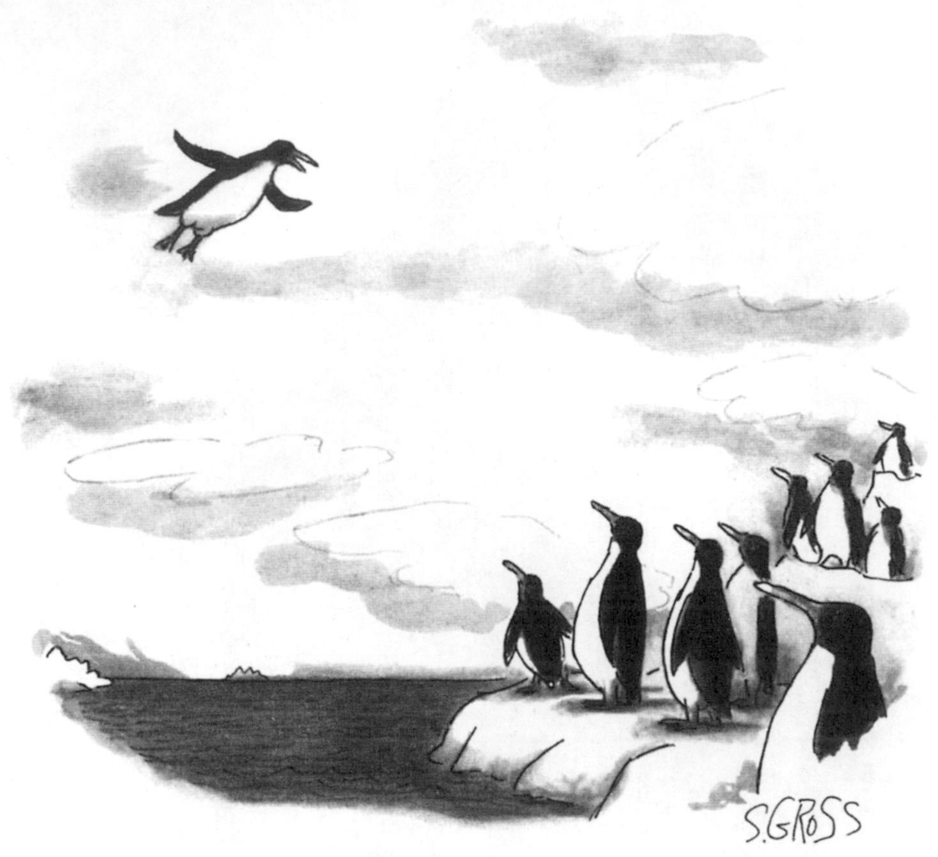

「我們只是翅膀揮得不夠用力而已。」

律，或整合到現行的社會系統時，就會產生組織壓迫。

其中最常見的形式，通常就從詆毀特定個人或群體、去人性化開始，最終可能將其視為代罪羔羊，導致出現個人的暴力行為，或政府的立法政策等攻擊形式。當遭壓迫的受害者也相信這些錯誤資訊後，就會造成「內在化壓迫」，最終驅使受壓迫的對象，訴諸壓迫者的手段來攻擊彼此或

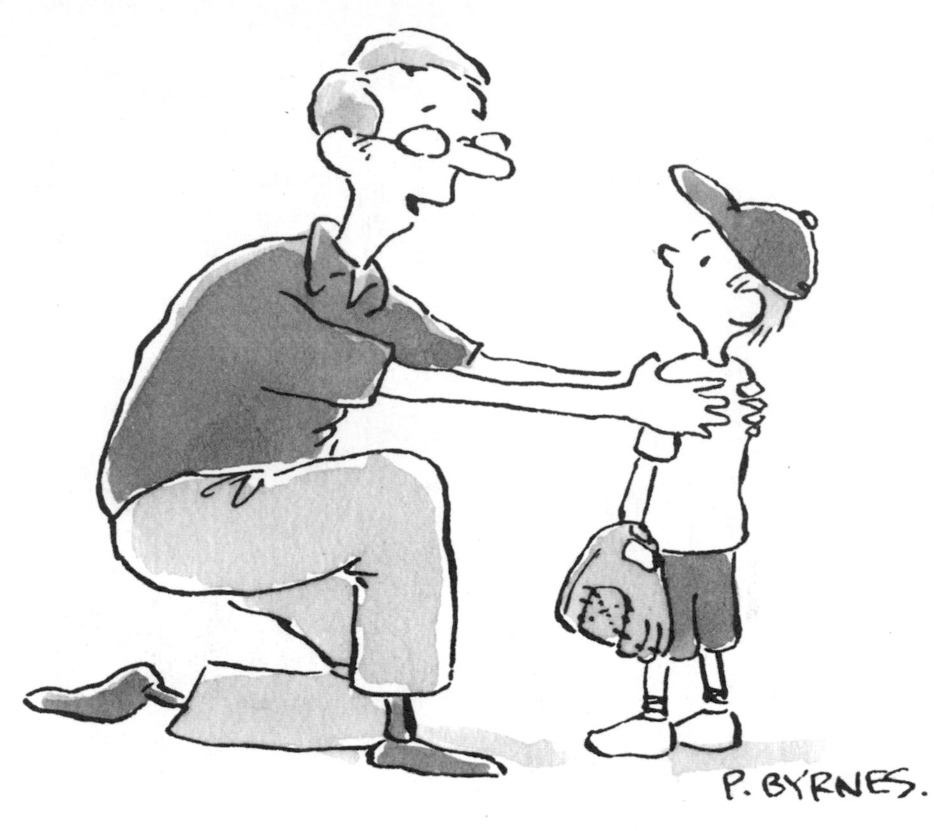

「兒子啊，切記！輸贏不重要，但若想要爸爸愛你，最好贏球。」

自己。舉例來說，女性個案管理師可能會內化「女性應該服從、合作並懂得感恩」的社會價值。因此，儘管男性在聯絡人道服務機構時擺出理應享有服務的自大態度，依然可能獲得尊重，但展現相同態度的女性卻可能被視為不配、好鬥、好辯或偏激。這種現象尤其好發於以女性工作者為主的職場。

內在化壓迫最強而有力的環節，就是連受

害者都相信資源稀缺。

壓迫者會營造一種氣氛，讓人擔心空間不足以容納所有人，因此人人都開始努力服從壓迫者的理想，以求取生存。這對個人、群體、社群乃至社會整體都有影響。接受負面刻板印象的人可能會認為自己不夠好，於是通常會在無意識的情況下，努力做到讓他人接受。

他們可能也會嘗試將這些從外部習得的是非判準，強加到社群中的其他成員身上，而且態度通常會非常嚴苛。**在受壓迫的社群內，這種互動方式可能會導致無所不在的殘酷衝突，人們則可能永遠覺得自己不夠好。**這些人把努力企及理想化的生活目標當成保護傘，期待有一天別人也會認可自己「已經夠好」。儘管人人面對的組織壓迫可能不同，下列的範例也許有過度概化之虞，我們還是可以探索一些常見的壓迫因素。

在黑人社群的經驗告訴我，人們普遍相信只要夠努力、耕耘夠久、產出夠多成就，就能保障自身安全；在猶太社群中，這樣的概念尤其反映在學習上：學得越多就能變得越聰明、思路越清晰，進而避免苦難；身為女性，我則內化了「只要好好照顧、關心他人，並能充分預測人們的需求，一切就會非常順利」這樣的想法。

我們可以檢視自己所屬的社群，並想想自己從教養我們的人身上、在社會中接收到什麼訊息，來評估一下我們因此衍生出哪些想法來看待自己。我們「夠像黑人」嗎？我們「夠像男人」嗎？我們「夠像同性戀者」嗎？更深層的壓迫模式理論則認為，這種社會化的方式只導致社群與社群間出現更嚴重的迫害，並讓個人深刻感覺自我的不足……好像無論多努力，永遠都不夠格。

事實上，紐約市兒童福利局（ACS）就用「你夠不夠格」做為招募兒童保護專員的標語。這個單位設計了一系列地鐵廣告，拋出一連串給潛在求職者的問題：「你頭腦夠清楚嗎？」「你夠勇敢嗎？」「你夠冷靜嗎？」「你夠明智嗎？」「你夠聰明嗎？」「你夠堅強嗎？」「你夠善良嗎？」「你夠大膽嗎？」「你夠堅忍不拔嗎？」「你情緒夠穩定嗎？」「你夠仁慈嗎？」「你夠真誠嗎？」

儘管ACS設計這一系列廣告是為了替他們所服務的家庭找到最佳人選，我們仍應探索一下這些訊息的影響力，並思考這樣的理念在職場上會如何展現。

我在主辦創傷照管工作坊時，很少聽到參與者表示就職單位或志工組織鼓勵人們照顧自己、幫助人們在工作崗位上以追求長期發展為目標來調整步調，更不會教人們如何追求工作與生活間的平衡。許多領域與工作場所，似乎更講求強烈的急迫性，忽略若能以最好的方式讓員工保持健康、快樂，他們就能繼續改善這個世界。

我們很常在職場上看見人們多半內化了「我做得不夠多」的念頭。當「認為自己不夠格」的信念，與「相信自己已用盡全力」的專業認知發生衝突，或許會覺得自己是徹底失敗的。而「我夠不夠好？」「我夠不夠堅強？」「我夠不夠聰明？」這些嚇人的問題，可

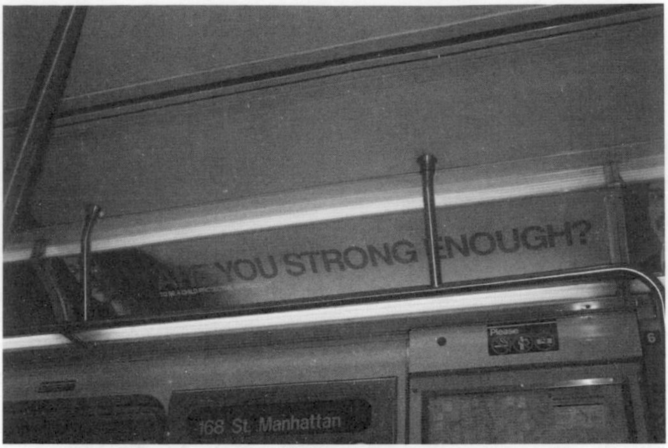

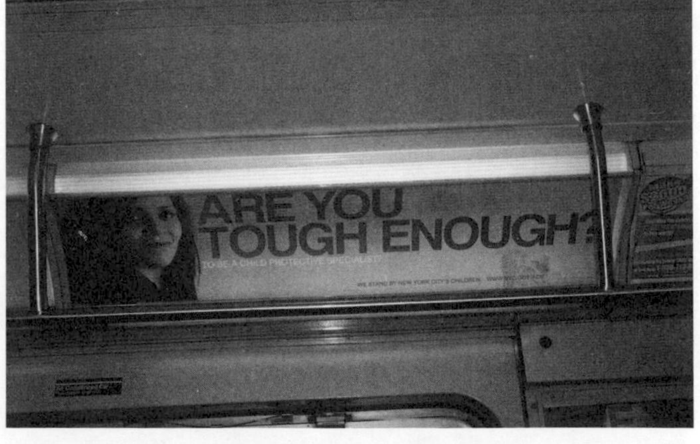
ARE YOU
TOUGH ENOUGH?
TO BE A CHILD PROTECTIVE SPECIALIST?

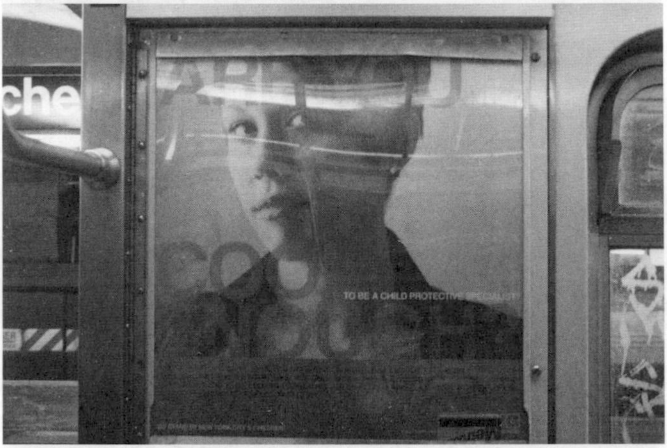

能會使我們搞不清楚自己的真實能力，以至於無法誠實面對自己每天的表現。因此日復一日，不斷身陷覺得自己不夠好、怎麼做都不夠的泥沼，最終無論對工作或生活都永遠不滿意。

身為教育部門的副館員，我的工作有一部分就是吸引更多年輕人投身保育工作。隨著我的工作經驗增加，也了解越多關於保育和動物福利的知識。這些資訊讓我覺得既難過又絕望，使我經常容易發怒，最後也因此選擇離職。

現在我依然用盡全力幫助動物，但我不想再進一步了解動物的困境了。有時我會因為帶領年輕人投身這個領域而有罪惡感，因為我知道這是一項對情感與情緒有重大影響的工作，他們可能不會再如以往一般快樂了。對不起，我知道自己不算是個堅強的女人。——羅蘭，保育教育家，中華人民共和國

過度警覺

我總是囫圇吞棗、做什麼事情都匆匆忙忙，因為我總覺得有顆定時炸彈就要爆炸了。——社區行動者

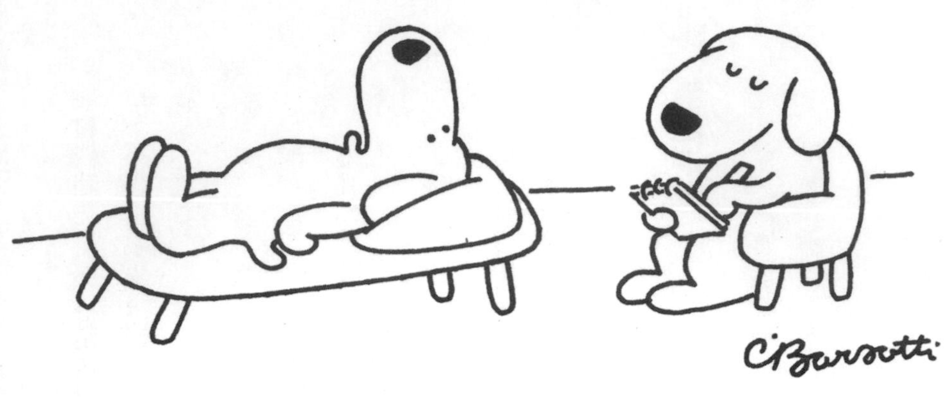

「不管我看到什麼，都是先吠再說，反正小心一點不會有錯。」

記得十八歲那年，我在一間家暴庇護中心工作。中心內的孩子們對周遭環境的警覺程度總讓我十分驚嘆，因為他們總是全天候、全方位無時無刻地關注著周遭所有事物。儘管才七歲，卻已經了解福利體制、移民制度和法律系統。我近來和一群跨服務範圍的社工團體合作，他們針對無家可歸的年輕人、從事性交易的女性提供協助。其中一位社工告訴我，她發覺自己很難全心專注投入自己的情感關係：「我丈夫常問我的心思到底跑哪去了。」我問她：「連你們倆在一塊的時候也是嗎？」她回答：「我們倆在一塊的時候他更常這麼說，甚至連度蜜月時也是如此。」

對工作過度警覺，可能使我們全心專注在工作上，甚至無法花心思在生活其他事情上。**人們之所以會過度警覺，是因爲他們總預期，甚至認爲周遭一切事物都是潛在威脅，得隨時應變，才能恢復安全感，並避免自己進一步受到傷害。**

許多擁有創傷經歷的人都常有這樣的感受。二〇〇六年時，西雅圖的猶太基金會受到仇恨犯罪攻擊，當時有位男子持槍進入基金會射殺數人。一位生還者的丈夫說，槍擊事件發生後，他的警覺程度激增，總覺得周遭環境的一切都不在控制範圍內。對他而言，所有事物都十分誇張、嚴重而且危險。

> 我最近收到了朋友婚禮的照片，當我坐在那裡欣賞照片時，不禁開始想：「不知道何時會發生家暴。」——家暴保護令倡議者

這樣的情況在那些常見證他人創傷的人身上也很普遍。創傷接觸反應會讓我們彷彿隨時處於「備戰」狀態，即便周遭沒有任何該對抗的事情也一樣，導致沒有一刻能休息。有位美國志工團駐警務機關的社工說：「我每到一幢建築、一個公共空間，甚至任何地方，都忍不住開始評估犯罪風險。」

身兼教育家、心理諮商師與創傷資源中心共同創辦人的伊蓮・米勒—克拉斯（Elaine Miller-Karas）提出了「創傷急救輔助工具」模型，可以在時間有限的情況下，平復受創者的神經系統。

根據此模型理論，神經系統在幸福（或舒服）與緊張（或不舒服）兩種內部感覺間自

然擺盪的機制，在遭遇衝擊性事件時會受到干擾。有些人因此陷於高覺醒狀態，不只過度警覺，也承受高強度的焦慮；其他人則可能陷入麻木與憂鬱中。人們可能會長時間停留在極端的神經狀態，而非回復理想的體內平衡。

伊蓮曾輔導泰國和波斯灣地區的災難先遣急救員和創傷生還者，她記得當中有許多人「情緒起伏不正常」。若能幫助人們在創傷後調節神經系統，他們就可以重新振作並繼續好好生活。如果隨時處於高覺醒狀態，就無法投注心力恢復創傷。要是能夠照顧並穩定自己的身體，那麼你的身心靈都更能活在當下。

過度警覺的情況可以變得更複雜，理性的人可能會開始覺得總是身處潛在危機中。如果你從事暴力防治工作，只要聽聽流行音樂，肯定會注意到大部分歌頌愛情的歌曲都提到「跟蹤」，大多數恐怖電影都涉及「家暴」的主題。還有更多類似的例子，不勝枚舉。我記得第一次在美國服飾店 Gap 的「女童」而非「幼童」區替女兒買衣服，看到那些給四、五歲孩子穿的衣服有多暴露時，就已經讓我神經緊張了，不過我接著發現還有更多值得擔憂的事情：在店裡大聲播放的歌曲，述說一名男孩試著找到一名不接他電話的女孩，如果失去了她，他的生活將多麼悲慘。我才聽了兩分鐘就受不了，於是走到櫃檯詢問是否可以換首歌，但收銀員只說歌曲來自總部，必須直接跟那邊聯絡才行。

現代科技可能讓我們過度警覺的傾向更加嚴重。人們說，隨時都能與人聯絡並獲得資

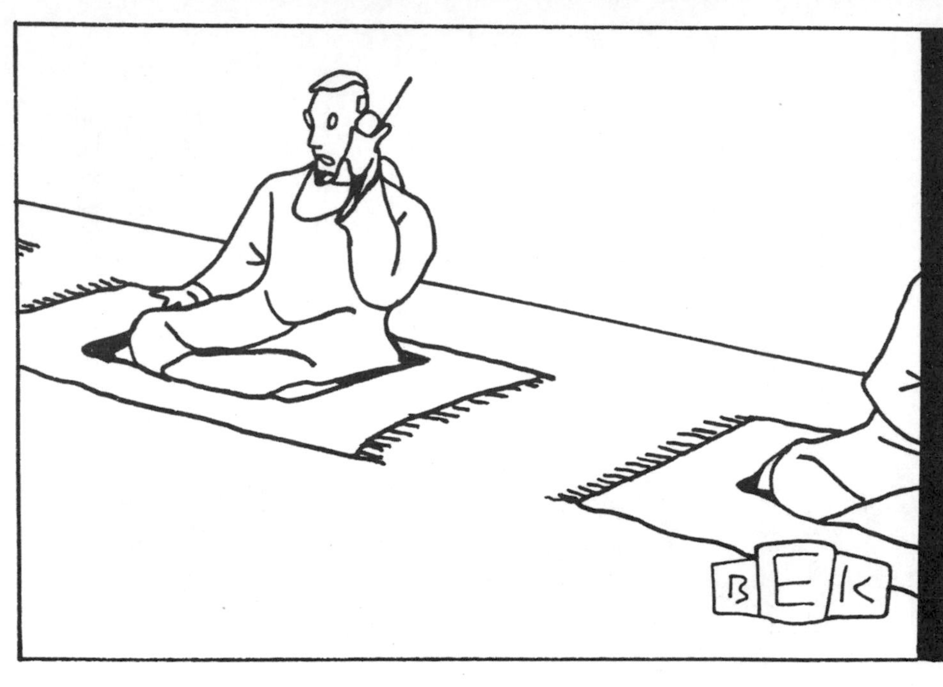

「我正忙著禪修，晚點再打給你。」

訊，讓我們更加安全，也可以保障家人的平安，因此人人都開始期待我們要隨時「待機」、保持聯繫。剛開始我們透過語音信箱和呼叫器聯絡，接著是手機和電子郵件，現在則是確保我們隨傳隨到的其他裝置。過度警覺讓我們無法停止接收資訊、放下工作，好好放鬆享受當下的生活。即便我們離工作崗位幾千里遠，依然深深受到影響。

史黛芬妮．李維（Stephanie Levine）在西雅圖擔任按摩治療師與公立學校志工，她分享：「有次才剛開始旅行，一抵達目的地，我就覺得要馬上完成每件事情。我要去散散步、看本書、小憩一下，我得加緊腳步才能放鬆。」

這樣的現象讓我們無法專注於當下，並不斷猜想下一秒會發生什麼事情。我們可以選擇關閉手上的通訊裝置，但要改變自己的行為卻很困難。

創意下降

> 我花費全副精神撐過每天的生活。儘管我以往的夜間休閒活動是冥想或寫作，但現在除了工作，然後回家看電視外，我什麼也不做了。——社區幹事

只要你開始想：「上一次有原創想法是什麼時候的事了？」就表示你面臨創意下降的危機。你可能會覺得自己的工作枯燥無味，也想不起來上次何時感到創意十足。這對於你的心智狀態有毀滅性的影響，因為不只快樂程度下降，工作時的創新力也會變差。因為接觸創傷而導致的創意下降，也許能夠解釋為什麼我們的職場常奉行一些僵化的規條。

我常四處張望想著：「全世界在各行各業有這麼多聰明、有能力、偉大的人，為什麼二十一世紀卻是這副模樣呢？」家暴防治運動發起人的目標，可不是數十年後仍看到女性與兒童居住在收容所中啊；早期美國公立學校系統的創立者們，也絕對想像不到現在教育

體制面臨這麼多嚴重的問題；更別提面對全球氣候變遷危機，我們竟然如此缺乏創意的解決方案？我想這些現象的成因只有一個：那就是**當人們在創傷的文化中陷得越深，就越缺乏彈性與原創思考**。

愛麗絲笑了起來：「試也沒有用，人們不會相信不可能發生的事情。」皇后回答：「我敢說妳沒怎麼嘗試過。我在妳這把年紀時，常常一天花費半小時，試著去相信這些不可能的事，有時候我在吃早餐前就已經相信了六件不可能的事。」——《愛麗絲夢遊仙境與鏡中奇緣》，路易斯・卡羅

想要擁有創意，就得接納一定程度的混亂，並且需要勇敢踏出信心的一步。古羅馬哲學家西賽羅曾說：「只有放鬆的人能夠創造。對他們來說，想法湧現的速度快如閃電。」經歷創傷時，我們往往會發現自己反而更想跟隨現有框架，因此鮮少發揮創意。就算現有的規範已經過時，且對我們本身與工作皆有害處，我們依然排斥改變。

我有幸能以支持者的身分，在美國西北雙性、跨性別與同志受虐倖存者網路社群工作。由大家組成的寫作小組，每個月會更換一名員工加入，以確保寫出具一定創意水準的方法。儘管員工人數不多，但要維持寫作小組運作卻很困難，因為我們本能上會抗拒，自

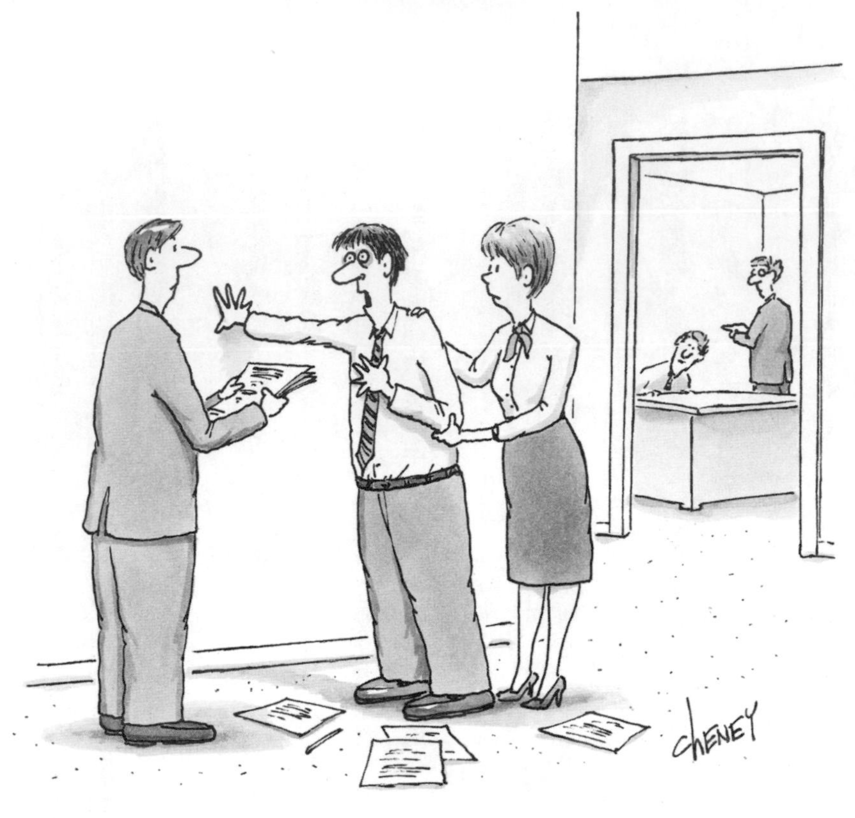

「我真的沒事。使命感不過稍縱即逝，我相信很快就會過去。」

認有比寫下最新助人理論與工作途徑更重要的事要做。然而，我們深知如果放任日復一日繁忙的工作侵占所有時間，我們就不會成長；而如果沒有進步，我們所推動的運動就不會有所進展，因此最終大家還是堅持下去。

這裡的員工練習創意的方式持續發展進化。藉由寫作產生新的計畫與社群關係，也更進一步找到定義與了解自身工作內容的全新觀點。創意與互動帶來的混亂，卻培育出帶動成長、改變和創新的沃土。

漸漸地，處理核心工作的方式也改變了。員工們開始自我挑戰，重新設想自己要為世界創造什麼改變。就像他們原先也清楚列出自己希望終結哪些問題一樣，現在則開始制定非常清楚的目標。儘管機構原先的任務是「終止家庭暴力」，但我們最終了解，更重要的工作是創造能夠支持愛與平等關係的環境。

美國西北雙性、跨性別與同志受虐倖存者網路社群從提供一流家暴防治服務的組織，搖身一變成為蓬勃發展且積極參與社區事務的組織，現在也不斷制定令人雀躍的新策略，以期終止暴力，並建立強大、慈愛的社群。

無力接受複雜的資訊

這個世界遠遠超過你的掌握。——亞伯特・霍斯丁（Albert Hosteen），美國科幻電視劇《X檔案》「第六次大滅絕（下）：命運之愛」

有些指標可以清楚幫助我們判斷自己是否無力接受複雜資訊。例如：你期待找到可以指出是非對錯的明確徵兆；你覺得必須趕快選邊站；你經常說「不要」；你覺得自己經常聳

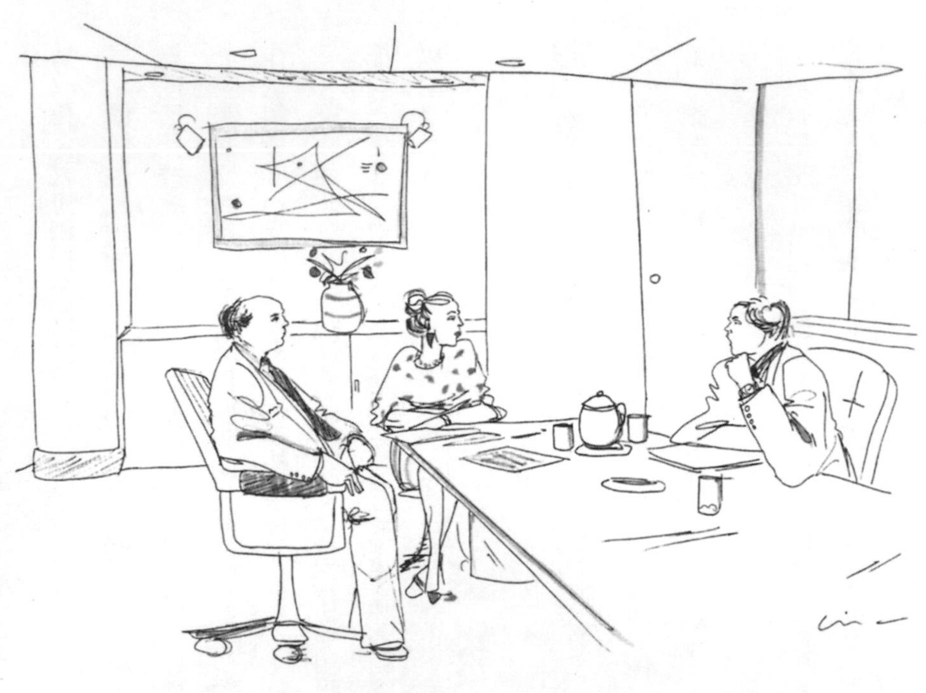

「我的提議很簡單，就是什麼都不要。」

肩；你對事情的解釋通常像汽車保險桿貼紙的標語一樣簡單直白；你缺乏有完整脈絡的思考，無法串起整體想法；你可能變得既武斷又憤世嫉俗；無論眼前的辯論主題是什麼，你都在等待選邊站的時刻。

總之你所在乎的，就只有要選擇什麼立場而已。

在職場上，很容易看見人習慣選邊站。我們可能從八卦、小團體、員工間的分歧與不知變通的預估值中看到這點。

創傷社工師以及創傷接觸反應領域的前輩比莉・羅森（Billie Lawson）曾說：「當你身處一場混戰，可沒辦法商量規矩。你可能會覺得自己像是高中生，或更慘的是宛若國中生。你聽不到任何正面評論，像是：『天啊，南方鄉鎮的計畫好像進行得不太順利，我猜我們可以幫幫忙。』反而只有負面和惡毒的言論。你不會花時間關心狀況不好的同事，反而會想：『我早就知道她會帶來麻煩。』」

從事臨床工作時，如果無法徹底掌握全局，也可能會出現選邊站的局面。如果你留意到自己做出類似以下評論時，就得當心了：「我認為，我服務的這位母親還不錯，但父親就太討人厭了。」

這樣的行為可能是火上加油，因為沒人會介入並表示：「我們應該慢下來想一想：『這裡發生什麼事了？我們還能怎麼看待這件事？我們的思慮是否不夠周延？怎麼做最有幫助？』」相反地，助人工作者可能會擅自假設、互相批評、談論自己不確定的事情，或是做一些目光短淺的決定，將本來就已經不穩定的情況變得更糟糕。

在較大型的社會運動中，我們也發現人們常無力處理複雜的資訊。以家暴防治運動為例，對家暴者訴諸刑罰就是一種。儘管這樣的做法當時看起來沒什麼問題，但也將處理家暴的方式限縮在非常簡單的層面上。康妮・柏克（Connie Burk）在《論問題的複雜性》（*A Question of Complexity*）中，進一步討論了家暴防治運動對刑法系統的依賴。本書第一二九頁可以讀到詳細內容。

如同世界如此之大，我學著讓心胸更開闊，所以才有矛盾的容身之處。——湯婷婷，美國國家人文獎得主，著有《女勇士》（*The Woman Warrior*）

如果你曾直接受過創傷，肯定了解無力接受複雜資訊是怎麼一回事。在那個當下，你迫切需要了解確切的現實狀況，但要騰出空間來接受所有複雜資訊和灰色地帶又太痛苦了，從認知上來看似乎也不可能。

當我們感到安逸、心情不錯，整個人的精神狀態較佳，就能理解這個世界很複雜，也清楚用單一、簡化的觀點看待世界對自己沒有好處。然而，我們生活在一個兩極化的公民社會中：正如我們的兩黨政治制度，法律系統講究兩造對立；所有公家單位都以「一方得益、一方受損」的權力系統為基礎；只能投票支持或反對某提案；不是有罪就是無罪；可以支持或是反對某項倡議，或者完全漠不關心。而在近年來的美國政治則宣揚：「要是不支持我，就是支持恐怖份子」的理念。

於是我們開始內化這種二元式的思維。儘管這種思考方式，有時對於大規模的治理問題來說有所幫助，但對於實踐目標、解決困境與經營關係則幾乎完全無效。大多數的狀況都需要人們了解事情的複雜性。要接受複雜資訊十分困難，我也並不倡導放棄文化與社會制度，因為這對改變社會和環境來說十分關鍵。我更不建議你致力成為徹頭徹尾的道德相對論者。但我們有義務要正視環境種族主義、約會強暴、監獄產業複合體（prison-industrial complex）內的虐待等問題。**如果我們單純物化或簡化實質問題，就濫用了能夠提出真知灼見的責任**。

我曾收到一封信的副本，寫信人是越南禪宗僧侶暨和平運動者釋一行，收件人則是時任美國總統的小布希。一九六七年，馬丁・路德・金恩基於釋一行在終止越戰上所做的努力，提名他角逐諾貝爾和平獎。釋一行的一生與他的志業在在提醒我們，即便面對那些以暴力破壞我們生活的人，也應該持續求同存異。這封信是個很棒的例子，讓我們知道如何在設法改變情況的同時，也了解問題複雜的本質。

總統先生您好：

昨晚我的兄弟來到我的夢中（他兩週前於美國逝世），身邊圍繞著所有子孫。他對我說：「我們一起回家吧。」我幾乎沒有半分猶豫，就開心地告訴他：「好啊，我們走吧。」

我今天早晨五點醒來時，想到了中東的局勢，而這也是我第一次得以流下眼淚。我哭了很久，大概哭了一小時才覺得好受了些。我進廚房泡了點茶，泡茶時突然明白，我兄弟說的沒錯：「我們家的確夠大，可以容納得下我們兩個人。讓我們像親兄弟姊妹般，一起回家吧。」

總統先生，我想如果你今天早晨和我一樣，允許自己盡情哭一場，也許會感覺好一些。我們在中東殺害的都是自己的弟兄。正如上帝所說的，那些人都是我們的弟兄，我們也明白這一點。他們可能因為憤怒、誤解、歧視而看不清，但只要努力喚醒這樣的意識，就可以從不同觀點看待事情，這也會促使我們用不同方式回應當前的問題。我相信你有上帝的寬容，也有佛陀的心腸。感謝你撥冗閱讀本信。

我滿懷感激，並將你也視為我的兄弟。

釋一行

於法國梅村

Fax émis par : 33556616151 PLUM VILLAGE A4->A4 17/09/05 02:12 Pg: 1

Plum Village
Le Pey 24240 Thénac
France

Honorable George W. Bush
The White House
Washington D.C., U.S.A.

8.8.06

Dear Mr President,

Last night, I saw my brother (who died two weeks ago in the U.S.A.) coming back to me in a dream. He was with all his children. He told me, "Let's go home together." After a millisecond of hesitation, I told him joyfully, "OK; let's go."

Waking up from that dream at 5am this morning, I thought of the situation in the Middle East; and for the first time, I was able to cry. I cried for a long time, and I felt much better after about one hour. Then I went to the kitchen and made some tea. While making tea, I realized that what my brother had said is true: our home is large enough for all of us. Let us go home as brothers and sisters.

Mr President, I think that if you could allow yourself to cry like I did this morning, you will also feel much better. It is our brothers that we kill over there. They are our brothers, God tells us so, and we also know it. They may not see us as brothers because of their anger, their misunderstanding, their discrimination. But with some awakening, we can see things in a different way, and this will allow us to respond differently to the situation. I trust God in you, I trust the Buddha nature in you. Thank you for reading.

In gratitude and
with brotherhood

Nhat Hanh

Thich Nhat Hanh
Plum Village

「感謝鹿園修道院提供書信影本」

〔小專欄〕

論問題的複雜性——家暴入罪化與終止家暴運動

康妮・柏克

美國第二波女性主義者於五〇年代末和七〇年代開始組織家暴防治運動時，男性強暴妻子在大多數州仍屬合法，也只有在少數的州，毆打妻子會招致嚴重刑責。丈夫和情人可以毆打伴侶，卻完全無罪；可以放心相信就算打人要承擔後果，也十分輕微。女性受伴侶施暴而遭受的痛苦與苦難，完全遭到藐視與否認。面對家庭暴力，社會要求女人成為更好的妻子、要男人們出去外面散散步冷靜一下，僅此而已。

倡議者致力於終止暴力，而他們知道唯有女性受虐的經驗獲得重視，才可能帶來改變。在美國法庭上，刑事犯罪被視為不只傷害受害者，也傷害整個社會，這也是為什麼刑事案件的法庭紀錄總是「國家」控訴「某人」，而非「某人」控告「某人」。參與反暴力運動的女性相信，我們必須要讓國家承認家暴與性暴力也對社會有害，因此訴諸嚴重的刑事懲罰，才能促進真正的社會變革。

儘管有許多相關領域人士表示反對，家暴防治運動依舊走向訴諸刑法懲罰的方向。由於越來越多前往家暴庇護中心尋求保護的女性，分享了丈夫和伴侶施暴的可怕故事，以及當她們企圖尋求幫助時，執法單位和法庭經常拒絕或忽視求助，將家暴入罪化似乎越來越有其迫切性。某些一開始希望「以社區為基礎，回應家暴問題」的觀點，漸漸被「以刑事處罰處理」的迫切需要所取代。數年後，家暴防治運動用盡全力展開政治和組織動員，將催生家暴刑事法規，奉為最主要的反暴力策略。

幾十年過去了，仰賴這些運動組織者持續不懈的勇氣和決心，家暴防治運動在實踐目標上有了長足進展：公眾對該議題的認識大幅提升，和過往噤聲的致命歷史相比，現代人越來越講求公開。全美五十州都將伴侶間的強暴視為非法行為，每一州都將毆打家人視為重罪，大多數的州也有專門的家事刑事法庭。在過去十多年來，警察對於家暴問題的回應方式，也成為全國性議題。

過度依賴法律，真的能解決問題嗎？

儘管家暴防治運動顯然成就不凡，於此同時，反面故事也悄然上演。根據美國法務部統計局資料，美國監獄的人口數量從一九七七年的三十萬人暴增至二〇〇五年的兩百萬人以上；接受矯正監控（假釋、緩刑、進看守所與監獄）的人數在二〇〇五年時超過七百萬人，但在一九八〇年代時還低於兩百萬人。根據美國法務部資料，在二〇〇五年的年底，美國每十萬名黑人男性中，就有三一四五位正在獄中服刑；拉丁裔男性則是每十萬名就有一二四四位囚犯；而白人男性則是每十萬名有四七一人正在坐牢。監獄強暴、受刑人間的愛滋病傳染情況，和其他監獄暴力事件的數字不斷攀升，演變成全國性危機。

隨著監獄數量持續增加，原先用來保護人們免於暴力、壓迫和威脅的制度，因為刑法體系而變得越來越混亂。有越來越多的庇護計畫與執法機構和檢察官合作，有些不願參與起訴的倖存者受到更嚴格的審查和壓力。過去十多年來，因為警察的做法、非法侵犯對家暴經驗的理解不足，家暴倖存者越來越常面臨逮捕和起訴。有色人種、移民以及男同志、女同志、雙性戀和跨性別者等社群的人士，長期以來遭遇偏頗的警察執法、嚴苛的刑事起訴或驅逐出境等問題，因此不約而同地表達對於過度依賴刑法體系的疑慮。

對於許多投身家暴防治領域的工作者來說，這些邊緣社群及受害者的擔憂很令人驚訝：「將家暴入罪化怎麼會有負面影響呢？」

主要的倡議者仍努力不懈地將對女性的惡意傷害入罪。對大多數人而言，這種做法的好處顯而易見，刑事處罰顯然是「正確」的途徑，我們因此容易遺忘在家暴防治工作領域內外，各方提出的警告與疑慮。

入罪化的做法並非沒有弱點。多年來，人們已經熱烈記錄並特別強調入罪化可能造成哪些負面影響。貝絲．里奇在她開創性的著作：《被迫犯罪：受暴黑人女性的性別困境》

（*Compelled to Crime*），探討了種族主義、對黑人女性的起訴及家庭暴力間的交互關係。南達科塔州白水牛女神會（White Buffalo Calf Woman's Society）會長提莉・貝爾（Tillie Black Bear）與明尼蘇達州家暴諮詢計畫原住民社團的婦女也指出，強行安置美洲原住民兒童，與家暴案件數量上升有所關連。數十年來，他們提倡在健康照護、經濟發展、酒癮與藥物成癮治療方面採用修復式正義策略，以及運用補償措施取代長時間的監禁。

致力服務西雅圖女同志與跨性別女性社群的倡議者則收集了證據，顯示在一整年中，和警察接觸過的女同志家暴受害倖存者，最後有超過一半都遭到逮捕。他們也提議追求以社區為基礎的解決方案，而非依賴起訴和監禁。南亞、東歐與太平洋島國裔的移民更說，嚴苛和混淆不清的移民政策、遭人口販賣至美國的女性與兒童數量增加，都與他們的受暴經驗有所關聯。

律師呼籲要在民事法律方面提供更多協助，因為家暴倖存者除了刑事訴訟外，反而更常因為監護權之爭等民事議題而焦頭爛額。其他積極分子也表示，家暴防治運動耽溺於營造法律系統所追求的兩造對立，企圖將施暴者去人性化，此外也剝奪了基層社會參與的機會。隨著倡議者宣揚「施暴者基本上就是罪犯」的理念，親朋好友們對於介入家暴的態度也越來越有所保留。結果就是人們選擇漠視暴力問題，導致現象嚴重到不可輕忽的地步。

從上述批判中，可以看出人們期望我們在從事助人工作時，能思考更複雜的問題。家暴防治如同其他試圖恢復正義，並停止人類苦難的運動一樣，**那股解決問題的急迫性，可能限縮了自己的觀點，也使我們的優先次序有所偏誤**。我們能說服自己，當前要克服的問題極為嚴重，因此細部的解決方法並不重要。

支持女性自決與終止家庭暴力的運動之所以會走向入罪化，起初是為了尋求正義，並提高保障婦女安全的社會成本。然而，隨著我們忽視這個問題的複雜度，司法的對應造成更加急迫且持續產生危機的重大困境。建構法規並確立以司法解決家暴問題，已占用家暴防治運動太多資源，使我們無法投注精力在「以社區為主、有限刑罰為輔」的回應策略。結果反而無法充分處理大多數受暴倖存者最在乎的問題：終止孤立、建構社區支持、滿足兒童需求，以及培養穩定經濟能力。

簡化問題的嚴重性

我認為自己一點也不重要。如果發生了什麼事，我會想：「至少我沒被槍打中，還有什麼好抱怨的？」——社群組織者

卡崔娜風災過去十個月後，我在紐奧良的奧杜邦自然研究所工作。旗下計畫包含全紐奧良的動物園、水族館和無數學習中心與公園。在颶風來臨期間與風災過後皆致力於照顧動物的一位紳士，好不容易有機會到東岸探望他的姊妹。他們走在城市街道時，不幸碰見一位從高聳鷹架上墜落，且在救護人員到場前身亡的男性屍體。繼續在街上漫步的姊妹坦承自己有些擔心，因為她的兄弟對剛才所見景象沒什麼反應：「你怎能絲毫不受影響？不出現任何情緒？」

這位紳士告訴我：「我一方面覺得自己應該跟姊妹解釋，另一方面又覺得挫敗。我對自己說：『她不可能了解，她不會明白。』我過去十個月內看過太多悲慘的事情，以至於現在已經無法再深受痛苦的事件影響。我不知道要怎麼說才能讓她理解。」他說完全無法想像自己再對任何事物產生強烈感受。

見證大量的他人經歷，可能會漸漸對於他人的痛苦免疫。也許我們一開始會深受每個

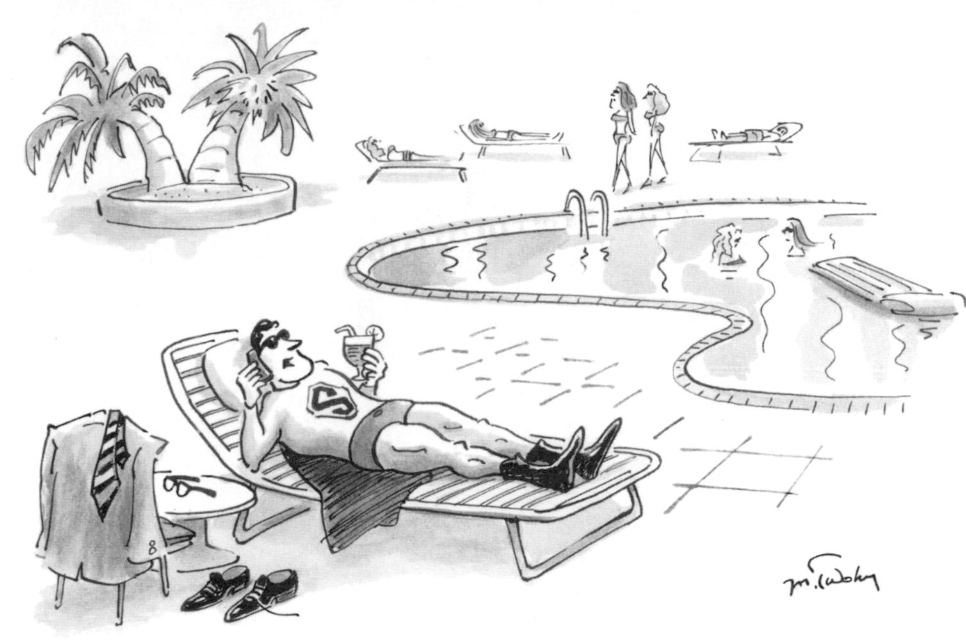

「老兄，聽著，你說的都是緊急狀況。」

人的故事所感動，但漸漸地，我們必須聽見更加激烈或恐怖的描述，才能感到震撼。我們可能會認為較不極端的創傷經驗不夠「真實」，因此不值得花費時間和精力幫忙。**若我們將眼前的狀況，與其他自認更嚴峻的危機相比後，認爲現在的狀況較不重要時，就會簡化眼前問題的嚴重性。**

這既不是將問題分門別類，也不是安排事情的輕重緩急，而是一種心理防衛機制。最糟糕的結果就是，因為已見證過太多悲劇，只要問題不屬於極端苦難，就認為不重要。儘管仍可能積極聆聽、他人訴苦時點點頭並假裝真的能夠同理，心裡卻在想：「天啊！沒想到要浪費二十分鐘談論這件事。根本連武器威脅也沒有，算什麼難關。」

我們只要遇過一次極端狀況，之後就會開始簡化其他一切問題的嚴重性。再重申一次，簡化問題的嚴重性，與安排工作的優先處理次序不同，**這是一種喪失同情心與同理能力的過程，使我們開始比較他人的痛苦，或是爲這些痛苦區分高下**。當我們覺得自己已經接收太多資訊，無法再聽到更多消息後，也可能開始簡化問題的嚴重性、淡化對所見所聞的感受。而我們之所以拚命這麼做，是為了避免自己崩潰，否則幾乎要喘不過氣來了。

這種現象通常會導致負面的機構文化。因為如果只有最極端的案例值得關注或尊重，那我們理應用最極端的方式去體會和傳遞資訊，不是嗎？同時，若以激烈方式表達自己的憤怒、疑慮甚至合理的批判，人們很難給予較複雜、面面俱到的回應。於是很快地，人人都會開始選邊站。舉例來說，如果有名社工說：「我覺得老闆對我太苛求了。」別人很難跟他討論衝突的具體經過；相反地，如果他說：「我覺得老闆沒有慎重考慮我的反對意見，而且我覺得他強迫我同意接受這項工作。」我們就能深入討論。

比較只會導致競爭。如果只有極端事物能吸引眾人焦點，那好吧，我們接受挑戰！於是我們可能會以戲劇化的方式表達；尋找最極端的狀況，不僅讓自己的工作量或要處理的問題看起來比較合理，也讓我們可以沽名釣譽，認為自己真的幹了「大事」，且相信自身服務的單位夠「入流」。

習慣簡化問題的嚴重性，也傷及個人生活。

舉例來說，你的伴侶下班回家，開始抱怨自己的一天過得多辛苦，結果你咬牙切齒地回答：「親愛的，別開玩笑了。成天上網的工作有什麼難？你坐好，讓我告訴你什麼才叫真正過苦日子。」或者，當孩子傾訴在學校操場上遇到一件讓他垂頭喪氣的事情，結果你回答：「你還能去上學，還有操場可以玩耍，應該要懂得感恩了。你知道世界上有多少小孩沒有操場可以玩嗎？」

有位家庭個案工作者曾告訴我一個故事，主角是她的五歲女兒。這孩子跑來找媽媽，因為她對爸爸有點不滿，結果媽媽只憤怒地回答：「妳還有爸爸已經很不錯了，我每天都要照顧其他沒有爸爸的孩子，他們這輩子都沒見過自己的爸爸，有些人甚至不知道『爸爸』這兩個字是什麼意思！」這位個案工作者也被自己突如其來的不耐煩給嚇到，於是嘗試彌補她對女兒造成的傷害，但在接下來的幾週，她發現孩子對這件事情印象深刻。她的女兒變得經常問：「媽媽，妳覺得那邊那個小男生有爸爸嗎？另外那個小女生呢？」

有天你也可能會突然覺得，世界上再也沒有其他事情能激起你的同理心。有位老師曾告訴我，有幾次她的孩子們在抱怨時，她嗤之以鼻地說：「比起集中營好多了吧。」結果大家都陷入了沉默。

慢性疲勞／身體疼痛

我的眼袋太重了，需要找部推車托住。——美國志工團社工

努力工作一整天後的疲倦，與全身上下每一個細胞都疲憊不堪是兩回事。我們或多或少有辛勤工作後，感到十分疲勞的經驗。這種感覺會促使我們鑽進被窩、躺在柔軟的枕頭上，心滿意足地安然入睡，好好休息一晚。然而，**創傷接觸反應造成的，卻是種累到骨子裡的倦怠，讓你全身心都感到精疲力盡**。你的身體累、心也累、靈魂更累，總之就是整個人累到不行，甚至想不起來上次不覺得疲勞是什麼時候。

如果你手邊堆滿許多需要迫切完成的工作，就很可能會有這種精疲力竭的感覺。不過就算很清楚自己什麼做得到、什麼做不到，疲倦仍可能找上門。

卡提．羅艾弗勒是一位居住在中國的獸醫與科學家，她致力於改善家畜的圈養環境品質、野生動物保育，並在大貓熊繁育中心提供獸醫與飼養訓練、在黑熊救援中心提供獸醫服務及努力改善動物福祉，更在全球推動自然棲息地保育。她說：「我們很難判斷自己的疲倦、體力衰退以及絕望到底是源自個性、身體衰老還是工作。無論從個體或是物種的角度來看，動物因為人類活動而受到的傷害，已達到令人難以喘息的程度，卻只有一小群人願

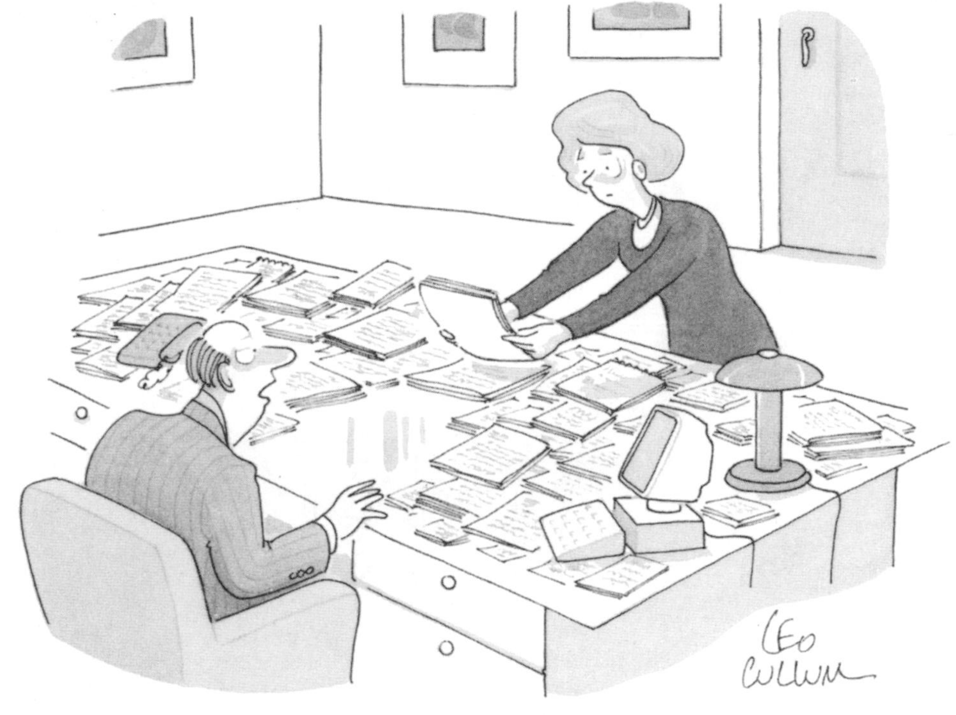

「不！別連剩下那一小塊桌面都放滿文件啊！那是我打算用來趴著休息的空間呢。」

意為保護動物而努力，能做的事又非常少，速度也很緩慢。知道世界上存在如此龐大的需求與苦難，但我們解決問題的能力卻相對薄弱，讓人非常難以接受。」

接觸創傷本身就十分消耗心力，隨著此經歷的增加，身心靈都需要花費更多力氣，才能徹底休息並復元。無助、絕望或過度警覺等創傷接觸反應症狀也非常勞心勞力，如果無法脫離，情況就可能變得更糟糕。

在眾多加劇疲憊程度的因素中，人們通常會在無意識或有意識的情況下，相信自己無法選擇工作內容。我們可能會說服自己因為這工作太重要了，如地球的命運就交在自己手中，所以不能放棄。或者就連自己也不知道為了什麼，就是受工作挾制。

舉例來說，我們可能從來沒想過自己內心深處其實堅信，因為家庭環境、祖先、命運等緣由，所以只能從事目前的工作。就算我們認為自己可以換份工作，卻可能還是覺得應該繼續待在助人工作領域。**只要人們覺得自己有義務要做些什麼，就容易感到疲憊**。

此外，在許多領域中，人們可能視疲憊感為資深老鳥的必要特質。「你不是唯一經歷過這種狀況的人」是許多人深信不已的理念，尤其在已經從事或參與特定活動一段時間後，更容易產生這樣的信念。那些不憤世嫉俗、對工作躍躍欲試且活力十足的人，則常被斥為天真、沒經驗。而這些原先不顧一切，滿懷理想的菜鳥可能漸漸受到打擊，而變得形容枯槁、痛苦不堪。

老鳥的這種形象傳達著：經驗十足、見多識廣、舉足輕重、不接受不成熟的樂觀主義。而這甚至也會影響到旁人。舉例來說，太平洋西北部的天色經常很陰沉，人人手上都捧著一杯咖啡，員工會議要開始前，每個人都會說「我好累」，而他人可能漸漸地也會開始模仿這樣的態度。因為顯得神采奕奕，別人反而可能會覺得你瘋了。

我不再有精力做任何事。我真的必須榨乾自己體內最後一點力量，才能勉強爬起來遛狗，更別提要做其他事情了。連自己喜歡的事情都提不起勁，無論要從事什麼都太勉強了。——家暴防治社工

最後一個使我們如此疲憊的因素，可能是因為太努力克制，讓自己的情緒不要盪到谷底，而這也很耗費心神。

我們可能花費大量心思在減輕與忽視創傷接觸反應的影響，好證明自己仍有能力接受任何挑戰，並對自己越來越嚴格。不只沒有好好休息，反而選擇參與另一項計畫、投入另一場活動，希望可以藉工作提振精神，好克服疲憊感。但我們必須要能辨別，自己的疲累是源自於辛勤工作數天（甚至數週或數個月）累積的疲勞；還是因為覺得自己有義務要工作，內化了造成倦怠感的思維；或者是努力避免自己的精神降到低谷所造成的。聆聽身體的聲音，能夠幫助我們明辨自己的狀況。

麻州波士頓創傷中心給執法人員的說明手冊中寫道：「身體很誠實，我們可以從生理反應感受到身體在抱怨。」背痛、偏頭痛、身體痠痛、臨床憂鬱症、高血壓和其他病症都可能不只是生理上的毛病，也是接觸創傷累積而成的後果。我在協助他人應對創傷接觸經歷時，越來越常聽別人說接觸創傷對生理狀況有嚴重影響。數十位助人工作者說他們被診斷

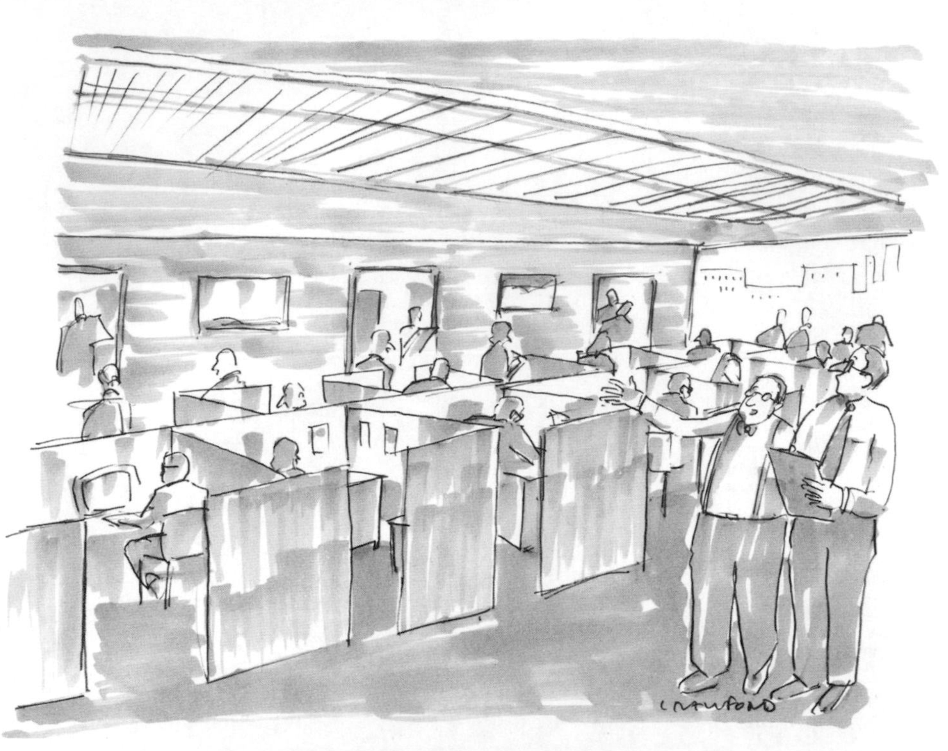

「我們把燈光調暗是為了強調前途一片黯淡。」

出壓力導致的糖尿病、慢性疲勞與癌症，且通常也都面對一個問題：醫師要求他們請假休息，卻很難聽命行事。

我最近幫助的一位藥物成癮勒戒諮商師說：「我從小生長在受酗酒問題影響的家庭裡，但沒人有心臟病史。我七歲時就必須要照顧更年幼的手足，因此人們要求我做事時，我自然而然就會去完成。在職場上，有位同事離職後，我被指派交接。公司說這只是暫時的安排，卻遲遲沒有聘人。我兼任兩份全職工作數星期後，突然在工作時心臟病發作。我徹底康復並返回職場後，公司正在重新調整組織架構。然而，我的工作量時卻和先前一模一樣。我告訴主管自己做不到，他們挪走一半的工作量，然而我還是得負擔相當於一份全職加一份兼職工作者的個案量。我試著努力完成，但六星期後，我第二次心臟病發作。直到那時候我才徹徹底底明白，我只能做自己的工作，除此之外我都負擔不了。但要我承認這一點卻是非常、非常困難。」

夢想成真01

真誠面對自己

華倫・布朗（Warren Brown）

● 華盛頓特區

華倫・布朗，一九九三年自布朗大學畢業後，就在羅德島的普洛敦維士與洛杉磯教導生育保健。然而，他很快就因為在必修課程時無法解答學生的問題而感到不滿，決定重返學校攻讀法律，並接受進階公衛訓練。一九九八年自喬治華盛頓大學畢業後，開始在美國衛生及公共服務部工作，代表聯邦政府進行健保詐騙訴訟。

在此同時，他也開始發展烘焙蛋糕的興趣。一九九九年的除夕夜，他決定開始販賣自己的烘焙食品。他刷爆信用卡，買了一部烤箱、一部雙門冰箱還有其他基本器材。在之後的十個月內，他過著行程緊湊的生活。一方面仍繼續全職的法律工作，另一方面則在下班後每晚花上三到五小時在廚房鑽研烘焙技術。二〇〇〇年時，他正式辭去衛生及公共服務部的工作，兩年後成立了CakeLove糕餅店，主打全天然手工甜點，且持續獲得民眾票選為華盛頓特區的冠軍糕餅店。

布朗吸引了大批媒體採訪，甚至登上歐普拉秀，在二〇〇六年時更榮獲首都地區中小企業主年度風雲人物獎。布朗持續發揮創業家精神，不只開設更多分店，也推出更多產品，以及主持美國美食頻道的節目《甜點來襲》（Sugar Rush）。他常為年輕學子和新興企業家演講，談論創業發展與追求人生理想等主題。以下文章節錄自他的網站，他在下文中分享了自己的生命見證。

就讀法學院的日子很苦，總是有做不完的報告和文書作業。我好像快不認識自己了。剛開始時，我逼問自己：「什麼事能讓我快樂？」這個關鍵問題鼓勵我撥出時間做些對心靈有益的事，讓我能掌握自己的生活，並順利度過求學生涯。

回首過往，學校並不是我的敵人，反而是訓練我專注的地方。即便當時我覺得學院束縛了我發揮創意的空間，但我將自己多餘的精力都發揮在能展現創意的時刻，並讓我感覺心曠神怡，且最終幫助我找到自己的人生理想。

有些事刺激我去面對並審視「如果現在不做，更待何時？」但我覺得自己始終搖擺不定。我沒有向下沉淪，卻也沒辦法前進。我的身心靈都想要有盡情釋放的空間，但在適應華盛頓特區的生活時，卻找不到可以盡情揮灑的場所。研究所一年級結束後，我認清必須創造一個能讓自己感到有所成就的天地。

為了尋找成就感，我必須傾聽自己內心的想法。我問自己問題、聆聽內心深處的答案。那時候，我有各式各樣天花亂墜的疑問，真的是一團亂。我試著接納一切可能代表內心深處渴望的聲音。漸漸地，這些渴望轉化成各種具體的事物，像是烹飪、繪畫／寫作、園藝、瑜伽等，而我也盡可能嘗試了一切。

在自我探索的過程中，我所遭遇的最大難關，就是在法學院當暑期實習生的日子。我才當了四個星期的實習生就匆促結束。放棄那份實習機會，常讓我心情很複雜：我不想成為失敗者，但那份工作不只讓我不快樂，也覺得全無盼望。在思考是否該放棄時，我轉向以繪畫做為心靈治療。其中一幅畫是自畫像，而我畫出一位面如死灰，有著藍嘴唇、紅眼且頭髮萎薦的年輕人。畫中人看來既悲涼又慘澹。畫出這幅圖很清楚、明確地證明了我的狀況真的很不對勁，於是我隔天就立刻辭去實習工作。

想當然，親朋好友們都因這個辭職決定而震驚不已，但也有許多人恭喜我做出這個選擇。當時我心想「這多奇怪啊」！我不太清楚為什麼人們要為了這如此倉促的離職，且前途沒有著落，只不過自我耽溺在心靈探索上而恭喜我。他們以為我是為了追求真正能讓我快樂的事，而勇敢往前邁進一大步；但實際上我不太確定自己真的知道什麼事情能使我快樂，只知道什麼事情使我不開心。不過我後來懂了，知道自己想要什麼，一部分正是取決於了解自己不想要什麼。

也許這段經驗對我最大的啟示，就是原來我可以在不清楚未來如何發展的情況下，斷然放棄眼前的工作。只要我是為了追求理想，讓自己更有發揮空間就夠了。這段經歷縱然艱辛，但真的是十分寶貴的一課。四年後，在我計畫離開法律這一行，開始創立自己的烘焙事業時，我也仰賴相同經驗做出決定。

我相信，就算決定為自己的人生做主，下定決心去做某些事情，世界也不會就此瓦解；我相信，打定主意做些對自己有益的事情很有幫助。我給自己充裕的時間尋找，並了解自己應該做什麼。我努力堅持並修正，好貫徹始終，而不至於朝三暮四、不斷改變心意。

一九九九年，我清楚意識到必須鼓起勇氣，而追求成功、接受天職、回應內心渴望則成了我的座右銘，並經常默想這幾件事。在一日尾聲，我也會檢視自己是否達到這些目標，而它們也幫助我有力氣繼續向前邁進。我也是在這一年決定投身烘焙事業。我想精進自己的廚藝知識與技巧。要衡量我在烹飪上是成功還是失敗很容易，但要面對我的三個座右銘卻棘手了些。

追求成功

聽起來有些傲慢，對嗎？但我說這話卻不是想表現自大，而是提醒自己要恪守生命中的各項優先次序。我勾勒出自己對成功的想法，接著把自己的身體當成木偶，心智則是操偶師，而必須操縱身體去實踐，才能讓理想成真。

發揮天賦

其實也可以是說「回應專業技能或使命」（編按：「發揮天賦」英文原句為「Answer Your Calls」，此處的calls指的是專業技能）。我有一陣子非常憂鬱、孤僻，因此總是回應任何事情，不過我真正想表達的是，要讓靈魂有發聲的空間。用心去傾聽內心的聲音、本著自我的想法、接納心中仍像孩童純真的一面、擁抱直覺。我們不能放棄相信自己的生命有希望，不能停止對自己有所期許，我們要堅信自己有多珍貴。直到真正成功那天，肯定能看見自己的價值。

回應內心渴望

真誠面對自己。就讀研究所時，有段時間我變得很被動，開始等著事情發生，而不是主動創造機會。最後我明白，我可以花一輩子問自己，這一生到底要做什麼，卻錯過了真正好好享受生命的機會。我認清如果不把握生命並向前邁進，會浪費大半輩子的光陰，於是我開始探索自己的理想。我在烘焙事業才剛剛起步時，勇敢地舉辦了一個蛋糕試吃大會，而這正是CakeLove成立的起源。我知道自己了解烘焙的訣竅，也喜歡辦派對，而我想看看是否能找到一群人支持我的創業理想。不管是對手藝的評論，或是對創業計畫的評估，要把自己的一切攤在公眾下任人檢視，並不容易。很多人告訴我，放棄法律工作選擇烘焙真是瘋了。而大多數人搞不太清楚我到底想要賣哪一種蛋糕。然而，法律訓練幫助我找到合宜的成熟市場，以及制定明確的食譜。我彷彿要把人生所學的一切全都集結在一起。這過程很辛苦，但我樂在其中。

簡單來說，理想跟愛情很像，都是不須任何條件就能讓你奮不顧身的事物。不管有多困難，你都願意投注相當心力。理想讓我在工作十八小時後，還能開心地在凌晨一點半烤蛋糕，或者在刷洗烤盤時偶爾露出會心一笑。因為有空烤盤要清理，就表示生意興隆。理想關乎在機會來臨時，把握真正想做的事情。追求的過程有時很苦，但從中獲得的快樂與回報難以計量。無論好壞，所有的經歷都幫助我成長，我為此十分感恩。

追尋理想最重要的一部分就是，這一切都是為了你自己。

你想要知道自己的理想是什麼嗎？慢慢來就好。人生中最棒的部分，就是邁向終點的過程，儘管路途艱辛，但你也會為途中的經歷而忘情大笑。享受當下每一刻、細細品味人生、嘗試感興趣的事物、聆聽自己內心的聲音與周遭世界的看法。花點時間確定自己想要什麼，然後拚命達成目標。

對理想充滿熱情，意味著你明白自己想要什麼，並能專注學習這件事情，最終在實踐中獲得滿足與快樂。將人生導向令自己滿意的方向，並非是我行我素的表現，而是能自在生活的關鍵。將理想放在第一位，表示在生命中騰出空間來探索並了解自身理想。當你認識自己，也了解自己在乎什麼，你與生命的關係，以及與周遭人事物的聯繫也就更緊密，當你與自己的心靈徹底合一，別人也會受到你的啟發，開始追尋他們自己的理想。

我是怎麼辦到的呢？我探索並發展自己的興趣、聆聽別人的意見，然後繼續努力。當我把真正讓自己快樂的事情擺在第一順位，就自然而然發展出CakeLove。二〇〇〇年四月，我在短時間內把自己逼得太緊，工作量大到在某個星期二清晨喪失了繼續工作的能力。我警覺到情況不對勁，打了通電話給我的父母，告訴他們我得非常專注才能移動四肢，但我連專心呼吸都有點困難。我當時既困惑、疲倦又絕望，於是又打了通電話給我超棒的鄰居凱倫，拜託她開車送我去急診室。醫師放我出院回家時告訴我：「你沒事，但你已經不是十五歲的青少年了，你身體的狀況源自於過勞。你得放慢腳步。」

我從沒想過自己會過勞，在那之後的數個月，我都還能感受到過勞的後遺症，彷彿身體在大聲抗議：「停下來。休息。睡覺。」我現在已經好多了，也學著更仔細注意自己的身體狀況，而且現在店裡多了不少幫手！

我正在實現理想，每天早晨睜開眼睛，都感到幹勁十足。我精神上十分富足，每天都準備好並樂意投入烘焙，也從中獲得滿足。

「沒辦法，我星期四有事。還是我們永遠別見面了？這建議如何？」

無力聆聽／刻意迴避

我的語音信箱總是爆滿。

——護理師

如果你在生活中總是習慣刻意迴避，工作日要是可以不用上班，對你來說肯定再好不過。家訪時你也許會刻意小力敲門，希望屋主沒聽見；你也許熱切期盼吉普車沒能修好，就不用前往研究站；甚至你也許禱告極端天氣來襲，讓你可以放久違的大雪假。儘管語音信箱是迴避他人的好工具，但簡訊和與電子郵件更棒，因為可以進一步減少人際互動。

偶爾獲得意料之外的假期時，因突

然有多出來的時間和空間而開心是人之常情，畢竟在工作上可能面臨艱難的處境，非得要有計畫取消了，才有充足時間完成統計資料或報告。然而，更重要的是，得留意自己是否在刻意迴避某些事情，因為這是發生更嚴重問題的前兆。

人們通常會在私生活中選擇迴避：選擇不接電話；越來越少出門和朋友相約見面；就算決定出門也總是選擇特定的一群朋友——一群「懂你」的朋友，或是彼此的交流只會流於形式的人。許多人會開始認為私生活讓他們喘不過氣，也不再有精力去從事原先帶來快樂的事物，像是與親朋好友相處、瑜伽、運動、跳舞、藝術創作、出門等。一位家事法庭法律扶助律師回憶：「我回到家之後再也不接電話。我兒子為此很不開心。

「『媽，妳到底是怎麼一回事？』

「『我的同事們沒人回到家還會接電話。』

「『但這不代表這樣做沒問題。你們真是瘋了。』

這就是刻意迴避的徵兆：**能靠近我們的，只有跟自己一樣習慣迴避人際接觸的人。這樣我們就能合理化自身行爲，至少覺得自己沒有做錯。**

> 我一開始從事危機處理工作時，每次都很期待能接聽緊急專線。但是，後來我漸漸變成看到電話響就覺得很可怕，而我再也不會電話一響就急著接了。——美

國志工團計畫專員

脫離現實

我會看見人們試著過那座橋，就像我能看見你站在我眼前一樣。當我閉上雙眼，腦海中就會浮現那些死去的人。——歐瑪爾・凱西米爾（Omar Casimire），詩人與卡崔娜風災重建志願者

在港景醫療中心擔任急診室社工時，我曾幫助過一個家庭，他們經歷的恐怖遭遇，讓我有好幾天都無法在家談論這件事。我完全無法跟他們的遭遇、我看到的景象、聞到的氣味、聽到的聲音劃清界線。當我終於能開口和我先生談論這件事時，他全神貫注、仔細聆聽所有細節。我們原本在開車，後來打算停車去店裡買東西。我繼續述說這件事的同時，突然緩緩驚覺，他花了整整五分鐘停車。他先是倒車，然後切換排檔，再往前進一些，接著又重新倒車、前進，反覆這些動作。

「親愛的，你在做什麼？」我停止講述醫院的經歷。

「沒什麼，我只是在停車而已。」他驚訝地看著我。

他也聽過不少人分享創傷，而且非常善於分享經驗，但不知道為什麼，在聆聽當下，他竟然忘我地忽略了現實，以至於根本沒注意到自己一直在重複停車。

經歷突如其來或令人難以招架的情緒時，就可能會有脫離現實的反應。就像是你原本專心工作，但突然發現有人正在跟你說話，而你根本沒聽見他前面說了什麼；或是你搞不清楚眼前發生的狀況，完全沒把旁人說的話聽進去，反而在回想上一隻拯救失敗的受傷動物、兄弟入監服刑的那一天、孩子罹患重病的時刻。

這類情況屢見不鮮，只有在我們兀自鎮定，試著快速帶過話題，好假裝什麼事都沒發生時才有問題。

我們可能會把這種情緒投射在他人身上，認為自己之所以這麼難過，都是別人的錯；或者因為這些情緒，而在內心深處認為自己一無是處。如果我們總是那麼輕易地受他人遭遇影響，怎麼還有可能幫助別人呢？

我們必須謹記，任何經歷創傷的生物，都會試著自我保護。在這些解離時刻（編按：根據美國精神醫學會定義為個人的意識、記憶、身分或對環境知覺的正常整合功能遭到破壞，卻無法以生理因素來說明時），我們可以切斷自己的內部感官經歷，好保護自己，不受這些對生理系統來說過於劇烈的感受和情緒影響。

《新聞週刊》有篇文章開篇立論討論到這種現象。鮑勃．舒威格（Bob Schwegel）和許多在美國退伍軍人事務部工作的人一樣，本身也是退伍軍人。他幫助參與伊拉克戰爭的退伍軍人申請福利，卻越來越難去聆聽這些人訴說自己的戰爭經歷。他說：「我會突然回想起越戰的景象。有時候得逃離現場，才能平復心情。」

只要你個人的經歷和從事的助人工作有關聯，就可能遇上這些解離時刻。許多本身經歷與工作無關的助人工作者也會有類似經驗，但連他們自己都說不上來是為什麼。不管你的背景如何，只要你正在接觸他人的痛苦經歷，就可能遇到這種現象。**察覺這種反應很重要，而且你要避免孤立自己，並積極尋求幫助。**

感覺自己別無選擇

如果不容許改變心意了呢？我擔任住院醫師四年了，怎麼可能辭職呢？——家醫科住院醫師

此處所談論的這種「不得不爲」的感覺，與深刻感受自己的人生缺乏能力有關。我們相信自身福祉取決於他人，自己則缺乏能改變周遭環境的主動性。這種想法與實際處境沒什麼關聯，而是受自我心理狀態影響。

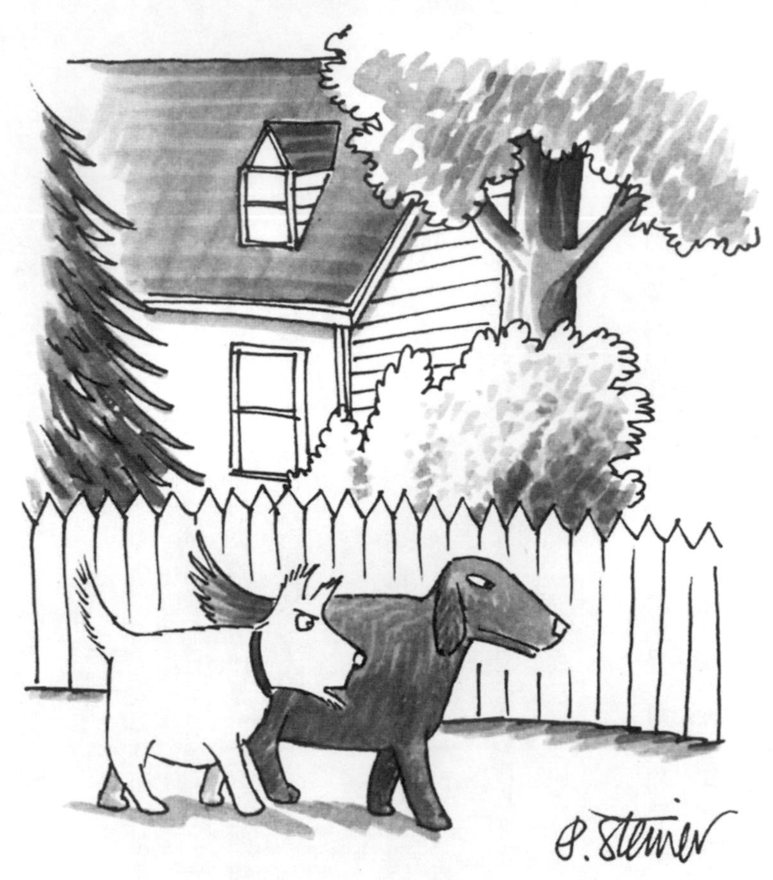

「老是要我們『坐下』『不要動』『站起來』，卻不是要我們『思考』『創新』『做自己』。」

我們可能相信自己真的值得更高的工資、更安全的工作環境、更多尊重、更充足的休假時間，以及更多資源。而我們可以非常積極、全神貫注地用符合道德的方式，開始追求改變與改革。但我們也可以選擇相信自己沒有能力動搖現狀。只是若這麼想，就是選擇讓自己受苦，並放棄掌控個人經驗的權力，完全受制於外在事物。

對許多人來說，這樣的信念可能是承襲自家庭教育。有位社會服務處的處長說：「我的家庭教育講求自我犧牲。我和妻子都是如此，我們倆的家族都很重視自我犧牲的價值。」

我們之所以會被虧待，有時可能是自己造成的。我們或許會刻意認為別人對自己有所虧欠，最終可能只在乎找到別人欺負自己的證據，好證明真的受到壓迫。而我們生活的世界總是充滿對生物與環境的抑制與愧疚，所以要找到這樣的例子一點也不難。這裡所謂的受壓迫感，指的是個人，甚至最終連機構都在面對困境時選擇不作為。塞米諾爾部落的巫醫詹姆士．姆尼（James Mooney）常說：「打勝仗的往往是那些避戰的人。」他的意思不是鼓勵我們別正面迎接生命中的挑戰，而是鼓勵大家應該避免頻頻回應負能量。

如果我們允許自己抬頭挺胸，脫離捆綁我們的束縛，去尋找其他做法，通常都能找到避開障礙的清晰途徑。

許多經歷過折磨與暴力，但依然能發揮內在力量的個人或社群，就向我們展示了尋求其他做法的可能性。即便他們面臨迫害，依然選擇堅強。有位猶太大屠殺的倖存者被問及在集中營裡被剝奪自由意志的可怕，但他卻回答：「我有很大程度的自由。我可以決定要往上看還是往下瞧；往左望還是往右看；先踏左腳還是先踩右腳。」

意識到自己有能力，不一定能幫助我們免於創傷經歷反應，卻可以在面對人生時有更

多選擇，也使一切苦難經歷變得有意義。若我們無法強烈地認識到，人人基本上都要為自己的生命負責，這種受迫害的感覺就會在心中扎根，因此失去信心，不相信自己握有生命的主動權。

象牙海岸內戰爆發後，一位社區生態學家說：「我注意到同事們都有共同的後遺症：非常缺乏活力。我認為這是因為他們從經驗中了解到自己面對許多事情其實無能為力。他們失去了不少摯愛、歲月與機會（受教育、從商、對小孩未來的盼望等）。就連在『太平日子』面對朋友、儘管資源再度開始流通、他們重新獲得薪水、生活恢復正常，好像還是無法忘卻那種無助感，無法採取主動，瞻望未來。」

某次在港景醫療中心值大夜班時，我十分震懾地發現，我們必須要嚴格地規範自己，才能維持主動性。凌晨三點，我要為精神病患進行精神評估，而他因為精神病發作而被束帶禁錮在病床上。他大罵我是個婊子，並試著對我吐口水。整個評估過程比我所期望來得長。我想趕快處理下一位遭受強暴的患者，於是開始感到無助、覺得自己受到迫害好像這個被束帶綁得動彈不得的男人，才真正掌控了全局。

這股壓迫感並非毫無緣由，發現自我能力的認知極其脆弱，讓我非常不舒服。我很快就忘記任何出現在急診室的人都有其可憐之處，也忽略所有人都值得我的尊重與同理心。我們必須深刻銘記，就算沒有人特別在迫害，我們依然會有遭踐踏的感覺。這種感知可能

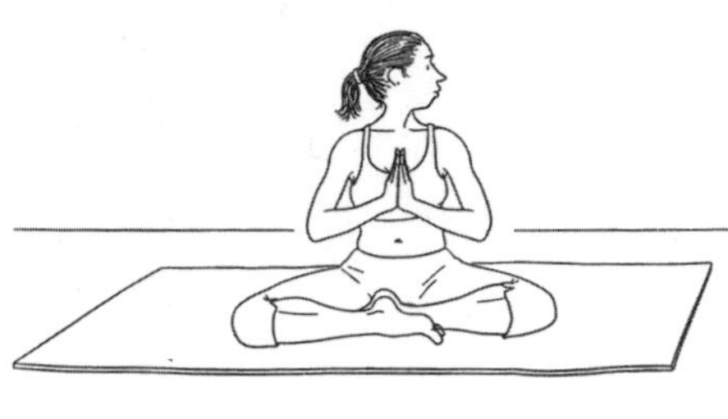
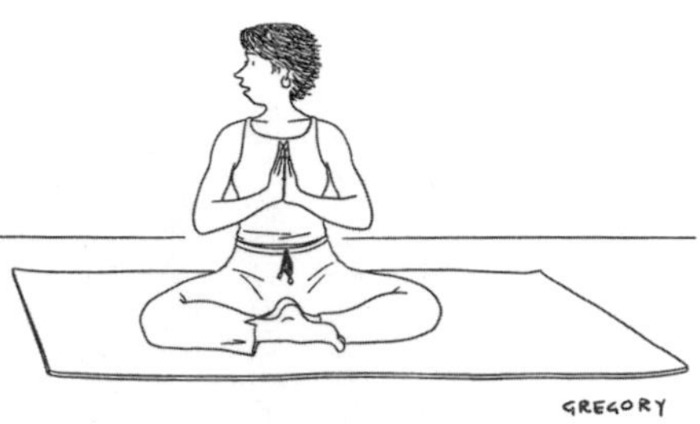

「我剛剛發現一套東方哲學說，買部休旅車也沒什麼大不了，不用擔心貧富差距的問題。」

突如其來，讓人覺得既脆弱又失敗。

我和一些機構碰面時，常會從員工用來描述其處境的言語中，發現迫害感的蛛絲馬跡。我可能會聽到公衛工作者以「血腥的戰爭」比喻對於機構組織改造的想法；家暴防治倡議者用「毆打」來形容董事會對待他們的方式。如果我們仔細聆聽自己所說的話，就能清楚了解自身的內心狀態，發現是否自我效能感低落而且感覺受到迫害。

罪惡感

我上禮拜買了一雙鞋，但當時我心想：「誰會在這麼糟糕的時刻還去買鞋子啊？」——紐奧良社區運動者，於卡崔娜風災後九個月

個人的罪惡感與更龐大的勢力，如政治社會背景、生活經驗與哲學觀／信仰密不可分。我們嘗試處理罪惡感時，必須與

下列這類問題搏鬥：「我們要怎麼在資源分配如此不對等的社會中生存？」「我們該如何促進平衡？」「我們該如何以負責任的態度享受特權？」以及「我該如何不受罪惡感挾制，好好享受人生？」

當罪惡感與創傷照管之間有所關連時，要注意**罪惡感的其中一項影響，就是讓人與人之間無法建立真實的關係**。

有位在颶風後仍待在紐奧良的大廚告訴我，居民們每次巧遇時，都會詢問彼此：「你還好嗎？還撐得下去嗎？」這對他來說很痛苦，因為如果對方過得還行，他就會為自己的悲慘遭遇感到傷心，而非替對方開心。但之後，他又會因為自己有這樣的反應而有罪惡感。相反地，如果對方的損失比他慘重，他也會因為自己比對方好運而有罪惡感。比較痛苦的程度沒有什麼意義，儘管我們經常是出於好意而這麼做，但這只會讓當事人受罪惡感所困。

當助人工作者因為自己的生活與受幫助者之間有顯著差距而感到不安時，就能看到創傷接觸反應對工作者帶來的影響。我們可能會以扭曲的方式，讓他人免於遭受我們的特權傷害，或是將我們享有的特權降到最低。例如刻意讓自己看起來不那麼神采飛揚、幸福快樂，希望在短期內可以讓自己與幫助對象的處境達到近乎平等。

戴安．塔圖（Diane Tatum）長期以來支持家庭暴力倖存者的倡議活動。她說，某次週一回到家暴庇護中心上班時，有位收容人問：「妳週末過得如何啊？」她只能意興闌珊地回答：「還不錯。」但這其實不是她真正的感受，因為她通常都過得很快樂，也很享受生活，這正是她為什麼能夠堅持從事助人工作的原因。然而，她卻選擇隱藏自己的快樂，不真心回答問題。因為她覺得過著好生活很有罪惡感，也不想在這些日子已經過得很苦的受助對象面前炫耀。她也因為沒有真誠以對，因此沒辦法與這位收容人有真心的互動和交流。

漸漸地，我們就開始習慣以平板的「還不錯」做為一切的回答，也開始覺得生活沒有自己所感覺那樣豐富和快樂了。

我以前在家暴庇護中心工作時，倖存者偶爾會建議，也許我們這些倡議者應該要去做做指甲或頭髮，就跟她們一樣。看到這些歷經如此多苦難的女性，仍積極享受打扮自己所能帶來的尊嚴和快樂，感覺非常美好。然而與此同時也顯示，當倡議者刻意貶抑自己，就無法與這些受助對象有更深刻的連結。我們當然不希望刻意顯擺特權：「我和自己合法結婚的丈夫住在豪宅裡，我們這個週末玩得很開心！」重點在於真誠以待，而非做作，更不是自以為高人一等。如果我們自己是受助者，肯定也希望助人者能真誠對待自己。

> 我因為可以下班而有罪惡感。——居住正義倡議者

罪惡感也使我們無力吸收並好好感受維繫生命的能量來源。

釋一行在一次演講中問道，我們是否該努力欣賞生命之美？他的答案是——當然不用！面對美麗、珍貴與神聖的事物，我們永遠不用努力去欣賞，只要單純敞開心胸，享受生命最自然的禮讚就夠了。因為，難道我們還嫌痛苦不夠多嗎？

釋一行與其他禪師，都鼓勵我們要好好體會當下一切美好的事物。如果我們得體會痛苦，便需要從生命之美汲取養分，讓身心靈煥然一新。

罪惡感是創傷接觸反應最明顯的徵兆之一。它可以抑制任何喜悅、平安與快樂的感受。有些助人工作者沒辦法好好享受假期（有些人根本連放假都不肯），因為他們對於把工作拋諸腦後，放任努力復育的棲息地繼續面對威脅而內疚；有些人則因享受親子時光而自責，因為他們幫助的對象可能基於某種原因，無法與自己的孩子待在一塊；也有些人因為自己生活在健全的社群中而羞愧，因為他們幫助的對象在戰亂中失去了家園。

不少助人工作者說，自己就算因為汽車故障而趕不上會議，也根本不敢解釋，因為他們連擁有一部車都充滿罪惡感；也有些人會摘下婚戒，為了自己有一段婚姻關係而感到愧疚。如此看來，罪惡感確實有效地影響了我們享受當下生活、接受生活中一切美好事物的能力。

一位居住正義運動者暨庇護所社工告訴我，克服罪惡感、真誠對待服務對象也能是快樂的泉源。他很喜歡烹飪，有天晚上帶了些自己煮的食物卻深感不安，於是躲在角落吃，且非常努力地想把食物藏起來。有位收容人走上前來問他在吃什麼，並接著說：「聞起來真的很香耶，是你煮的嗎？」他才終於回答。沒想到對方說自己也會煮菜，且非常喜歡烹飪！後來他想方設法讓兩人有機會一起烹飪，現在他們也經常一起煮東西吃，之後更有其他人加入，現在庇護所裡已經成立烹飪小組了。這真的很酷，因為以往從來沒有發生過。

恐懼

恐懼是你家中最廉價的擺設。我希望你可以改善一下家中裝潢。——哈菲茲，波斯神祕主義者與詩人

恐懼有許多緣由，像是恐懼有強烈的情緒、恐懼個人的脆弱、恐懼成為潛在受害者。面對我們所目睹的創傷事件，恐懼是正常且健康的反應。如果我們的社會能允許人人全力支持他人表達情緒；如果任何情況下，抱持什麼樣的情緒反應都無所謂；如果有人感到恐懼時，可以輕易與他人分享並獲得幫助再進而戰勝，恐懼就能帶來截然不同的影響。然而，我們卻常因為接觸太多創傷、經歷過多困難而感到非常恐懼，不知道該怎麼處理自己的情緒，而讓恐懼占據了心房一隅。

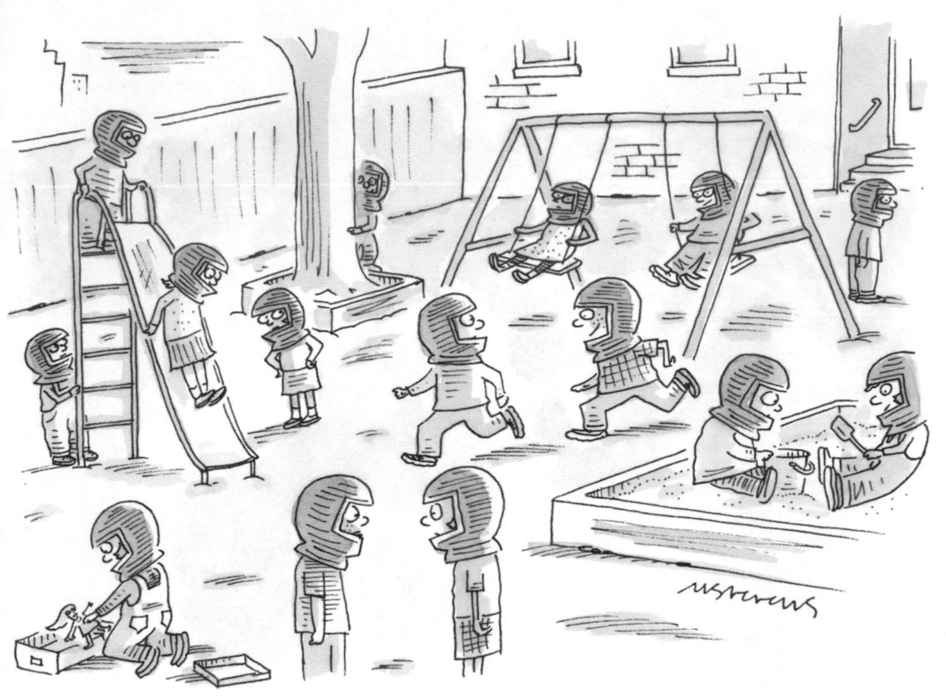

「我覺得不用戴安全帽時，下課時間有趣多了。」

恐懼會抑制我們發揮創意、仔細思考。科幻電影《沙丘魔堡》中提到：「恐懼是心靈殺手。」它能造就有破壞力的個人或社會傾向。在一九九九年的科幻電影《星際大戰首部曲：威脅潛伏》中，尤達大師解釋了恐懼的進化過程：「恐懼引領我們通往原力的黑暗面。恐懼使我們憤怒，憤怒導致仇恨，仇恨造就痛苦。」

有很多人希望我們擔憂許多事情。我驚慌失措的能力有限，沒辦法浪費在小事情上。——約翰・彼得森

（John Petersen），丹麥演員

多年前，我總算得以和動物管理工作者合作。在我遇過的對象中，他們最能誠實面對恐懼。他們可以滔滔不絕地說明，恐懼如何導致人們對特定種類的動物抱有偏見，然後轉變成對於特定人群的刻板印象，最終演變成讓人對於某些種族、社經團體和鄰里懷抱以偏概全的想法。無論他們接到的電話是被棄養的幼犬、還是有攻擊性的狗，都必須先克服自己的恐懼。

注意到自身的恐懼及其來源，是非常重要的。

無法好好應對恐懼的其中一個原因，是認為這會使自己變得脆弱。發現自己與服務對象有很多相似之處可能讓人不安，尤其他們自己可能也充滿恐懼。如果我們要停止瘟疫的散播，或是得與時間賽跑以拯救環境，可能會擔心如果向恐懼敞開大門，就會徹底被吞噬而活在恐慌之中，毫無行動能力。

簡而言之，**許多人選擇忽略自己的恐懼，是因爲不願意面對生命的弱點**。否認似乎是唯一選項，但我們得質疑這是不是好的做法。正如前面所述，迴避自己真實的感受時，帶來的生理影響可能使我們付出慘痛代價。

正視自己的恐懼，就能夠加深對自己、對任何曾經擔心之生物的同情心。這可能會讓

我們發現，自己最深層的恐懼是源於對死亡的害怕。我們可以問問自己，在知道人必有一死的前提下，要如何過生活。答案通常不會是「那乾脆放棄生命吧」，而是「應該擁抱寶貴生命」。我們應該選擇對別人充滿愛心與同情心，並加深自己對他人與環境的關懷。

憤怒與憤世嫉俗

當你看到別人受苦，或是親身經歷苦難時，很難壓抑報復的欲望。——韓永貴，民主運動人士與歐盟緬甸辦公室主任

想要改變世界、想做正確事情的人，常常感到憤怒，其原因族繁不及備載。他們可能會因為見識到不公義的根源而義憤填膺、因為機構待人的方式而生氣，甚至為服務對象憤慨。憤怒有兩種：可能懷抱馬上爆發的怒火，也可能冷靜地忿忿不平。這是個複雜的議題，因為**社會上多數人從小到大都不了解，也沒機會學習如何管理自己的脾氣**。

對多數人來說，憤怒依然主要與童年時的糟糕經歷、還不太懂得如何抒發時的反應有關。有多少人覺得生氣沒有關係？我們知道在別人眼中，自己發怒時是什麼樣子嗎？又帶給他人什麼感覺嗎？我們是否知道自己怒火的確切根源？是否了解如何應對自己的怒氣，

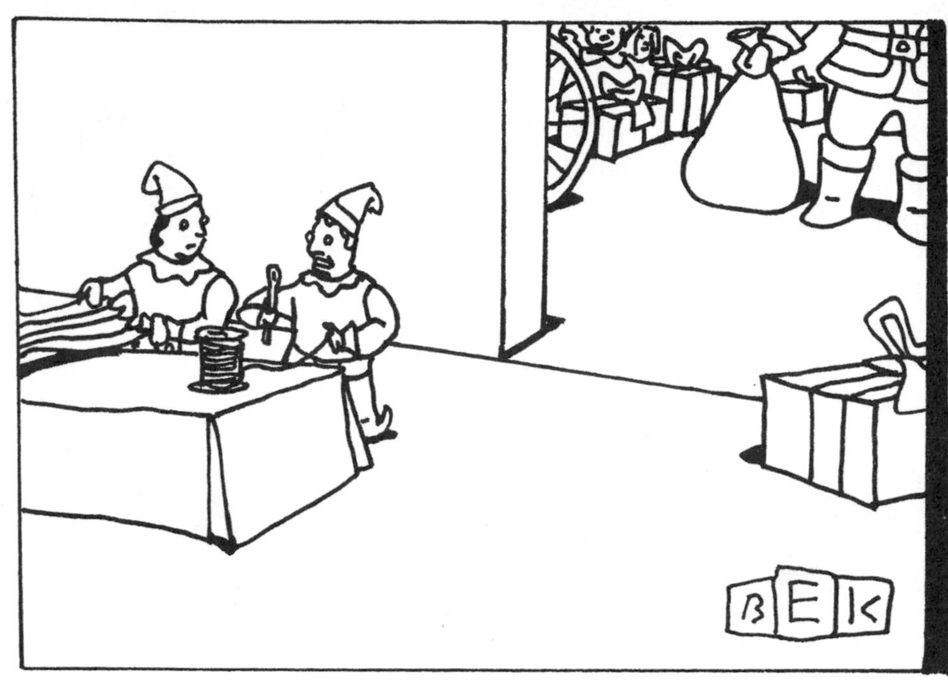

「顯然，歡樂的成果，仰賴背後那群人忿忿不平地努力耕耘。」

並以有意義的方式發洩？是否能不傷害別人，還發揮創意並帶動正向改變？

我們也可以從組織壓迫的角度來了解憤怒。從童年起，我們就接受嚴格的社會規條教導，告訴我們誰有資格生氣、誰可能會生氣、哪些族群的人脾氣火爆。這些社會規範通常與性別、種族和社經地位息息相關。舉例來說，男孩子可能在社會化的過程中，逐漸相信最好以怒氣來表達悲傷或恐懼，女孩則可能被教導只有憤怒不能表達。漸漸地，無論是男性或女性，都可能喪失辨別或是體會所有情緒的能力。

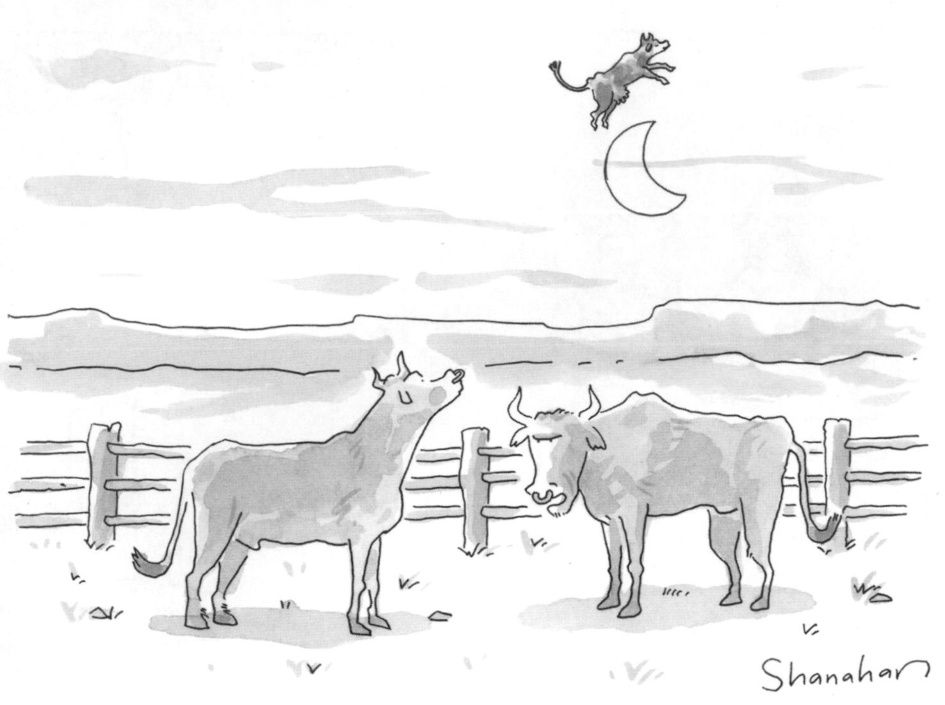

「她最後一定會回到地面上來，而且肯定會摔得很慘。」

我內心累積了熊熊怒火，但我認為自己不能恣意發洩。我不知道該怎麼辦，但我覺得自己快受不了了。這麼多怒氣積累在身體裡，我就要爆炸了。——兒童保護服務社工

哪怕我們的摯愛、同事和服務對象面對我們時，都已經畏首畏尾地小心行事，深怕惹得我們更不高興，我們還是可能不會注意到自己正在發怒。

多年前，有人請我向一大群美國空軍官員介紹創傷照管。當我們開始談論到怒氣時，我鼓勵

與會者在會議結束後做些功課，了解自己的情緒。我要他們找自己能夠信任的至親，然後問：「告訴我，我生氣時是什麼樣子。幫我了解自己生氣時的表情、帶給人的感受與語氣是什麼樣子。」我提醒他們，在聽別人的回答時，不要馬上提高戒備，而是要敞開心胸聆聽，結果全場哄堂大笑。「嘿，不過是個建議嘛，你們可以試試看。」

多年後，離當時那場演講幾千里遠的地方，我準備主持另一場創傷照管工作坊。結果有位來自空軍的與會者上前跟我攀談：「妳知道嗎，我幾年前參加過妳對空軍軍官所做的演講，當時妳談論到怒氣的問題。回家後，我立刻問我太太是否曾覺得我在生氣，以及我生氣的反應如何。結果我們的關係徹底改變了，我認為現在真正了解自己生氣的樣子。」

如果我們無法好好面對怒氣，服務對象可能也沒辦法與我們一起處理他們的怒氣。另一項隱憂則是，我們常常把自己的怒氣發洩在與憤怒原因完全無關的人事物上，導致它們成了不幸的代罪羔羊。

當人們懷著好意，想要誠實、直接地處理自己的怒氣時，可能造成旁人的不安，以至於被視為「令人討厭的」，或是被標籤為「很嚇人」。

我想到我先生的爸爸。他經常來拜訪，所以常有機會聽到他和同事講電話。從小在東岸長大的他，很擅長以有效的方式表達自己不同程度的憤怒，而不至於展現被動攻擊、做作，或是為了自己講話太過直接而需要跟人道歉。我很難像他一樣表達怒氣，但對他來說，這不過是在東岸一個平凡星期三早晨可能發生的事情。

我曾聽過很多人說：「我不是愛生氣的人。我們的職場很和諧，沒有半點怒氣，也沒有憤怒的問題要處理。」但他們接著就會開始說自己有多好笑、多憤世嫉俗。儘管憤怒是很自然的反應，且本身無害，但憤世嫉俗是我們面對憤怒和其他不知如何自行處理的強烈情緒時，所衍生的複雜應對機制。其源頭可能是憤怒，但通常以風趣、機智、敏銳、好笑且迷人的方式包裝。負責任的幽默感是一回事，但透過憤世嫉俗的幽默迴避處理憤怒情緒又是另一回事。**儘管憤世嫉俗是展現幽默感的主要方式，卻也可能扭曲我們對外在世界的感受**。如同美國女演員與喜劇表演者莉莉．湯琳在創作一個角色時所說：「我發現憤世嫉俗通常很難反應現實。」

無力同理／情感麻木

我覺得自己感覺不到任何情緒了。——非營利翻譯機構執行長

無力同理他人的處境、情感麻木，常常是因爲已經無力消化接踵而來的衆多刺激。社工系教授、臨床醫師與創傷接觸理論先驅喬．孔德說：「此狀態下，你彷彿是塊吸飽水的海

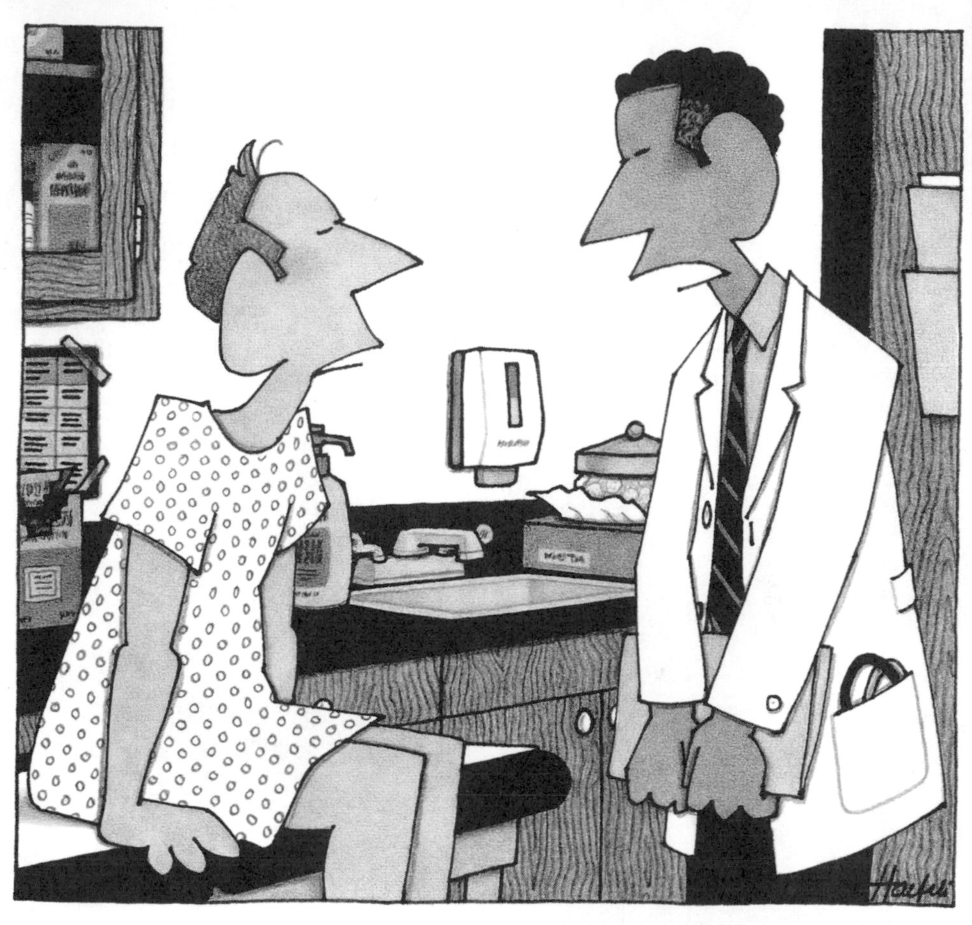

「你知道不是夜裡輾轉反側就是罹患躁鬱症吧？」

綿，且從來沒被擰乾。再也承受不了更多。」

通常人們在情緒麻木到一個程度後，自然會試圖讓身心靈恢復感受情緒的能力。我們可能會讓自己對強烈的情緒麻痺，如果出現再次感受到這些情緒的跡象，或是自己產生任何強烈情緒反應，都會感到害怕、不滿，甚至覺得失控。或許會發現自己連看廣告都會啜泣、對著自己的小狗大吼大叫，或感受到真實卻不合時宜的情緒。有位同事曾說：「如果讓自己有感情，我想可能沒辦法正常生活。」於是我們總是樂於麻痺自己，甚至想盡辦法讓自己可以更加波瀾不驚。

身體會自然運用一系列複雜的荷爾蒙與化學物質、感官提示和外部刺激來產生情緒，使之能在危險逼近時提前警告我們，並幫助迅速做決定、集中注意力，好冷靜下來。我們可以用「麻痺自我」來取代這套系統，讓產生情緒的機制變得十分極端，使每種情緒之間變得幾無差異；我們也可能關閉能夠辨別這些情緒的生理機制。

> 我以前閱讀個案資料時，常會驚呼「我的天啊」，但現在這些資料對我而言，只不過是一疊又一疊的檔案。你絕不希望自己再驚呼「我的天啊」，因為這些檔案的內容真的每一份都非常、非常可怕。——愛滋病個案工作者

要麻痺情緒不難。無論是社會還是我們隸屬的機構，通常都有無數種鼓勵麻痺情緒的機制。

有位在拉丁美洲與加勒比海服務的保育學家暨自然資源教育者曾分享：「保育這個領域很難待得下去，因為你的感官會不斷被『失敗』的事實與感受侵襲。你服務的對象是一群

奮鬥不懈的勇士，而他們總不斷感覺自己即將失敗。我個人則變得比以往更情緒化，有時候必須借酒澆愁，尤其是必須去離家很遠的地方工作時。我不太常喝酒，但酒精可以幫助我在情緒激動到無法自己時，麻痺我的感覺。」

酒精、成藥、處方用藥與毒品，是在放大或關閉情緒系統上最為人所知的工具。同樣地，工作過度、安排過於密集的行程，也可能刺激身體分泌腎上腺素。這種荷爾蒙可以讓我們隨時提高警覺、有力氣到處跑，但也會阻礙我們意識自己深層的感受。依賴咖啡因和糖分也可以暫時感覺好過一些，但同樣是在麻痺自我，免於感受疲勞或飢渴。

孩子說我再也不陪他們玩，也不唱歌或大笑了。——家事法庭律師

我曾在紐奧良與迪娜・班頓（Dina Benton）共進午餐。這位了不起的女士在颶風中失去整個家園，以至於她有好幾個月都以車為家，車上滿載她搶救下來的家當和狗。她也是在颶風後最先返回原本社區的居民之一，而在風災結束幾個月後，她在奧杜邦自然研究所找到了一份工作，現在成了動物園團隊的一員。如果再有風災發生，她會留守在動物園照顧動物。

午餐間，迪娜以一種非常平淡、理性的方式述說自己過去十個月是怎麼撐過來的。當

我們準備離開餐廳時，她點了一杯咖啡，然後轉向我，十分誠懇地說：「妳知道嗎，卡崔娜風災過後，我徹底改變的一件事，就是一天得喝上十四杯咖啡，但以往我根本一杯都不喝。我完全不明白自己為什麼要喝這麼多。」

無論是又一次精采救援行動，還是喝下三倍濃縮咖啡所帶來的興奮感，當你發現老是維持在腎上腺素高漲的狀態時感覺有多好，就很難回到更節制與自然的情緒狀態。

在職場上，即便沒有危機發生，人們依然傾向以焦躁的步調行事。行動本身可以促使人有力量去做事，使得表面上看來很有生產力，卻限制了反思生活狀況的能力。就連對助人工作者來說，這樣的狀態都很有吸引力。因為人們會誤以為自己變得精力充沛、能夠處理重大危機（而當中有些危機甚至可能是自己想像出來的），且感覺被需要，好像自己全然清醒、能夠享受生活、工作相當有成效。當你開始嘗試慢下腳步，花心思照顧自己，並解決生命中長期存在的根本問題，總會發生有趣的事。

志願法律服務機構的律師與負責人史考特・道格拉斯（Scott Douglas）最近就和我分享了以下故事：

> 我和伴侶都在社會服務機構工作。我主管一個志願法律計畫，而他則負責幫助邊緣青年。我們住在一幢老舊的大房子裡，熱愛在房子的大庭院裡打發時間，

種些植物、修剪枝葉和畫畫。然而，我們總是認為自己的房子和庭院百廢待舉，不斷想著還能做什麼，像是「割掉這塊草皮，種一些原生松樹吧」，只因我們深恐無事可做。

有位朋友就住在對街。有次週末早晨，他正靠在家門前喝咖啡，看著我們像辛勤的松鼠一樣，在庭院裡四處奔走、挖土、修剪植物、移動梯子、晾衣服、除草、種花。最後，他用盡全力對著我們大喊：「停下來！什麼也別做了！」我們頓時傻了，如果什麼也不做，那會是什麼樣子？我們該改做些什麼呢？我們放下不管的事情又該怎麼辦？

我很常聽到助人工作者告訴我，雖然休了一星期的假，但前面五天都因腎上腺素衰退而病懨懨。有人說只要在家裡獨自待上兩分鐘，就會恐慌症發作。有位同事跟我分享了一個故事：他的妻子在醫院擔任管理職，幾乎無時無刻都在工作。有次他們倆終於可以去度假，但休假的一整個星期間，妻子都悶悶不樂。最後我同事終於問妻子發生了什麼事，而她回答：「你不能在讓我停止工作一星期、讓我放棄一切原先用來處理情緒和壓力的方式後，還指望我開心啊。」

讓自己深陷於許多互相衝突的疑慮中，接受過多要求、加入過多計畫、想要幫助所有人，就是向暴力低頭。瘋狂的行動主義會抵消我們追求心靈平靜的努力，進而再也無法感到平安，也沒辦法在工作上找到成就感。因為我們的內在智慧已被扼殺，妨礙我們在工作上取得豐碩成果。——多瑪斯・牟敦，美國天主教神學家、詩人、作家與社會運動者

成癮

我看著自己的手錶想知道現在幾點了，以及我還要等多久才能喝杯酒。我的意思是，我的行程中一定要有個喝酒時間。——人權倡議者

有位同事曾告訴我，她曾進行一個人力不足的家暴防治計畫。唯一能讓人不須放下一切手邊事情，趕回公司處理危機的理由，就是說自己剛小酌過幾杯酒。因為該機構認為，酒精可能會影響工作者的判斷力。

「所以，如果當天晚上是由志工值班時，所有員工都會衝回家，趕在求助電話響起前，匆匆忙忙灌幾杯黃湯下肚。因為只有醉了，才能免除責任。」

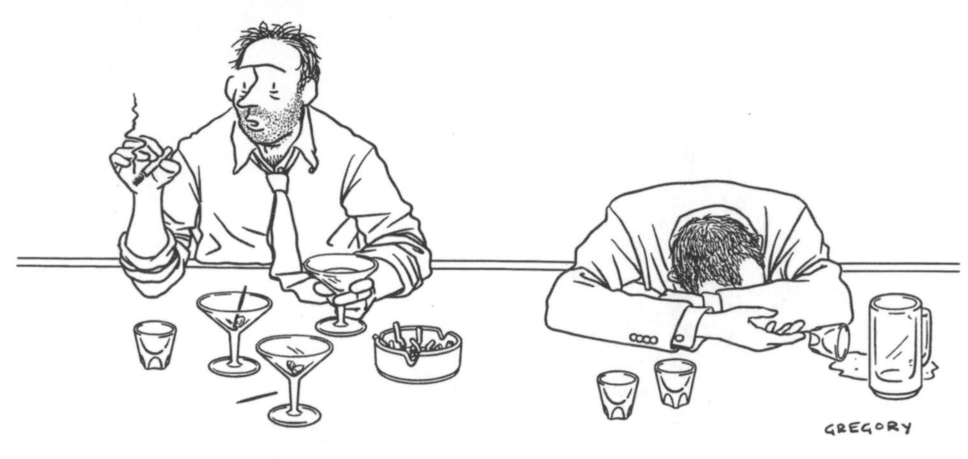

「天啊，我明天得多做點瑜伽才能消耗掉這些熱量了。」

當然，上述的例子確實有點極端。我的重點是，**人們可能會透過藥物、酒精和其他讓人分心的事物，來逃避工作上的期待或內心感受等責任**。對某些人來說，這種麻痺自我的傾向，無論是衝回家喝酒、投入另一場暴力電玩遊戲，或是單純訓練自己忽視身體上的疼痛，都可能漸漸變成一種癮。

針對成癮問題，有很多資源可以提供幫助，而處理創傷接觸經歷帶來的影響，讓我們能充分利用專注當下的方式面對生活，而不感到那麼恐懼。

成癮帶有很強的依附性，即便我們明白成癮問題本質具有破壞力，卻依然不可自拔。典型的成癮包含藥物、酒精、飲食和性愛。但我們也可能對其他能刺激腎上腺素的事物成癮，像是我們可能渴望隨時隨地都有網路可以使用，而非慢下腳步來體察自己內心的感受與周遭的一切事物。

有太多可以讓人上癮的事物。我們可以問問自己：「我最依賴什麼？我靠什麼來麻痺自己？我生命中最放不下的事情是什麼？」如同八世紀時的印度佛教學者寂天所說：「痛苦使我們裹足不前，但我們卻又熱愛造成痛苦的根源。」

我只要離開診所就會抽上兩根菸，我就是這麼上癮的。——健康照護工作者

關於成癮，一個有趣的例子就是工作過度。工作讓我們可以專心把目光定睛在下一件要做的事情上，且不需要轉移焦點、探索身邊一切的事物。我們很難不理會迫切需要工作的感受，而把焦點轉移到個人生活，扮演自己身為同儕、社區成員、伴侶、家長或兒女的角色。雖然人們可能不會注意到，但「選擇接下更多工作、減少注重個人生活」通常是一種選擇。一位中途之家的社工曾分享：「我的家庭真的使我精疲力盡。我一再提醒他們，我連處理工作的時間都快不夠了，所以他們最好去找別人幫忙，或是去其他地方尋求協助。」

我們經常忽略自尊心與成癮相關，至少這與我們用生產力定義個人價值的文化有關。這種現象常發生在許多剛成為全職父母的人身上。因為以往工作帶來的刺激感，以及這種刺激提振個人自尊的影響消退了。儘管他們在家做的工作，對我們的社會而言越來越重要，自己卻覺得好像沒什麼成就感。主流文化講求「工作決定我們的價值」，而非「我本

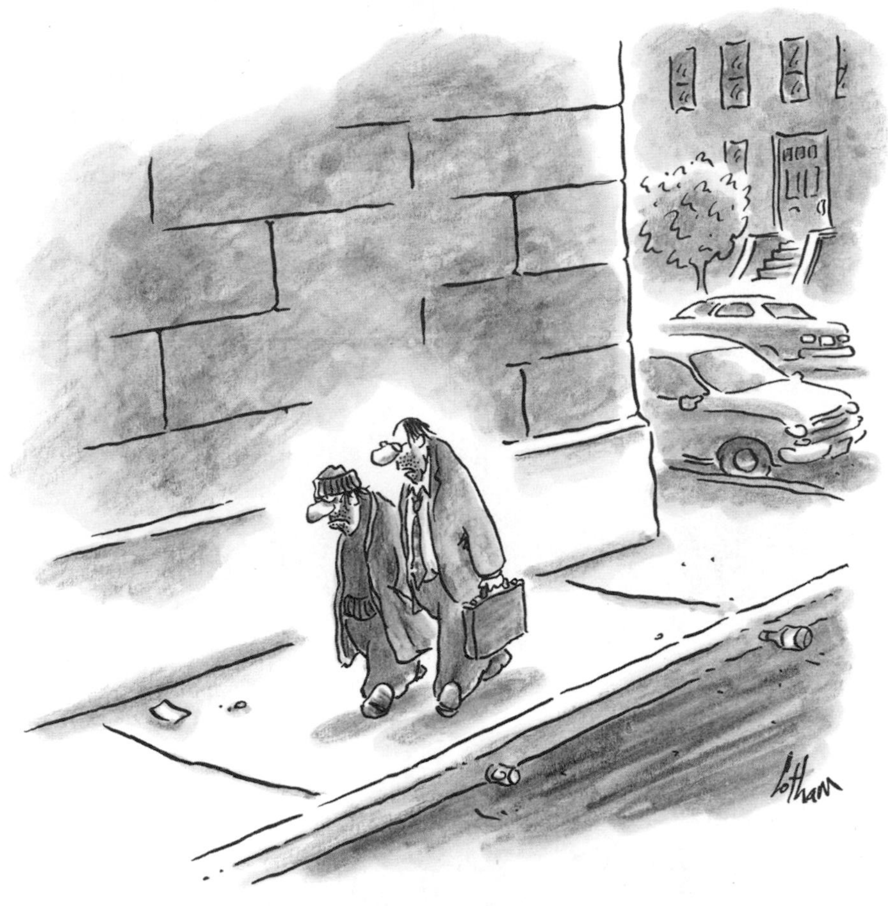

「我正在慢慢地讓自己脫離就業狀態。」

身就有價值」，這只會讓這種低成就的感受越來越強烈。

如果你覺得自己的工作過於嚴肅，無法與生活融合，就可能訴諸成癮來排遣。

我有次聽到人們將「冷靜」定義為「隨時有能力消化任何事情」。我們的內心必須有充足的空間，才能既感受到生命中的悲傷，又可以讚嘆一切驚奇的事物。工作過於沉重時，可能會覺得自己的心靈負荷過大，以至於無力處理服務對象的痛苦與困難；或覺得自己見證到的創傷，時時刻刻緊迫盯人，想在我們心中扎根。無論從個人層面還是整體社會文化來看，此時我們都可能對「逃避」上癮。**如果我們相信自己的內心缺乏應付現實的能力，就可能會尋找幫助我們營造幻想的物件、活動或關係來麻痺自己，或與所有造成過多負擔的情緒劃清界線。**

儘管短期內，用來抵擋痛苦經驗的方法可能非常有效，但也會發現自己漸漸需要提高強度才能達到一樣的麻痺效果。直到某個時刻，這些成癮的人事物突然沒辦法再加強我們為自己與情緒之間設下的屏障，我們必須正面迎擊自己試圖逃避的一切，卻因為花費太多時間耽溺在使自己成癮的事物上，而非找到永續的應變技巧，導致整體應變能力也下降。

自大：因工作而自我膨脹

在醫院裡，和自身工作關係最緊密的非急診室社工莫屬。只要你問他們認為自己的身分是什麼，所有人都會回答：「急診室社工」，無一例外，彷彿工作是他們自我認同的全部。——醫院行政人員

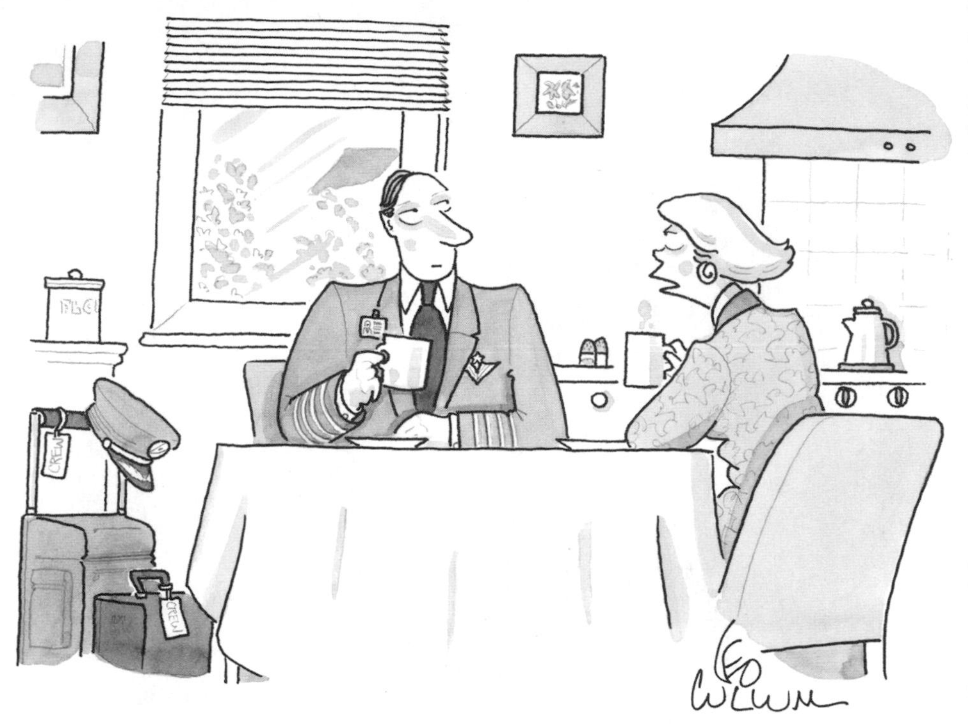

「你每句話的開頭都一定要說『機長廣播』嗎？」

工作會成為自我認同的中心，有可能是因為我們助長了自我膨脹。或許很難承認，但許多人深深著迷於參與他人生命：幫助旁人解決問題、成為他人強而有力的榜樣、越來越割捨不了被需要或覺得自己有用處的感覺。這樣的情況也適用於幫助動物與環境的人身上。如果我們的工作超級重要，那自己肯定也是如此。

我發現自大常使人花費更多時間在自己的工作上，儘管他們早該放手。

你會想：「如果我走了，

還有誰能做這件事呢?」或是「我不可能離職,這些人都需要我。」儘管某種程度上這些想法沒有錯,但如果沒有認清更廣大的現實,就會造成嚴重問題。我們必須清楚明白自己帶來的價值,而不讓工作成為自身的全部。因為只要越過那道分際,就很難再回到從前。我們可能會搞不清楚自己的能力與侷限,也忘了在職場上人人都彼此依賴。

一位動保運動者曾說:「我常驚嘆某些動物救援同儕的耐力。然而我也在某些人身上注意到危險的彌賽亞情結(編按:messiah complex,心理學專有名詞。指一味想要拯救別人、改變對方,而妄想把求助者的苦難都當成自己的責任,讓自己感受到挫折與痛苦),而經常分心、總因憂慮而皺眉。」

我必須承認,**很多人會因基於工作產生的自我認同而滿足**。特別是在工作主要是為了幫助他人時,更是如此。工作讓我們有藉口不用打理自己的私事、人際關係與生活,導致私生活搖搖欲墜。千萬要記得,如果將全副精神都投注在生活的某個方面,就很可能在別處妥協犧牲。

吉妮.妮西卡是美國家暴防治運動先驅,撰寫過無數談論婦女受暴問題的革命性書籍,她曾描述在平衡自己的多種身分時所體會的矛盾感:「我一方面疏於陪伴自己的孩子,另一方面又想改變世界。」

華盛頓州西雅圖的藥草治療師凱琳.舒華茲(Karyn Schwartz)曾解釋她為什麼要唱歌。

儘管日常行程繁忙，她依然努力確保自己可以擠出時間到夜店、酒吧，甚至是傳統合唱團中演唱。

「大多數時候，我在幫助別人恢復身體健康時，我的角色彷彿是隱形的。我無法掌管任何人的健康，就算我工作表現良好，也不會有人覺得我付出很多，人們也會很快就把我遺忘。因為恢復健康的過程是他們各自的人生旅程，不屬於我。我選擇歌唱，是因為這正是我祈求的一切：我需要掌聲。人人都需要認同感，有時候，如果工作使我們不為他人所見，可能很消耗心力。為了誠實面對自己需要獲得讚美的事實，以及確保我依然能大方為別人付出，我努力實現自己成為舞臺巨星的渴望。如果不這麼做，就可能冒險讓自己太仰賴工作來博取尊嚴。多數人都有這樣的危機。而在這種情況下，我可能會開始依賴別人的痛苦來獲得成就感，因為他們需要我來排解痛苦。可是這樣的氛圍，反而讓我很難真誠鼓勵人們追求身心靈的健康。」

要降低工作帶來的自我認同感很難，更別說要放棄常隨之而來的過度工作傾向。某些社會的文化尤其講求瘋狂工作的價值。

我住在瓜地馬拉時，常受邀到家中作客。這些家庭可能位於高山上小小的原住民社群中，而我會在那裡跟他們聊上好幾個小時。他們會問我許多問題，卻從來沒問過：「你從事什麼工作？」在中美洲、日本、墨西哥、紐西蘭還有全歐洲，人們都會問你住在哪、家庭狀況如何、家附近種了什麼作物、你對於他們的國家有什麼想法等等，但從來沒有人會問你從事什麼工作。

可是在美國，「工作」是我們認識陌生人時最常問的前三大問題。因此「不問」關於工作的問題，顯現出某種令我驚嘆的文化意涵。在美國，我們熱衷工作，那是自我形象的根基。從這個角度來看，也許能解釋為什麼世界上其他地方的人們通常不像美國人一樣，如此為工作心力交瘁。也許其他文化更能讓人從工作以外的事物尋求自我認同；「不把工作視為自我價值來源」的理解，也許因此讓他們更加自由。而那是因工作認同感而妄自尊大的人，無法體會的自主。

第三部分

由內而外
開始改變

第五章

用全新的方式面對工作

對於正在受苦的人來說，機會是他們唯一的盼望。唯有透過行動、依靠自我、對自身與未來有所期待，受壓迫者才能了解並實現自由的希望之光。——馬科斯·加維，牙買加民族英雄、世界黑人進步協會創辦人

截至目前為止，已經探討創傷照管對於個人經驗、工作隸屬機構及社會有何意義，也探究在自己身上，從工作積累的影響和自行吸收的壓力。

現在，讓我們來看看該如何處理創傷接觸反應。該如何調整自己的方向，好開始走上復元之路？該怎麼避免創傷接觸反應造成的影響持續擴散？該怎麼應用創傷經歷的影響，成為優秀的創傷照管者？

對許多人來說，上述問題的答案並非一蹴可幾，仍可能得面對不少困難的抉擇。好消息是，你已經握有踏上改變之路的所有工具。實踐創傷照管時，最重要的就是必須了解自己的生命、自己的感受、價值觀、經歷以及如何照顧自己。越認識自己，就越能找到讓自

己健康、快樂地從事助人工作的方法，就算眼前面臨巨大的困難與攔阻也無妨。

創傷照管的本質是要培養我們專注於當下的能力，好同時專注面對自己的生活、他人和環境面臨的危機。誠如前面所說，踏上創傷照管之路最重要的一步，與許多傳統文化宣揚的價值相同，就是要追求徹底覺醒。我們必須謹記，你不必獲得靈性上的啟發才能實踐創傷照管。信奉藏傳佛教的僧侶佩瑪・丘卓就將覺醒定義為：「全心投入，並以開放的胸襟和世界互動。」

我們都有覺醒的潛力，人人都能學著敞開心胸、擁抱彈性、好奇心，並清醒地面對自己的經歷。只要接受了這項概念，無論在工作或生活中實踐這樣的信念時，引致多少不合理的痛苦與困難，依然會像是發現口袋裡有只遺忘許久的羅盤一樣，突然獲得人生方向的明確指引。

彼得・列文寫道：「不管人類思考、感受、計畫、建造、整合、分析、經歷與創造的能力再怎麼進化，我們從原初就擁有一種奇妙、直覺的復元力。」人類終極的直覺就是做對自己有益的事情，有時候需要一些引導，才會發現自己一直以來都偏離真我，而也才能因此學會如何重拾本心。

釐清創傷接觸反應後，我們就能進入如同馬科斯・加維所說的更主動階段：強調行動、依靠自我，並對自己與未來抱持全新展望。接下來我將提供一些基本概念，讓你了解踏上創傷照管之路的旅程會是什麼樣子。儘管每個階段遇到的問題或需要著重的面向不盡相同，但基本原理不變。提醒自己，踏上這段旅程需要勇氣，且踏出每一步時，都要學著疼惜自己。

開始探索自我

要能了解自己目前的定位，需要追溯自身過去的經驗。有哪些事件和決定，深刻塑造了你目前的身分？回首過往的抉擇時，是否注意到某些反覆出現的軌跡？

當我深入探究自己的過去時，便發現我終其一生都試著在苦與樂之間取得平衡。我從小就非常關心其他人的福祉，世上任何不公不義的事情都會讓我困擾不已。十歲時，我的母親罹患了一種罕見的肺癌，最後在我十三歲時過世，我和我的兄弟被迫在一夕之間長大。雖然成長過程中，我依然沒有缺少過愛與關懷，但孤獨感依然強烈。

在童年與青少年時期，我都在試圖清楚傳達自己的感受。因為我認為這個世界太複雜，既有許多苦難，又有那麼多美好的事物存在。我小時候受到的教導，與佛教的觀點差遠了；身邊的人總是出於好意告訴我，一切都會沒事。然而，這與我對生命本質的直覺感受卻完全衝突，因為在我看來，人生很複雜，困苦與恩典總是並存。

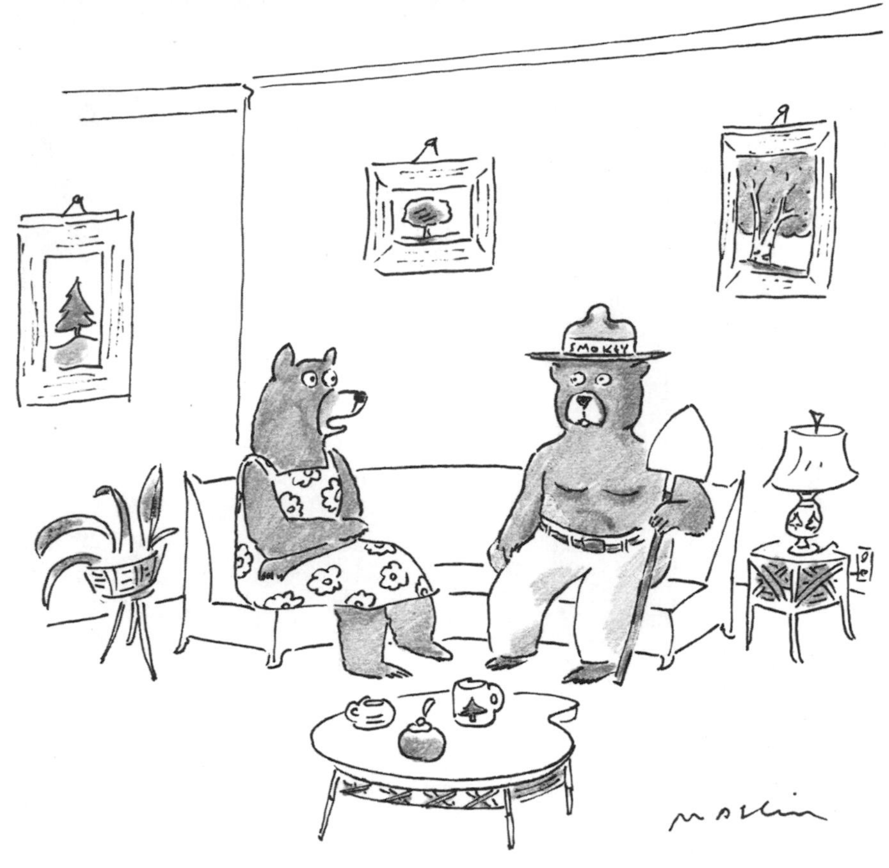

「只有『我』有辦法阻止森林大火嗎？你不覺得自己也該負點責任嗎？」

十八歲時，我的社會學教授在課堂上談論遊民問題，當時我感覺時間彷彿靜止了。教授說，我們有責任要盡一切所能，以人性方式尊重他人。這番話深深觸動我的心弦。下課後，我上前詢問該如何開始投入志願服務工作。於是我從大學一年級開始，就在遊民收容所擔任大夜班助理。這份工作讓我看到許多正在歷經極大苦難的人，依然能夠自在地談笑。我從中找到共鳴，並開始不再感覺那麼孤獨。之後我的助人工作也擴展至受虐兒童、家庭暴力、性侵害，以及所有類型的創傷經驗。

尋覓研究所的實習工作時，我感覺自己被一股更超然的力量影響，於是自願到醫院的創傷中心實習。這裡無疑會喚起我對悲傷與失去的恐懼。因為進入港景醫療中心實習不久後，我就發現自己之所以選擇這份工作，有部分原因是為了自己。在那裡，每天都能體會人類同時經歷恐怖與美好的能力。就連在生命中最悲愴的時刻，人們依然能有高貴的舉動。我能夠共感他們所遭受的苦難有多可怕，但除了痛苦外，他們也堅持不放棄。每次值班，我都為這一切讚嘆，並感受到希望。

在這間醫院值大夜班多年後，我覺得自己終於再也沒有過去的孤獨感了。我有幸能夠在見證他人的痛苦之餘，也幫助他們了解：經歷苦難時，仍值得被愛並接受照顧。這些經歷深刻地醫治了我過往的創傷，也給了我一個很棒的禮物：我深深明白，我可以一面為了生命中的困難而掙扎，但同時也能在下班後、出門慢跑時，讚嘆雷尼爾山與喀斯開山的美麗。我的病患們讓我了解，生命可以充滿廣闊的可能性。

多年後，我很幸運地接觸到釋一行與佛教，並覺得人生的一切終歸圓滿，凡事皆有其道理。佛教這項古老的信仰非常注重探索痛苦與喜樂之間的關係，這是我從小就關注的課題，而多年來，我也從病患和服務對象身上學到了更多知識。

佛教僧侶與教育家傑克．康菲爾德如此描述佛教的核心宗旨：「一切都不容易。我們身處的人間剛好夾在天與地之間，而且據說人間所有的苦難與愉悅、樂與苦、失與得、每日反覆發生而稀鬆平常的事物、難以言喻的絕美及洶湧的淚海，基本上數量都均等。」

我想你一定明白，我在創傷中心的工作某種程度上滿足了自己的需求。每次上班前，我都會捫心自問：「基於我對這份工作意義的了解，我還能繼續在這裡上班，好好服務病患，並以正確方式對待他們嗎？」每一次我都決定——我可以、我能夠、我會用盡全力。

當我發現自己無法再目擊這麼多創傷的同時也照顧好病患，我便決定離開醫院（不過我的至親們會說，我是在這樣的問題發生許久「之後」才做了這個決定）。結束急診室工作前，長期以來累積的創傷終於發酵了。當時我還沒有天天進行正念的習慣，而我也因為對於宇宙法則失去信心，無法全神體會每天經歷的一切。即便如此，我還是非常重視自己的工作。以至於離職的念頭很是折磨。

我對我的心靈導師比莉．羅森傾訴：「不管我去了哪裡，我在急診室的經歷都會如影隨行，讓我謹記生命的殘酷。那麼我的去留又有什麼關係？」我們當時在散步，比莉先是沉默了很長一段時間，然後堅定地說：「蘿拉，也許妳只是不需要再接觸這麼多創傷了。」這番話讓我終於能夠承認，自己已無能為力再為病患帶來希望之光，更別說好好過自己的生活。我決定是時候離開了。

我鼓勵你也問問自己：你現在的工作，是否在所有層面上都對你的生命有益？你的工作是否為你帶來啟發？或者這是你逃避生活的出口？工作帶給你快樂嗎？工作是否能幫你提振自尊心？職場允許你幫助排解世界上的苦難嗎？工作是否使你分心？

分享我的故事，是希望幫助你了解，儘管有時我們沒有意識到，但自己與工作之間確實很緊密。有時候我們必須非常深刻地探索，才能意識到自己其實一直握有某些選擇。當我跌到谷底並因此慢下腳步時，我放棄抵抗一切去改變的可能性。然而我的態度軟化後，隨著這些該如何度過人生的新想法，嶄新資訊和支持自然而然就跟著湧入。

學習照顧自己

儘管沒辦法馬上找到自己的人生方向，你可以先嘗試其他實際的事。像是從認清自己的壓力很真實，並開始尋找更健康的方式來排遣。

有位來自幾內亞的疾病生態學家分享：「我以前把所有時間都花在為逝去的朋友悲傷，或是聆聽倖存者分享他們的經驗。有很長一段時間我都沒有照顧自己。我花了點時間才了解，原來這也是一件我可以著手改變的事，也是一件『真的』值得注意的事。」

減輕創傷接觸經歷帶來的負擔後，也許在生理、精神和情緒上，都能探索更深層次的

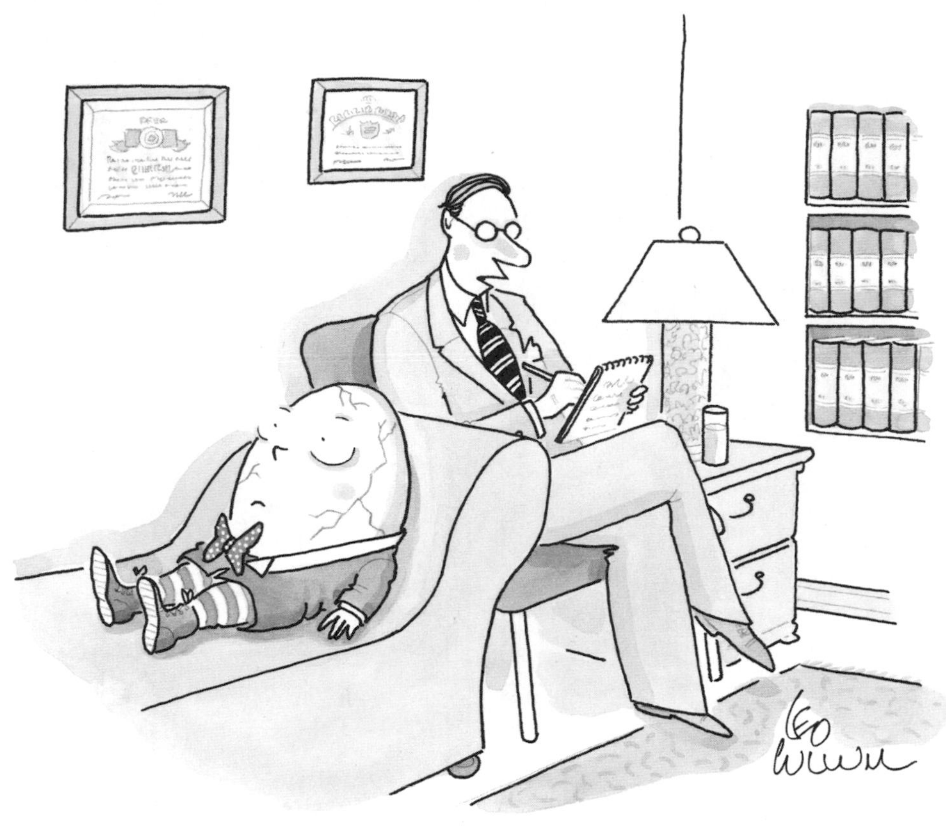

「我最後想說，希望你可以自己打起精神來。」

問題。

貝塞爾・范德寇在他的著作《心理創傷》（*Psychological Trauma*）中提出，那些始終困在重大創傷中走不出來的人，以及將創傷經驗融入生活並學著適應的人，其不同之處就在於這些「抗壓性」十足的人們有幾項共同特質，包含：

覺得自己握有主控權：抗壓性高的人

會覺得自己的行動與感受有關，並相信有能力影響自身生命。

追求對個人而言有意義的任務：全心投入、積極面對人生，在遇到困難時更加主動而非被動。

選擇健康的生活方式：傾向減少攝取或拒絕已知的刺激性食物，像是精緻白糖、咖啡因和尼古丁；每週會花許多時間從事高強度運動，且每天都保留一個時段好好放鬆。

社會支持：其建立的人際關係，可以在「面對困難的處境時，緩和他們的情緒」。

貝塞爾·范德寇總結：抗壓性高的人們「面對困境時，也會受到負面情緒影響，但他們相信自己的行動能解決問題，因此通常較有幸福感。」如同創傷後壓力症候群（PTSD）與創傷接觸反應之間除了有許多重要的共同點，最能幫助重大創傷倖存者的做法，對在工作中接觸創傷經歷的助人工作者來說也很受用。

稍後將進一步說明的創傷照管五大方向，能加強上述范德寇所提出的促進抗壓性四關鍵領域。創傷照管羅盤的北方（創造探究本心的空間）與東方（選擇關注焦點），能強化思考與行動之間的連結，讓我們感覺自己握有主動權；南方（建立同情心與社群）及西方（尋找平衡），則營造可以提供支持的文化環境，並促使做出健康的選擇，使我們變得更堅強，而非脆弱。

我們面臨的痛苦與追求復元的策略，和企圖幫助的對象可能差不了多少。身為照顧者，我們可能也會發現自己有時幾乎無力兼顧自身福祉。然而，我們卻同時面對下列難題：「當我看到別人受苦，怎能花費心思照顧自己呢？」若正視我們與服務對象之間其實有不少共通點，就可能會想起這些人有多英勇、勇敢、堅強且堅定。

我們可以仔細聽聽自己都說了些什麼話來鼓勵、引導或要求他們，然後停下來想一想，這些建議對自己來說是否也受用。如果照顧的對象是動物、植物或棲息地，則可以提醒自己，大自然是透過何種方式，來確保生態的健康與更迭。以鳥類為例，牠們會唱歌、交配、進食、飛翔、養育雛鳥、跟隨季節的節律生活。如果我們認為牠們的生活方式挺不賴的，也可以在自己的生活中嘗試看看。

保持耐心

我曾聽過不少同事表達過絕望、挫折與懷疑。他們渴望擁有可以參照的簡單工作流程、已經整理好的清楚檔案，或是讓時間慢下來的藥丸。可惜這一切都不存在，要是有的話，肯定能讓一切情況好轉。

這種覺得事情都很急迫，且渴望以快速、簡單的方式完成工作的心態，本身就是創傷接觸反應的一部分。我們「知道」在照顧人、動物與環境上，還有很長的一段路要走；我們「知道」需要每天照顧自己的身體健康，而不只是生病了才去看醫師這麼簡單。但不知為何，每當要我們在照顧其他人和環境的同時也照顧自己，就會覺得自己應該例外；不知為何，我們相信自己的能力應該更強，而且要讓自己感到幸福理應不那麼困難、不需要花那麼多力氣內省，更不用投注那麼多心力。但這都不是真的。

創傷照管立基於古老的智慧，也許效果不一定立竿見影，但很可靠、值得信任，而且人人都可以嘗試也做得到。我們需要相信一步一步慢慢來很重要。美國民權運動領袖馬丁·路德·金恩提醒我們：「憑信心踏出第一步，不必看到整座樓梯的全貌。走，就對了。」

人物檔案03

創建互相支持的環境

迪埃卓雅・柏蘭（Deadria Boyland）

● 華盛頓州西雅圖
● 現職：「新開始」家暴防治機構社群倡議計畫經理。
● 經歷：在家暴防治機構擔任收容計畫經理長達十年。

父母教育我，照顧自己真的非常重要，而且照顧自己就是負責任的表現。你得努力工作、每天準時上班、建立信任關係。於是，當你需要休息時，別人就會很清楚，你不只是不來上班，而是真的需要花點時間好好照顧自己。努力工作、行事有清楚的架構安排，並好好平衡生活很重要，如此一來，當工作真的對你造成影響時，你就能發現蛛絲馬跡，且能試著照顧自己。

聆聽其他女性分享她們的生命故事，或是聽某人訴說家暴經歷，都對我造成不小的影響，使我反覆思考她們訴說的遭遇。我能感同身受這些人的痛苦，每天也都會想到她們，並能體會其難處。我知道自己的感覺未必是她們實際上的感受，但某種程度上，只要想到她們我就會覺得痛苦。我變得消極易怒，而我想要改變這樣的狀況。

一回到家，我就打電話回公司，好確認這些受暴婦女以及孩子們的狀況。我發現自己改變職責，轉向投入倡議工作，而非扮演好主管的職務。我也知道這並不健康，但還是勉強完成一切。當別人說「天啊，幸好有你在這幫忙」或是「天啊，我從來沒想過這一點」時，我可能會認為這表示自己的工作能力很優秀，但事實上，這顯現我承擔了其他人的創傷。我不只做自己的工作，還涉及別人的工作，而我開始意識到，這樣對我並不好。

無論於公於私，我都有點強迫症傾向。確保一切有條不紊，能幫助我在情況惡化時有所警覺。我發現某些不那麼有條理的同仁，可能直到自己生病、感到憂鬱，甚至崩潰了，才會發現工作帶來的負面影響。

我不知道人們是否了解這一點，但當你像開啟了人體「自動導航」，同時處理很多件工作時，就會忽視身體的需求：像是休息、享用健康的餐點或是大笑一場。這可能是創傷的後遺症，不過每個人的情況不大一樣，也許你的後遺症是憂鬱、憤怒、迴避、拖延，或是一次接下太多工作。

在工作之餘保持身強力壯，並過著健康的生活方式，享受其他活動，讓我能夠站穩腳步。我得說，也許多年前我受創傷影響更深，因為我一天在收容所工作十到十二個小時，連週末也在加班，工作就是我生活的全部。組成家庭後，一切都改變了，我也開始換位思考。我發現自己有做得到、也有做不到的事情，而我真心相信，是因為足夠務實，以及能腳踏實地，以至於一切事情都能好好按部就班進行。我能夠專注，是因為不讓自己深陷在創傷與壓力中。

接受創傷接觸反應的相關訓練，也幫助我所屬的機構更了解狀況；邀請外人與我們一起探索創傷經歷，著實讓我們可以看清楚事情的全貌；在每月會議上討論值班時遇到的狀況，確實很有幫助，讓我們可以把工作上發生的事情就留在公司，而不是回到家後還在煩惱；加入委員會，與其他機構從事相同工作的人互動也有助益；除了同事以外，還能認識其他了解我工作內容的人，也幫了不少忙。我認為最重要的事情是，**我們得認清創傷確實存在，因爲否認它的存在，就僅只是壓抑，而非處理**。承認創傷是很重要的一步。

幫助員工處理個人感受，更能專注工作

身為經理，我注意到我們身處在一個有很多需求的環境，也在仔細聆聽受暴女性分享的故事後，注意到這如何影響倡議者。有些倡議者因為自身有過家暴經驗，更容易受這些故事影響。我總是能馬上看出誰最容易對這些經歷有共感。我會與他們碰面聊聊、詢問是否願意分享狀況，或者需要去散散步。

每位倡議者開始工作前，都必須要和準備下班的倡議者溝通，或是一起工作一小段時

間以完成交接。我很堅持所有人在下班前都要好好做個心靈大掃除才能離開，因為我希望他們別把工作上的壓力和創傷帶回家。如果這沒有用，也可以和我單獨聊聊，或是兩者都做。這是我們固定的流程。基本上他們有三十分鐘能跟我談談，需要的話也可以延長到一小時，但他們之後還是得繼續照顧計畫收容的婦女與孩童。我總是跟這些倡議者說，你們離開這裡之後，必須確實拋下工作上的一切。

我手下的倡議者們精力十足，彷彿明天再也沒有機會一樣地拚命工作。不只專心、堅持，也對自己的工作有信心。有時他們會因個案的狀況或經歷而遭受打擊，但依然堅持繼續一起努力。我相信他們如此團結，是因為我不斷告訴他們：「我們是一個團隊。如果不合作，就無法充分發揮功效。」每當有人離職時，我就會開始思考下一個適合的人選應該具備什麼特質，以及該如何繼續確保團隊的向心力。我相信若要一起共事，就必須要處得來、喜歡彼此，並願意毫無保留地支持對方。如果我百分之百支持你，你也必須予以同等的回報。

我們機構為倡議者提供個人保險，也給付接受諮商的費用。如果需要休息一下，那就申請休假，好好放鬆。我尊重每個人休假的權利，但也會注意每個人的休假狀況。如果某人老是把假用光，我就會找他們坐下來好好聊聊，了解詳細狀況。我希望每個人都能在必要時提出休假，而不是隨意地把假期耗盡。

我隨時都準備為倡議者提供支持，但他們也很清楚，我會要求他們負起責任。你不能只是走到我面前說：「我覺得自己要崩潰了，而我會繼續崩潰下去。」他們知道我會說：「讓我們一起制定計畫，而我期待你能好好執行，也會要求你遵行。」但在這過程中，我自然也會亦步亦趨地支持他們：「我注意到這些現象。你得說出發生了什麼事，我才能幫助你。如果你不願意談，情況就不可能改善。我沒辦法幫你解決問題，只有你自己才做得到，但我可以幫助你。」在我們討論過後，我依然隨時敞開大門，歡迎他們來尋求幫助，讓我協助他們找到能有效改變情況的計畫。

我總是能察覺事情不大對勁，這時我就會主動找出有狀況的人來辦公室談談。我不會坐在平常的辦公椅上，因為我不希望他們視我為主管，而是把我當成能提供幫助的人。倡議者分享完實際發生的狀況後，我們會一起制定計畫，討論有哪些選項可以嘗試。我會問問他們想試哪一種並說：「我們今天已經討論過了，而我希望下週可以再次碰面聊聊，看看你完成了哪些事。」有時我會聽到人們說：「我覺得好多了。」但我會回答：「喔，不過我們還沒達成目標呢。我們下週的計畫是什麼？」這個過程會反覆進行下去，直到我認為彼此都更加了解，到底是什麼原因導致倡議者的狀況不佳。我不會親力親為，但我會幫助他們制定計畫。

我的想法是，如果我不能幫助他們制定計畫排遣創傷，他們就不能好好工作。**如果他**

們無法處理個人的感受，這些創傷就會慢慢累積，糾纏不放，以至於無法專注於工作。建立自我照顧的計畫，就能幫助他們定睛在工作上，這過程與我們協助受暴婦女的方式還挺像的。我們必須為服務對象制定安全計畫與目標。身為倡議者，我們的責任是幫助別人，但這並不代表我們自己就不需要協助。

我必須擔任領袖，必須以身作則。我不能一方面要他們按照計畫去做，並為執行成果負起責任，但自己卻做不到。如果我光說不練，一切就不會有效果。我會與能夠支持我，並幫助我思考、談論工作內容的人傾訴。我認為這就像是骨牌效應，最終一切都會圓滿並恰到好處。因為有人支持我，所以我能支持他人。我必須負起責任，才能勝任領袖的職位。

彼此理解，促進信任

這不只是我一個人的計畫，需要所有人一起努力，且人人有份。所有人都參與這個計畫中的每一個部分。有趣的是，因為我應該要休一段時間的長假，於是我把自己的工作內容幾乎教給每個人，卻不擔心會有人搶了我的職位。我倒認為，如果他們清楚我在做些什麼，反而能促進彼此間的信任。

倡議者都知道，這份工作有好也有壞，更有很醜陋的一面。如果你真心想要幫助他人，這就是一份適合你的好工作；壞處則是有時你會覺得體系好像無法提供需要的支持；醜陋的一面是你必須克服不少困難，才能確保一切順利運作。如果倡議者能留意到這份工作的所有面向，他們必定願意投注更多心力以達到目標。如果我表現得高人一等，好像自己知道一切事情的答案，就會失去他們的信任，他們也會失去對這份工作與對我的敬重。我到底如何與倡議者建立關係呢？我會邀請他們參與決策過程、希望他們在工作上發揮創意、希望他們與他人互動或加入組織及委員會、參加外部訓練。我希望他們的人生有除了工作以外的事情可做。

每次需要聘請新員工時，我會讓倡議者輪流跟我一起組成招聘小組，好讓他們了解招聘過程的實際狀況。我希望他們在聘僱新人的過程中提供幫助，所以努力創造一個讓所有人都能參與其中的空間，**因爲在這個職場上沒有人我之別。我認爲打造這樣的安全空間，可以降低創傷接觸經歷的影響**。當情況變糟的時候，我們可以正面處理創傷的影響。彼此互相支持的方式，也讓我們能夠消化在工作時聽到的一切悲慘故事。

我認為自己之所以在目前的崗位上，是因為我知道如何完成這份工作，也知道如何支持他人。我對幫助他人完成助人工作很有熱情，也很專精於此，因為我不只能完成工作，同時也確保自己的身心靈維持在健康狀態。對我來說，我不認為家暴短時間內會消失，所以我們必須要兼顧助人工作與照顧自己。因為當人們來尋求服務時，我們要做好傾聽他們一切需求的準備。我相信，當我們越是健康，就越能提供優質的助人服務。如果有位婦女來到我們的辦公室說：「我先前被禁錮在家中無法離開，我的小孩被性侵害，我不知道該怎麼辦。」我知道在這個情況下，這位女士需要：一、找人聊聊，抒發情緒；二、接受諮商；三、需要人幫忙才能照顧她的孩子。我能夠給予她適當的支持，而不只是把她轉介給另一個辦公室，因為她對我而言不只是一個統計數字。每當我看見倡議者因為職業倦怠，而把上門求助的人當成統計數字時就十分難過。

倡議者們很用心關懷與求助婦女同行的孩子，並願意再多付出那一點點來提供協助。因為此時不僅只有一名受創傷的婦女，還有一名遭創傷情境打擊的孩子。能夠照顧到這兩個不同族群的人真的很棒。

我想這就是我從事這份工作的原因。我不是誤打誤撞進了這一行，我從事這份工作是有理由的。我有能力支持那些可以幫助他人的人，那我為什麼不去做呢？這不就是這個世界所需要的嗎？人們希望與人建立關係並獲得支持，我們所有人都需要這些。儘管這似乎微不足道，但能做出貢獻，對我來說……意義重大。

第六章

定睛在當下

別再期盼成果，關鍵是定睛在當下。別把心思浪費在即將成就的事物，或是將來情況會有多大改善。你現在所做的事情才真正重要。——佩瑪・丘卓

我開始探索創傷照管時，選擇向我能找到的所有智者和美好傳統尋求意見和方向。舉凡佛教弘法、印地安菸斗儀式、馬雅蒸療淨化、猶太解經書，或是曼德拉、佩瑪・丘卓、戴斯蒙・屠圖、釋一行、諾貝爾和平獎得主旺加里・馬塔伊、神經學家維克多・弗蘭克等人的教導與自傳，都在我的參考之列。我也尋找人們面對苦難時，都用哪些方式保持思路清晰與智慧。無論苦難源自某國的水源汙染，或是恐怖的種族隔離政策，面對的方法都大同小異。我研究的古老傳統與現代導師都特別著重：覺醒、把握並覺察當下。

在研究與實踐的過程中，我對這個反覆出現的概念漸生興趣。儘管我所探索的文化、心靈與宗教傳統，都有其歷經好幾世紀累積而成的獨特經驗，但所有傳統智慧的核心關懷，都是邀請你好好享受此時此刻的生活，而不是一再展望未來或緬懷過去。

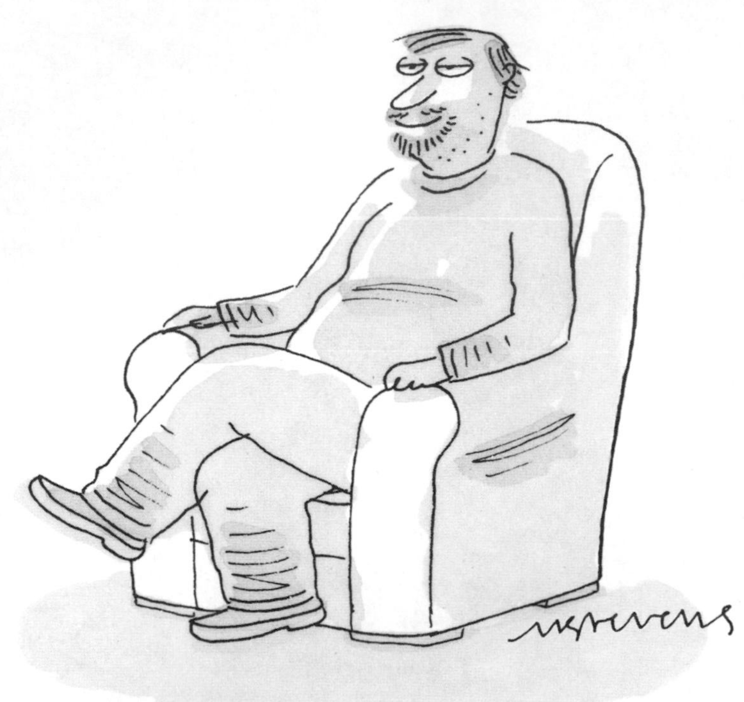

什麼也不做

活在當下對於創傷照管有不少好處。首先，只有我們放慢腳步，誠實感受自己當前的心理狀況，才能好好評估自己的狀態，以及自己需要些什麼。美國演員、劇作家與編劇梅·蕙絲曾說：「如果你心存疑慮，就泡個澡吧。」如果我們放任腎上腺素、工作過度或憤世嫉俗的心態麻痺自己，就無法準確評估自己內在的需求與狀態。

根據彼得·列文

所說，我們需要的就是調整自己的「深感」（felt sense），才能幫助我們了解自己每時每刻的狀態與感受。儘管這種感覺很細微，人們通常也不會特別注意，卻可以讓我們勇敢踏出「相信直覺」的第一步。列文表示：「自然並沒有撇棄我們，而是我們棄絕了自然。受創傷者的神經系統並未受損，只是凍結在暫時休眠的狀態。重新探索自己的深感，可以讓我們的經歷變得更有溫度、更活潑有意義……我們與生俱來就有能力自然回應並排解創傷。」

我們徹底放棄深感時，就會出現超理智主義（hyperintellectualism）傾向：試著放棄以身體和心靈感受，只仰賴大腦思考。人類左腦專門用來為經驗賦予意義，因此當人們深受打擊或感到困惑時，自然而然會尋求運用左腦，以理性方式應對。在這種情況下，儘管這些詮釋有時與右腦的體驗和深感完全無關，大腦卻必須用兩倍的時間，才能將經歷釐清成能掌握的理性詮釋。我們必須試著探索如何結合深感與理性意義，也就是該如何消除兩種截然不同經驗間的衝突，實現一種「整全的狀態」。這與丹尼爾．席格以神經生物學的途徑詮釋正念的概念不謀而合。

查爾斯．紐孔（Charles Newcomb）是位專職研究世界各地再生能源資產（太陽能板、風力發動機）的工程師與科學家。他認為，如果過於理性思考眼前所看見的事物，就會產生一種疏離感：「如果我訴諸理性思考，就會說：『就算全人類都死於全球暖化也沒什麼關係。』因為我看到人類是多麼缺乏自制力——對利益過於貪婪迫切，以致可以忽略永續發展。而且，我對人類不大有信心。我想有時候真的缺一場瘟疫，好讓人們可以因此警醒。而且減少一點人口，就可以減少人類對地球造成的影響。但我接著就會想到自己的孩子死於禽流感的畫面，也會想到誰可能先死。那時我就明白，我不能再用這種方式思考了。」

一位在亞洲從事瀕危物種保育及動物福祉相關工作的獸醫與科學家說，她嘗試透過理性思考，來消弭工作對個人造成的危害：「我試圖藉著自己的生物學知識、對人類行為的了解、對物質宇宙的認識，來理性化目擊的現象。儘管這從來沒什麼用，但我還是試著透過理性來減輕我的痛苦與憤怒。我們絕不能輕易放任情緒流露，至少對我來說是如此。」

但其實只要越能與自己的內心接觸，就越能逐漸培養出自我診斷與醫治的能力。

體會內心的平靜

劉東（Liu Dong）博士是氣功大師，氣功是一種中國古代以道教信條為基礎的醫術。其傳統告訴我們，越了解外在世界，就越不了解自己內在的感受。和其他道教徒一樣，劉東博士相信人人體內都有天地正氣，在我們一生中，隨著越來越依賴外在世界，這股內在的光芒（有些傳統文化說是靈性，有些稱之為元神，還有些說這叫自覺），就會被掩蓋。專注在當下，能讓我們發揮內在的覺察力，好讓我們靠自己完成心靈淨化，進一步改變自我。

這些中華文化的智慧告訴我們，自我醫治與及早發現病痛，仰賴我們終止對外在世界的依賴、將全副身心投注在一件事。這樣的專注讓我們進入一種「氣功狀態」，且希望將來隨時都得以維持。這樣的狀態只能發生在當下，並讓我們接觸自己的靈性與奇妙的本心；可以吸收天地正氣，而不是消耗自己的元氣。儘管中醫承認，人類自然而然會著重在外界的事物，不過劉東博士接受的教導卻是「好好讀書，但別讀太多書；好好思考，但別想太多」。

這些信念也反映在世界上其他傳統當中。數百年來，賢人、祭司與治療師所熟識的知識，科學皆已印證。腦波測試顯示，執行儀式的北美原住民族巫醫和進行佛教禪修的僧侶，他們的大腦會釋放一種新生兒每天釋放的腦波「δ波」。如同肯尼・柯漢（Kenneth Cohen）在他的著作《氣功之道》（*The Way of Qigong*）中所述：

> 最慢的腦波就是δ波（〇・五至四赫茲），這在嬰兒時期或成人睡眠時最常見。治療師通常醒著時也能釋放δ波，清楚顯示他們能夠與我們童年時期的智慧連結，並觸及最深層的意識……β波則是最快速的腦波（十三至二十六赫茲以上）。成人清醒時，大部分時間都處於此狀態……儘管我們通常委婉地說β波代表著我們的「意識」，但實際上，根據已故的能量醫學研究家艾德・威爾森（Ed

Wilson）博士所說，這其實是一種漫無目的之焦慮狀態，顯現我們的心神不寧。多數美國人在清醒時會經常停留在釋放β波。我們通常傾向於「思考」，而非靜靜地感受。思考是解讀經驗既實用且重要的工具，但如果我們的一切意識全由思考主宰，反倒變成病態。

這某部分也許解釋了為什麼新生兒的父母，就算極度缺乏睡眠，在孩子入睡後仍捨不得放下。抱著熟睡的嬰兒，可能讓他們得以感受必要的生命能量，而這種能量對許多人來說，只有在接受治療師的幫助時才能感受到。

如果我們能讓自己的內在平靜地如同高山上一汪靜止不動的湖水，就能徹底反思內心與體察周遭環境的一切事物。無論是因下雨、風吹還是魚的躍動而使這池湖水掀起漣漪，我們都能找出造成影響的源頭。缺乏這種安定感，就只知湖水總是晃蕩，甚至會想盡其所能逃避這種躁動不安的感覺。

許多助人工作者習慣快步調的生活方式，因此要他們專注於當下，好像有些矛盾。然而，如果不設法有意識地去注意當下發生的一切，就無法真正享受生命。有位兒童保護工作者曾告訴我：「我覺得自己錯過了大半輩子的人生。」

有無數方式可以幫助我們回到安寧的狀態：呼吸、靜心、正念與禱告都是重要的方法。上述任一種都有可取之處，且無論走到哪裡都能自由使用。值得一提的是，要全神貫注於當下並體會內心平靜，可能會遇到不少受內外影響的挑戰。世界上各種不同的現代文化，都拒絕鼓勵專注於當下的傳統價值。像是消費者文化的理念，就主宰了二十世紀的人類思想，迫使我們努力想得到更多（金錢、服裝、汽車、房子、物品）。隨著資訊時代的發展越來越深入，媒體產業讓我們認為，若不了解最新的音樂、電影、廣告或遊戲就過時了。有這麼多的壓力存在，難怪我們很難找到機會好好與自己相處，也因此需要花費一點心力才能真正專注於當下。

為什麼人們需要經常練習靜心和瑜伽？因為如果不反覆練習和堅持，就沒辦法達到效果。劉東博士在一場工作坊中如此形容氣功：「每次打氣功時，前半小時基本上都只是在排解痛苦而已。」同樣地，有位朋友也跟我分享，他到緬甸的一座佛寺，希望在那裡修行三週，但僧侶聽到他的提議後只說：「那對你沒有幫助。通常來這裡的前五個月都讓人非常痛苦，只有在那之後你才能收獲成果。」

> 一步步前進，我們必須這樣做才能成功。——卡崔娜風災後的社區運動者

然而，若不勇於嘗試，那上述方法可能不適合你，但這並不代表專注當下遙不可及。

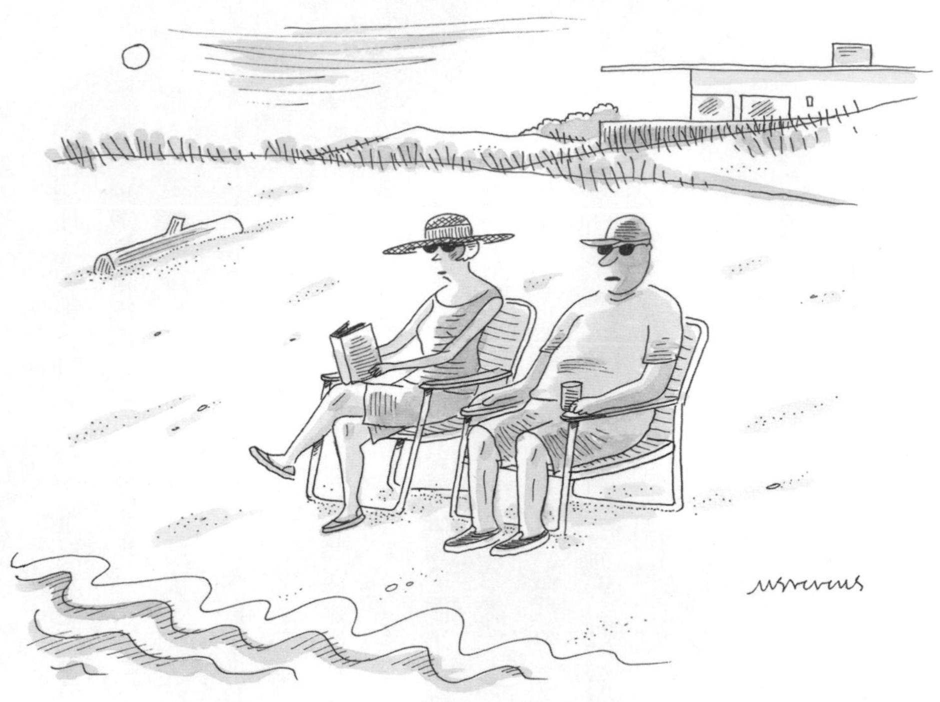

「我一直在想西八十五街上的所有空停車位。」

我們完全有能力達成。也許有時很難，有時很容易，但你必須願意養成一些新習慣來取代舊習慣。例如，我最近跟家人去度假時，為自己慣常的思考方式震懾不已。

儘管離每天來我家學習的十一位孩子，以及所有要處理的家務有千里遠，但我還是輕而易舉地就把自己經常憂慮和緊張的習慣帶到了度假的海灘上。現在是漲潮還是退潮？天空烏雲密布，等等會下雨嗎？現在的海象適合衝浪嗎？這很荒謬，因為我所想的事情，沒有一件

「真的」重要。好笑的是，即便周遭環境已經大幅轉變，思緒卻依然維持原先的警覺狀態，總是習慣性地奮力運作。**當我們夠投入當下，就能察覺自己的思緒**。於是我選擇停止自己慣常的思考方式，選擇把我的意識焦點轉向家人，以及感受海風與沙灘。

人物檔案04

往內心尋找智慧

雪莉・梅波（Cheri Maples）

- 威斯康辛州，麥迪遜
- 現職：刑事司法顧問。
- 經歷：威斯康辛州助理司法部長、威斯康辛州假釋與觀護部門主任、社區矯正部門管理員、警員、威斯康辛州家暴防治聯盟執行長、家暴受害者收容機構社區教育專家、聯邦社區住屋計畫社區組織者。

我是威斯康辛州家暴防治聯盟的第一任執行長。卸任之後，我選擇攻讀博士，但博士班生涯卻是我十分痛恨的一段經歷。就讀期間，我有位相交長達十年的伴侶，共同育有兩個孩子與三名繼子。我擔任婦女研究課程的助教，但入不敷出，無法養活五個孩子。於是我在最後一學期放棄了博士班學業。當時威斯康辛州的警監十分積極進取，於是我選擇加入警務部門，在二十年的服務生涯中，我曾任警員、警佐、警司與總警司等職。

一九九一年，時任警佐的我，從事警務工作已滿七年。工作導致我椎間盤突出，於是我看了一段時間的脊醫。在候診室，我讀到一篇關於釋一行的文章。這位僧侶總是被弟子們稱為「人生導師」。椎間盤突出的病症迫使我必須休假一段時間，出於好奇，我利用休假的機會第一次前往參加釋一行的禪修營。營會在伊利諾州舉辦，規模相當小，而我參加了一場五分鐘正念訓練的演講。

因為我的職業，人們常對我妄加臆測，我對此也多少有些戒心。在正念訓練時，講師邀請我們宣示遵從數項教誨，而其中一項就是堅決不殺生，也阻止他人殺生。我說：「我是警察，這我做不到。」相即共修團（Order of Interbeing）的創始成員真空法師聽到後，把我拉到一旁說：「若配槍的人無法對使用槍械抱持謹慎的態度，我們怎麼能夠放心讓他配槍呢？」這場禪修營是改變我生命的起點，我不只初嘗正念的意義，也了解何謂慢下腳步、活在當下。

結束禪修，重返職場後，我留意到非常有意思的現象。因為我如此專注於當下，以至於感覺周遭的人似乎都變了。而我後來發現，這與自己散發的能量有關。是因為我改變了，周遭的人也改變了。我曾有過兩段感情關係，一段維持了十年，另一段則維持十三年。身為公開的女同志，我在職場上遇到不少事情，累積了不少怒氣；而成長過程的影響，也使我的個性有稜有角，不夠圓融。在認識釋一行導師前，我短暫地戒酒，而這也是我踏上追求靈性之路的開端。在過程中，我漸漸了解警務工作其實在生命中留下各種後遺症，並隨著時間漸漸發酵。

為工作注入全新活力

在擔任人事訓練部門總警司期間，我持續參與禪修營、靜心與閱讀。我們有著良好的聘僱慣例，確保人員的安全，但我還是察覺到人們逐漸改變了。後來我終於明白，我們失去的並非同袍的生命，而是同仁的心，而這都是創傷接觸反應惹的禍。從事警務工作時，常有許多腎上腺素迸發的時刻。但能擔任好警察，不代表在家也會是好伴侶，於是當我們回到家，腎上腺素的力量消退，情緒也就跟著低落下來。

在工作時，高漲的腎上腺素讓我們覺得自己彷彿無所不能。我們的日常工作風險程度也大幅超乎常人，因此許多人會覺得自己過度工作，且隨時都在同時處理多件事情。一上工，我們就感到精力充沛；回到家，我們就疲憊不堪。而反覆在這樣的循環中，最低潮時，甚至會覺得自己得了憂鬱症。我認為人們常會用不正確的方式來應對這種情況，也常會把這個循環的低潮歸咎於家人與朋友，因為我們並不了解其背後的真正原理。

我開始在警局推動相關訓練，學著把自己在禪修過程中學到的知識，用執法人員可以理解的語言陳述。我稱之為健康、福祉、倫理與多元能力訓練。我堅持將這套理論加入我們的課程中，試著改變執法部門強而有力、甚至超越明文規則的不成文文化與社會化規範。我為執法人員、法官與檢察官進行這些訓練；在警務部門時，我讓警員自行選擇是否參與正念訓練。我試著改變現行執法部門的文化共識，而我認為自己小有斬獲。

二〇〇二年，我在法國的梅村禪修中心獲得釋一行禪師授證。隔年，我在僧伽（編按：sangha，梵文中用來形容社群或集體的單字）的協助下，邀請釋一行禪師到威斯康辛州，為司法人員與助人專業人士舉辦了一場禪修營。不少人為此批評我，甚至寫信辱罵我，地區檢察官辦公室也要求我說明舉辦這場活動的動機。那時我經常在想，自己這麼做是否值得。這件事對於我個人和心理上造成極大傷害，我因而不斷自問：「這麼做到底是為了什麼？」

但禪修訓練的結果相當不錯，而我認為這次活動改變了不少參與者的生命。在活動的最後一晚，我們讓參與人員可以掏心掏肺地分享他們的經歷。看到這些警員們能與他人分享自己真實的心情、談論警察生涯及其影響，以及看見眾人對他們分享內容的反應，真的是很棒的經驗。

活動結束後，我參與警監職位的競選，最終成為兩位決選候選人之一，並獲得不少內部支持。當時我已準備好，無論選上與否都能虛心接受，而我相信只要一切條件水到渠成，我就能獲得這個職位，反之亦然。我不怎麼喜歡整個遴選過程，也不喜歡需要經營公眾形象，這對我來說非常累人，也要負擔不少責任。我最終沒有獲選，但在我離開警務部門後，我獲聘擔任威斯康辛州假釋與觀護部門的主任。儘管這份工作如此艱鉅，我仍有不少收穫，更使我在種族、族群、健康與福祉等議題上有不少貢獻。

在擔任假釋與觀護部門主任期間，我得以展開最有創意的一項公共安全計畫：丹郡時間銀行（Dane County Time Bank）。我們設立了一套以物易物的系統來彌平階級差距，讓人們可以更公平地獲得資源。舉例來說，我們為那些遭逮捕、第一次與警察接觸的孩子們推出了一項犯罪預防計畫。警察會將他們送交少年法院，並由他們的同儕組成陪審團。若這些孩子服滿刑期，就能獲得「時間貨幣」。我們也為服滿刑期的受刑人創立更生計畫。我至今仍是該計畫的董事會成員，但最終明白自己擔任這項工作，只不過是要幫助州長免於經歷醜聞，於是我選擇離職，但依然提供顧問協助。

後來威斯康辛州司法部長聘請我擔任助理司法部長，不只允許我執行所有計畫提案，也答應我對工時的要求。我在這裡大展拳腳，完成不少積極的社區組織計畫；以健康和福祉之名，為司法部門人員提供正念訓練；與全國性聯盟一起推展鼓勵加強社區守望相助的計畫。

我用人們能夠理解的語言來講述正念訓練。舉例來說，我用「柔話術」代替「非暴力溝通」。由於我至今已任職過各級司法崗位，因此認識了不少人，也累積了信任度。你必須在專業能力上取信於人，人們才不會覺得我只是古怪的新紀元運動擁護者，因為他們知道我了解司法工作的內涵。我很開心能看見正念訓練融入司法系統，也很幸運能接觸正念，並讓這種禪修方式持續影響我的生活。

建立支持體系

我的工作一向與社會正義有關，而自從接觸正念後，我也開始以截然不同的方式面對工作，成效也變得更好。我深信最重要的就是先改變自己，在自己身上下工夫。自然而然地，就能把自己學到的一切教導融入工作中。就像釋一行禪師，他的教導並非來自他的話語，而是體現在他的行為上。他的所做所為都在弘法，只要待在他身邊，就能有所收穫。而我也熱愛他鼓勵人們追溯自己的文化根源，讓世界上的所有人都能從自己文化的角度來了解正念。

反思工作對我造成的負面影響時，正念最有幫助的地方就是：鼓勵我不要吸收負能量。身為警察，我們每天都要吸收不少暴力的能量、必須面對不堪入耳的各種情境、必須前往腦漿橫飛的車禍現場、見證那些隱而未現的悲劇與苦難，並因此受到創傷接觸反應影響。儘管我們並非隨時感受到它的威力，但其影響力一直都在。

而我們這一行又盛行陽剛式的社會規範，講求「你是否夠堅強，能照顧自己與他人，而且不受工作影響？」這很困難。為了完成工作，必須封閉自己的部分感官，否則什麼也做不了。在我開始正念禪修前，我就察覺到自己無法再用心投入工作。某種程度上，我無法再做好自己的工作，因為已無力理解自己所面臨的情境，以及面對這些情境時的感受。

我認為照顧自己需要做到三件事：首先，我們需要**了解自己情緒變化的循環，認清具體發生的狀況，並正面迎戰**。

再者，我們必須**結交警界以外的好友**。我們經常抱持「非我族類」的思維看待警界以外的人，常想：「只有同袍和我能夠理解，別人不會懂。」因此我限制自己在工作之餘與同袍聯繫的頻率。我漸漸學會也了解到，喜愛發號施令、良好的偵訊與訊問技巧等工作時很受用的技能，並不能讓我們成為親密關係中的好伴侶。但總是得有人做這份工作，而我對警察抱持崇高的敬意。我熱愛威斯康辛州的法律，因為在州法上，警察被稱為「維和使者」。警務工作非常高貴，但也很艱辛。人們通常不想跟警察扯上關係，因為一般而言，這意味著自己惹上麻煩了，因此執法時很難獲得大眾支持。

第三，就是要**有自己日常的修行習慣**。我有一位僧迦的支持，而我認為釋一行所說的「需要有一個支持社群的概念」很重要。我的伴侶和我信奉相同的靈性價值，我身旁也有一群非常支持我從事這項工作、並了解將之完成需要勇氣的人。我擁有自己的支持體系，能夠幫助我更進一步實踐自己信奉的價值，並在我盲目、受人影響而偏離軌道時提醒我，讓我維持信實不變。

我不知道未來會如何發展，但最終總會有個走向。以往我的面前總是有著能大展身手的舞臺，只要我試著做好下一件事情，其他就會順水推舟。有段時間情況並非如此順利，而當時我並不明白，這是因為當時我的思考由情緒而非智慧主宰。

我認為自己只是探索真道的初學者。我很喜歡釋一行對警察的看法，因為他明白我們同時需要溫和與激越的同情心。只要你的出發點來自於善意，而非憤怒，就能有更深厚的影響，結果也將截然不同。

你面對自己的工作時，出發點來自善意，還是憤怒？你心中充滿什麼情緒？你如何對待自己的工作？在更進一步推展自己的志業前，你得先在自己的心中找到平安。

第四部分

找到適合自己的創傷照管方式

創傷照管五大方向

北方
水
創造探究本心的空間

- 我為什麼從事目前的工作？
- 我是否試圖征服創傷？
- 我能夠繼續過這樣的生活嗎？

西方
氣
尋找平衡

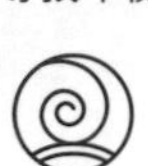

- 在工作之餘也用心享受生活
- 讓能量流動
- 感激

每天
練習
對齊本心

東方
火
選擇關注焦點

- 我把自己的焦點放在何處？
- 我的 B 計畫是什麼？

- 建立微觀文化
- 學著同情自己與他人
- 如何推動大規模的系統性變革？

南方
土
建立同情心與社群

一套日常幫助個人、機構與社會處理人類、其他生物與地球面臨的困境、痛苦或創傷的做法。了解在照顧他人與周遭世界時也要自我照顧，可以大幅增強我們的能力，以兼顧道德和誠信的方式，為未來世代創造改變。

第七章

遵行創傷照管五大方向

在展開這段旅程前，請謹記你並不孤單。幾乎所有靈性教導都有相關的故事或文本，可以指引你找到自己專屬的創傷照管路徑。任何一種教導都能幫助你找到答案，並讓你徹底從中受益且盡最大可能幫助他人。

在本書中，我制定了「創傷照管五大方向」做為引導工具。這是羅盤，可以幫助你我持續評估自己的狀況，並了解自身需求。制定時，我仰賴的是亞洲、美洲，甚至歐洲許多原始文化所信奉的世界觀。除了東西南北四個基本方向外，先民們還設想了第五個方向。這有時被視為連結地球與天堂地獄的核心元素。

這個方向廣稱為「中心」「此處」或「靈性方向」。

先民們知道這個方向能與其他四個整合連結在一起。在現代世界，我們常將東西南北視為地圖上指向不同路徑的箭頭名詞。對於遠古時代的人們來說，這四個方向誠然與自然現象有所關聯，因此各自代表不同的顏色、材料、季節，以及抽象性的特質。舉例來說，東方就是晨起的方向。在中華文化中，東方象徵春天，因此是綠色、藍色，且代表樹木；

對美國原住民族群切羅基人來說，東方則代表紅色，因為代表從寒冬中甦醒過來，重獲新生。

從上述說明中，我們可以輕易理解羅盤中的每一個點，如何與不同的靈性體驗緊密相連。在北美原住民的文化中尤其如此，人的一生經常被視為這五個方向的交互作用，每個人在生命中都會前往由這四個方向代表的象徵性目的地，每趟旅程都是遠離再重回中心的過程。

說到這裡，你應該會發現，這套模型與我們建立創傷照管能力的模式十分相似。

對創傷照管而言，第五個方向就是我們互聯的人類核心，也就是本心。我們踏上每條路程的經驗，都取決於個人的身分。但我們也敞開心胸，從這些經驗中學習，讓它們有機會改變我們，更讓面對下一段經歷的方式有可能與以往不同。核心是嚮導，但如果我們盡情享受人生，這個核心也會持續不斷變化。

從事助人工作的過程中，我們得持續找到自己當前的核心，以重獲力量。同時，也要努力有意識地確實專注在生命中的基本要素，以提升自我認識。在創傷照管羅盤上，從四個向外延伸的點中所學到的事物，可以成為工具，幫助我們每天學著再次對齊自己的本心。與本心的聯繫越強烈，就越能掌握自己內在的智慧、自由意志、悲憫與平衡等特質。

「創傷照管五大方向」不只提供一套世界觀，也給了我們探索世界的一系列指引，幫助我們得以創造並維繫自己的福祉，就算在最艱辛的時刻也屹立不搖。尊敬世界各地的文化傳統，讓我們得以運用這些方向，幫助我們反求諸己。這是我們最有希望汲取包容、和平、健康、成就感與喜樂等力量的地方。

你可以透過許多方式利用「創傷照管五大方向」。開始時，請務必採納我在前幾章說明的方式，來運用羅盤上的點：探詢、專注、悲憫、平衡與對齊本心。漸漸地，你也許會發現其他意象。

我將在以下章節中，簡要討論通常與這些方向相關聯的色彩與元素。我們每個人都會透過不同的途徑來回歸本心。土地通常與南方相關，所以對某些人來說，從土地汲取力量，而非理性思考社群與悲憫心，會更有效果。對其他人來說，也許結果恰好相反。我也列舉各方向的其他特質，希望能為大家提供更多選擇。

如同二二四頁的插圖所示，每個方向都獨一無二，卻又能整合在一起，創造出生動、完滿的圓。單單看著這幅圖片，也許就能提醒你，如何在日常生活中重新對齊自己的本心。試著在通勤工作、處理生活大小事，或是夜裡躺在床上時，花幾分鐘時間默想這幾個方向。這是開始每日正念修行的一種方式。當然，你也可以將「創傷照管五大方向」與你自己的靈性儀式結合在一起。

藉由這幾個方向及其代表的元素，我們能夠發揮創造力。最重要的是，這是一個讓我們不斷維持對齊本心的習慣。當我們這樣做時，就處於第五方向。

無論是工作或生活遭逢低潮、烈火、流沙、風暴的情況，都可能會讓我們覺得難以招架、受到衝擊、無法發揮最佳表現以及頹喪，而有時這種感覺一天就出現好幾次。而「創傷照管五大方向」幫助我們重拾平靜，再次想起自己的身分、自己的目標與自己的需要。無論周遭的人事物有多失控，只要對齊本心，就能讓我們停留在有智慧、通達與心靈健全的完美境界。

在我們建立起個人的應對途徑後，就能主動而非被動回應自己的處境。持續努力下，可以**確保擁有豐沛的內在資源，能夠照顧自己，也照顧他人和環境。這項能力就是創傷照管的根基**。

在以下數章中，我會提出一些建議來幫助你建立起自己的創傷照管途徑。如果你在尋找屬於自己的全新途徑時需要指引，歡迎使用「創傷照管五大方向」；如果你希望自由探索，也可以放心讀下去，相信你會從中發展出屬於自己的獨特做法。

第八章
北方：創造探究本心的空間

創傷照管的旅程從北方開始，我們在此**仰賴水這項元素汲取勇氣和智慧，讓自己專注在當下**，停下嗡嗡作響的煩擾思緒，只定睛在周遭環境。我們要試著營造空間感——如同眺望大海般享受無邊無際的海平線。在這個遼闊的制高點上，捫心自問兩個重要的問題：「我為什麼從事目前的工作？」「我對現在的工作滿意嗎？」（要回答這些問題，我們也必須探索「征服創傷」〔Trauma Mastery〕的概念。）切記，所有已知生命都必須靠著水生存，生活的品質取決我們是否了解自己為何從事目前的工作。

我為什麼從事目前的工作？

我有次看到喬治．艾爾瓦拉多（Jorge Alvarado）在一場治療儀式協助一位婦女。他既是美洲原住民寇胡提克族（Coahuiltec）菸斗攜行者（編按：Pipe Carrier，透過菸草帶來的生命氣息引導，給與來自造物者洞見和真理的療癒師），也是北美拉科塔族日舞者（編按：日舞為美洲原住民的一種祭祀舞蹈儀式，對舞者而言是艱辛的考驗，目的在於為個人、家庭社區的利益做出犧牲，並須在露天和任何天氣下禁食數天）。他告訴這位女士：「妳就是那種每天都會問自己『我是誰？我在這裡做什麼？』的人」

某種程度上，每個人都需要回答這些問題。正念便是從洞察當下的感官體驗開始，並延伸擴大至日常生活行為的覺察。從我的自身經驗來看，如果對自己的動機毫無概念，就沒辦法徹底了解自己在做什麼。很少有其他事物如同自知其行一樣，具有極其強大的影響力。十九世紀的普魯士哲學家弗里德里希．尼采曾說：「知道自己為什麼而活的人，就可以忍受生命中的一切。」

將這樣的自我探詢應用在工作上，就能幫助我們有架構地了解自我目的、動力與盼望，以及爲什麼選擇在自己的生命中，賦予助人與醫治他人如此顯著的地位？

我鼓勵大家誠實面對自己投身目前工作的原因。從最簡單的問題開始，看看答案通往何處：你為什麼願意每天搭車通勤上班？你為什麼願意持續參加社群聚會？也許是因為你可以為自身領域帶來重要貢獻；或是你在電腦硬碟中找不到自己的履歷表了，所以懶得應徵新工作；又或者你可能迫切需要健保；也可能是因為你害怕改變；更可能是你希望征服創傷（稍後會在本章節中討論此概念）。

無論你的答案是什麼，問問自己為什麼從事目前的工作，可以改變你的想法，了解自己確實有選擇權。

是因為我們黑人常常淪落下獄，我才選擇從事目前的工作嗎？我們的家族中流傳著一則關於我祖母的軼事：她體力衰弱到幾乎無法離開搖椅，卻能用自己隨身攜帶的手槍，打傷一位來逮捕我叔叔的白人警察。他明明一整天都沒離開過家門，在某個角落用手洗衣，但警察卻來逮捕他。我祖母痛打了那警察一頓，直到那位警察落荒而逃。我永遠忘不了這則故事，始終緊緊銘記在心。——約翰・布魯金斯（John Brookins），前黑豹黨員、囚犯更生計畫專家、華盛頓州西雅圖自由教會男性牧區區長

反思讓我們每天都清楚了解「自己從事目前工作的理由」。誠如我們在第二章中討論的，某些機構在組織架構中採取了危機處理模式，以適應在工作上面對的危機。這類機構可能不鼓勵反思、獎勵埋頭苦幹。但是，就算你所屬機構或身邊同事反對，或缺乏對於反思的認識，你也得致力保留反思的空間。

如果你開始動搖，便提醒自己：反思能有效消除因接觸創傷而產生的絕望感。

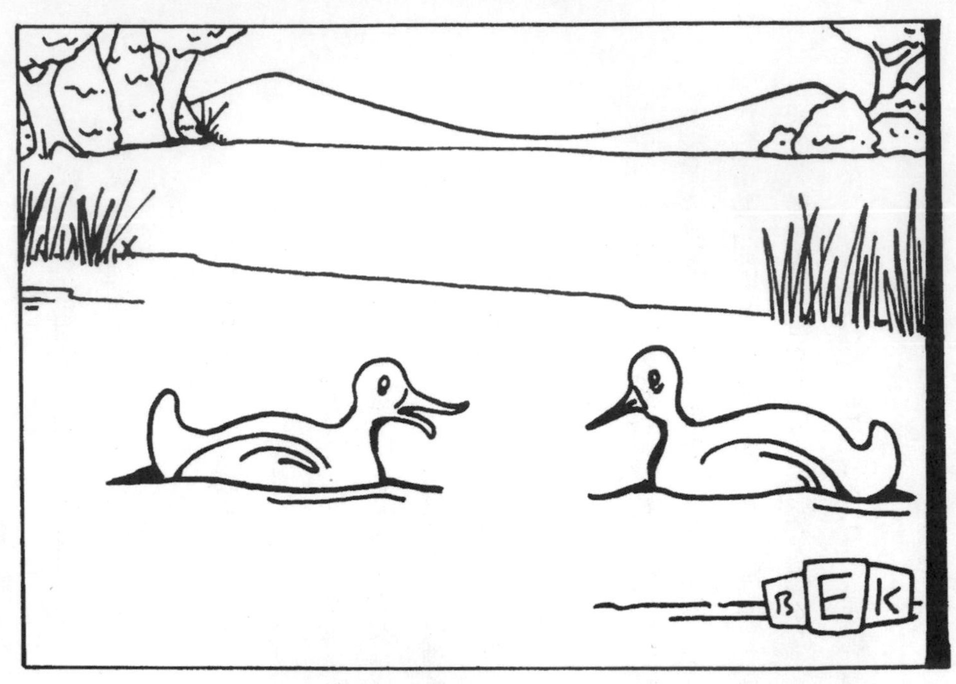

「也許你該捫心自問，到底為什麼要引來這麼多獵人追捕自己。」

我們在工作時面臨許多考驗和困難，很可能因此看不清自己為了什麼從事目前的工作。當我們排出時間來思考目的，就能再次回憶起當初形塑自我經驗的需求和渴望。我們會想起原來自己能夠採取行動改變生命的方向，因此不會強烈感覺自己受一連串無法控制、令人無法喘息的事件所宰制。

試一試

一　在開始一天的工作前，花點時間確實停下來問自己：「我為什麼從事目前的工作？」聽到自己的答案後，溫柔地提醒自己，你正在決定選擇從事這項工作。深呼吸，好好消化覺察到這點所賦予你的責任感和自由。

二　定期和某人討論你為什麼從事目前的工作。選擇一個值得信賴、願意提供支持且有智慧的人當傾訴對象。要求對方專注聽你說話並給予意見。在從事助人工作時，免除孤立感很重要。

三　定期寫下你從事目前工作的理由。把這些文字收藏在某處。當你覺得迷失方向，放下與服務對象的諮商時間、員工會議或是董事度假會議，找出你寫下來的這些工作動機。提醒自己，有哪些動機與自己有關，哪些則完全無關。

〔小專欄〕

機構喊暫停，讓員工找回本心

西北移民權利計畫（Northwest Immigrant Rights Project）是一個成立超過二十五年的機構，致力推廣華盛頓州低收入移民社群法律權利和尊嚴。他們透過法律代表、教育和公共政策，促進並保障移民的法律身分。西北移民權利計畫服務所有國籍的移民，包含拉丁美洲、亞洲、中東、東歐、西歐，還有非洲的低收入移民。我在一九九〇年代時曾在這裡進行過創傷照管工作，並認為這個機構擁有十分特別且美好的文化。不僅員工投注大量心力，對服務對象的悲憫之心也永不枯竭。我每次到他們的機構時，都能深刻感受到這些力量。

西北移民權利計畫自創立以來，就處理不少讓人揪心且緊急的案例，許多甚至涉及個人生死。一九九〇年代中期，此機構已無力回應所有求助電話。機構律師必須身兼許多訴訟，擔心自己誤了服務對象的事而被告怠忽職守。在束手無策的狀況下，他們只好指示受理個案的員工開始拒絕那些需求較不迫切的服務對象。

曾在西北移民權利計畫擔任家暴防治單位統籌長達七年的唐娜・勒文（Donna Lewen）分

享：「我記得自己說明這項決策時，援助熱線員工的眼神是什麼樣子。他們在第一線接聽電話，聆聽那些面臨死亡威脅且亟需法律援助的人，述說一個又一個可怕的故事。現在卻得說：『真抱歉，我們無法再處理更多案件了。』但你能把這些人轉送到哪裡去？多數人找不到其他可以支援的機構。要原先接受個案的員工拒絕尋求幫助的人，實在太令人難受了。」

這些工作者於是在巨大的壓力下，開始分崩離析。

情況變得越來越艱難，而在收到員工大量的反映後，西北移民權利計畫當時的執行長薇琪·史提弗特（Vicky Stifter）做出了一個極其嚴峻的抉擇：徹底關閉受理個案的部門。直到解決問題前，都不會再接收新的服務對象。史提弗特回憶：「這麼做是為了『挽救這艘即將沉沒的船』。我們當時受理的個案數量已超過負荷，若不採取行動，將玉石俱焚。」史提弗特認為採取行動解決員工面臨的危機，是她身為執行長的職責。

因為我沒有直接面對這些問題，所以比起要直接聆聽服務對象經歷的人，我來下這個決定更容易些。當機構內的個人必須靠自己來決定極限在哪裡，且只能一而再、再而三依賴自己面對受創傷的人，根本無法做出這樣的決定。機構有義務做這樣的決策。

我們希望（藉由關閉個案受理部門）能讓每位員工心裡更加踏實，並大幅減輕全體的壓力。我希望保護機構內的人們免於創傷接觸經歷。要下這個決定很困難，且當你看到人們抱持著需要前來求助，我們卻無法回應時，真的很揪心。但我們都知道繼續（開放受理個案），情況就永遠不會改善，且就算我們受理更多個案，還是遠遠無法滿足外面的需求。我們需要盡可能以更有策略性且健康的方式應對。

在這項決策確立前，機構內發生重大的內部衝突。援助熱線的員工難以遏制自己的絕望感，發怒責怪其他員工沒有用盡全力。而對於律師來說，他們知道以機構目前的狀態來看，眼前的個案量讓他們無法再負責地提供優質服務，但有些人也想責怪受理部門，如果可以用最好的方式篩選服務對象，也許就不必關閉這個部門了。

勒文回憶：「我們當時不大確定受理部門要關閉多久，而隨著停止受理個案的時間越長，一切也感覺越不道德，彷彿還在水底試著找到浮出水面的方向。機構受理的個案量遠超過能力所及，因此所有人的工作時間都很長，這也削弱了人們的力量。儘管我們讓情況稍稍回歸掌控，可以六點下班，而不用待到七點，但還是精疲力竭，且仍需要時間復元。儘管我們不再受理新個案，忙碌程度依舊十分驚人。我們之前到底是怎麼辦到的？

「我們有可能再重複以往的狀況嗎？我們終於明白自己不可能什麼都做得到，也根據這樣的現實開始制定計畫、捫心自問：『要如何盡力完成我們的工作？如何保護那些必須拒絕求助者的同事？』我記得自己想到——讓我們別自以為是唯一能幫助這些人的機構。」

史提弗特也同意這個想法：「我們是要在某些地方提供某些幫助沒錯，但**認爲自己有義務照顧所有人，就太自我膨脹了。因此做出改變，有一部分在於學習謙遜，了解有哪些是能處理的部分，且盡全力做好這一塊**。然而，不用負責打理全局。」

組織的改變，帶動個人的成長

漸漸地，西北移民權利計畫做出一些改變，使得整體運作更加順暢。機構聘請了外部顧問，協助員工制定長程計畫，並開始以群體為導向，而非一對一協助客戶；也製作了更多文宣，並限縮受理個案的時間；更開發了為潛在服務對象提供初步資訊的電話系統。此外，也不再要求受理個案的員工親自轉介服務對象，而改採自動化的語音系統。

勒文回憶道：「我們問自己：『讓真人來拒絕求助者，是妥善運用資源的方式嗎？若我們不使用真人回覆，是否道德？』」

必須關閉個案受理部門的現實很殘酷，有些社區領袖和機構很支持，但也有些人批評。勒文一方面必須與這些抨擊角力，另一方面也記得她當時想：「我們只是在更廣大且問題更嚴重的司法系統中，扮演一個小小的環節，為什麼搞得好像也該負責國家的外交政策。」

律師助理強納森．摩爾（Jonathan Moore）在西北移民權利計畫擔任受認證的法務代表長達十六年，人們告訴他關閉個案受理部門傷害了機構聲譽，他說：「想到人們可能會認為關閉個案受理部門，有損我們對社會正義的核心追求，就讓人很沮喪。對於那些每天直接與公眾打交道的人，也就是個案受理工作者來說，遭他人輕視是很難受的經驗。」

史提弗特也提到，與不諒解的社區成員打交道時感覺有多糟：「我們關閉個案受理部門的決定並非廣為大眾接受。我並不認為這是最好的策略，但我相信了**解如何避免接下超乎能力所及的工作量很重要，且有時候，當你無能爲力時，最好就是徹底停止手上的工作。**」

儘管關閉個案受理部門的決定很艱難，勒文說：「但一切確實有了改變。我記得自己鬆了一口氣，並感受到一絲平靜。先前過度工作時，有種無力感。我們的腦子裡，助人的欲望和明白自己能力極限的痛苦認知持續叫囂，這兩種聲音遲遲不退散。儘管我們還是得瘋狂工作，但可以花費更多時間專注在每一個人身上。不必再擔任戰鬥律師，也不用時時刻刻消化危機。我們有空間和理智可以反思自己從事的工作，而不只是專注在我們還有什麼沒做到。我認為這對於減少腦海中喧囂的噪音有所幫助。儘管關閉這項服務才叫負責任，但每個人都不覺得這麼做合理，因而讓重啟個案受理部門好似永遠都是迫在眉睫。」

摩爾說：「我記得處理移民遣返的案例時有多辛苦、需要投注大量勞力，並要從頭到尾全程參與聽證會，並全心希望自己表現良好。這些全部都得靠自己，且必須在『做好手上工作』與『做更多工作』間掙扎。當然，你必須對自己代表的服務對象忠實，不能優先看待還沒受理的案例，但還是會忍不住去想、希望記下自己手上案例的所有事項，也許已做得太多，但永遠不知道自己做得是否充分。必須判斷自己做得是否足夠，以及什麼時候才能受理更多案例，這是最困難的地方。」

另一位西北移民權利計畫的員工則透露，在正式關閉受理部門前，大家找不太到理由讓自己慢下腳步休息。她自己認為：「不再投注心力於工作的唯一正當理由，就是生小孩。我記得自己心想，那是唯一能停止目前工作的方式。幸運的是，我也想要小孩，但有這樣的想法感覺挺糟糕的，不是嗎？從事社會正義相關工作時，我們真心希望人人的生活更美好，而非成為社會中景況最糟的人。如果我們真的了解生活在如此殘酷的環境下是什麼感覺，看到自己的工作環境時，就不會將這份工作想得那麼美好了。」

摩爾還記得：「我們一直在試圖改變受理個案的方式。有時候我們看起來好像只是把問題當皮球般踢來踢去，但機構內確實有不少討論，而我認為這很有幫助。」史提弗特則說：「當時我還不知道創傷接觸反應是什麼，我真希望那時就懂這個概念了。我認為如果自己更清楚每位工作者面臨什麼狀況、知道要注意什麼跡象，以及這些狀況師出有因，我就能更有效地提供幫助。」

西北移民權利計畫從關閉個案受理部門開始，逐漸走向更溫和的路線。史提弗特說，當機構選擇溫和的策略後，這樣的文化慢慢滲透到機構裡，而員工們開始融入新的文化，並產生截然不同的工作期待。她也訴說自己如何漸漸達到生活上的平衡。

「過去我徹底失去個人生活，一路上喪失了不少小東西。生小孩是一個重大的轉捩點，讓我了解這樣繼續工作行不通，而且我為了工作已經犧牲太多。我**讓生活達到平衡的最成功經驗，往往源自於我專注要完成某件事，並拒絕其他十二件事**，且我曾見識過這樣做可以多成功。在我擔任執行長期間，我一週會利用三天午後會去ＹＭＣＡ游泳一個小時。人們不明白我怎麼有辦法把時間花在這裡。我會告訴他們：『走出大門就對了。』我知道選擇去游泳一點也沒關係，在我回來時，工作還是會在那邊，跑不掉，而能夠離開一小段時間，對我確實很有幫助。」

薇琪．史提弗特現在是俄勒岡州胡德里佛教會的牧師，而我們談話結束得正是時候。她說：「不管情況多險峻，我決定每週二都要去上瑜伽課，所以我現在得走啦！」

我是否試圖征服創傷？

我想念我的創傷。——創傷倖存者

思考為什麼從事目前的工作時，我鼓勵你問問自己，「征服創傷的欲望」在你生活中扮演什麼樣的角色。

征服創傷是應對創傷的一種方式。對許多創傷倖存者來說，在創傷事件發生時失去掌控權，是整體創傷經驗中最令人害怕且不安的一部分。面對無力控制的創傷事件，每個人的焦慮程度不盡相同，一切取決於我們希望自己對生命中一切事務的掌控度有多高。無論是哲學、靈學還是宗教，都要我們對更高的主宰抱持信心。然而，面對創傷，最難接受的莫過於失控感。

人類爲了消除這種感覺，往往會盡可能創造或是複製類似創傷事件的情境，讓自己在新的情境中發揮能力、主導全局，企圖藉此扭轉曾經束手無策的創傷情境；試圖說服自己，這一次結果會有所不同，或至少希望如此。

這是一種很複雜的應對機制，而且多數都是在無意識中發生。如果我們留意到自己試圖征服創傷，並嘗試以理解、正念和誠實的態度面對，這種應對機制反而可能幫助我們從創傷中恢復。然而，我們在試圖征服創傷時，多半還是缺乏覺察力與目的性。而且，只是被動反應，又想盡可能取得一點掌控權，最終還是會被失控感吞噬。極端一點來看，在無意識的情況下妄想征服創傷，很可能增加自身遭遇危險，或暴露於不安情境中的風險。這顯然對我們無益，而且只會陷入再次試圖征服創傷的惡性循環。

我們必須以謙卑且同理的態度審視自己和他人，才能釐清這種心理機制。試圖征服創傷是人類應對創傷的基本反應，若沒有認清這一點，很可能會譴責自己，甚至怪罪那些創傷受害者。但我們若能以開放、絕不批判的態度，來了解這樣的心態如何影響自己與他人，就能從中得到寶貴的見解。就算最終確定自己並沒有試圖征服創傷的問題，也能更懂得如何同理有類似狀況的同事。

生活中，我們會試圖在活動、關係與職涯選擇上征服創傷；在花最多時間做的事情上，發現自己試圖征服的徵兆。例如，某位背包客在旅途中失溫，造成手指或腳趾凍傷壞死，他可能會年復一年回到當初意外發生之地，希望這次不會再遭逢不幸。

天災發生過後，尤其常見人們試圖征服創傷。卡崔娜風災的九個月後，我在紐奧良舉辦了一場有關征服創傷的工作坊，一位與會者說：「這概念非常愚蠢。」然而，這位與會者的同事迪娜·班頓花了點時間整理自己的思緒後卻說：「假如我們認真思考一下，其實大多數人現在的確試圖在紐奧良征服創傷。」這場天災剝奪了他們與其他人的日常生活及自我意識，而她認為僅僅是留在紐奧良這件事，本身就代表了她與同事們在某種程度上，都試圖重新獲得掌控權。

我們也可以在關係中發現征服創傷企圖的蹤影。

就像有位同事曾告訴我：「到了某個時刻，我突然發現自己半個朋友也沒有，只剩下處理不完的個案。」你也可能曾聽見認識的人（或者是你自己）說「我嫁給了我的兄弟」或「我覺得自己好像在跟我媽約會」。

琳達・姆尼（Linda Mooney）說，北美原住民的靈學認為這種現象絕非偶然。當生活中出現這些帶來麻煩的人物時，與其感到困惑、受傷，我們需要把握主動地位，邀請這些人蒞臨我們的生命。這些受吸引而來到自己生命中的人，就是我們最迫切需要學習的對象。而類似的人會反覆出現，直到我們徹底了解該學習的功課。

這套哲學甚至表示，我們選擇了自己的原生家庭。無論你是否同意這樣的信仰，將我們生命中的麻煩人物視為老師，而非痛苦的根源，是很有幫助的。如果我們知道自己在關係中扮演重要的角色，就能獲得智慧。所以可以問問自己：「我曾經歷過這樣的狀況嗎？」「我還有什麼沒學會呢？」

儘管第一手的創傷經驗會造成個人的痛苦，卻也能昇華成社會與藝術行動，

進而成為社會變革的重要動力。——貝塞爾・范德寇，臨床醫師、研究員、教師

職涯的選擇也經常反映征服創傷的企圖心，這也是人們選擇繼續從事「助人工作」的原因之一。舉例來說，儘管人們知道此領域的薪資低、工作困難、資源稀缺，有些人還是選擇投身這項工作，而且所選擇的助人領域，與自己先前的創傷經驗相關。就是為了掌控過往經驗遺留的駭人迴響。

像是曾罹患產後憂鬱症的母親，現在成為新手父母支援小組的組長；或是旱災的倖存者，現在主管地區水井興建計畫的國際援助；又或者因為父親在執行警察勤務時遇害，自己也決定選擇成為執法人員。有位負責審查社工碩士學位課程申請的人告訴我，至今她讀過的每一篇申請論文，都記載了個人的創傷經驗，以及這如何成為申請者決定就讀社工碩士的主因。

也有許多領袖的職涯選擇受到征服創傷的欲望驅使，拳擊手「颶風」魯賓・卡特就是一個例子。這位職業拳擊手曾經遭誤判謀殺罪，而坐了二十年的冤獄，因此積極為冤獄受害者倡議，而他從自身慘痛經歷中學到的智慧與覺悟，促使他努力創造更美好的世界。

我自己的父親亦曾經歷與自身過往和解的旅程。我父母的婚姻在母親因癌症病逝時終止，在那之前，他們已結褵二十載。當時我哥哥十六歲，而我才十三歲。我父親是一位自

營商，在公關產業頗有建樹。在母親逝世多年後，一件公關工作讓他接觸了一項幫助癌症病患子女的醫院計畫。他開完第一次會之後沒多久，就結束了自己的公關公司，創立一個專門幫助癌症病患子女的基金會。他在全國與國際間為此議題奮鬥不懈，甚至主編了一本談論此議題的專書，每天都懷抱誠摯的熱情和驚人的執著投入這項志業。他在專書中寫的致謝詞能夠忠實反應他的堅持：「僅獻上我的愛給兩位優秀的孩子（現已長大成人），克雷格與蘿拉。真希望我以前能為你們做得更多。」

企圖在工作中征服創傷的人，可能會發現自己很難區分過去與現在的狀況。無論是正在努力推動難民權利的蘇丹達佛難民、成為檢察官的受虐兒，他們為了征服創傷而做出職涯規畫，深刻明白自身工作的代價極度高昂。因此對自己與他人的期待可能難以企及，甚至帶來有害的影響。

持續探索征服創傷的念頭，如何在我們的工作與個人生活中發酵，是覺察自身處境的第一步。同情自己至關重要。我們要主動出擊，用心、刻意地幫助自己從創傷中復原。放眼世界，有無數榜樣可供我們學習，這些人在修正這個世界的同時，也修補了自己的心靈。

有時候我們想征服的創傷已超出自己能力所及，這時候我們會透過不同但相關的工作來緩和自己的創傷，開始踏上復元之路。

我有位同事原本在西非雨林深處，研究非人類靈長類動物與其他大型哺乳類動物。然而，隨著內戰爆發，他的工作被迫中止。當他再度回到西非時，已經無法再繼續從事動物研究工作，但是他找到另一種從創傷中恢復的方式：「我不知道如何與過去和解，但我想繼續前進，找到其他能做的好事。去年夏天，我率領一支由三位婦產科醫師組成的團隊，在偏鄉醫院進行數十臺生產性瘻管修補手術。毋庸置疑，這些婦科創傷有不少都是內戰期間的性暴力所導致。儘管我完全不認識她們，卻徹底改變了這數十位女性的生命。這就是我所謂繼續前進的意義。我相信要能通往未來，必須先穿過自己的夢魘。在西非的經歷讓我學到這寶貴的一課。」

試試看

一　想想看征服創傷的欲望對工作的影響有多大。問問自己為什麼從事目前的工作，看看是否有任何過往的創傷激勵你這麼做。

二　如果你認為征服創傷是自己受到現有工作吸引的原因，評估一下你在生命中的其他面向如何試圖彌補過往傷痛。有其他方式能幫助你復元，減輕依賴工作的潛在補償心理嗎？

三　想想你認識的人（無論是生活中熟知的人或媒體名人），有誰以精妙的方式，將征服創傷的企圖應用於工作上。

人物檔案05

改變的方法一直在自己身上

扎伊德・哈桑（Zaid Hassan）

● 英國倫敦

● 現職：講師、作家、社會企業里奧斯（Reos Partners）創辦人，正在撰寫一本關於積極回應文化破壞的書。

● 經歷：曾與傑納倫顧問公司合作幾項長期計畫，包含北美及歐洲的永續食物供應鏈、印度的兒童營養不良問題，以及加拿大的原住民關係。

我認為要從環境開始談起，而對我影響最大的環境莫過於我的家庭。從小到大，我家始終擺脫不了難民身分。我們自小就被教導，這世界上沒有任何問題會嚴重到自己無法負荷。事實上，有很長一段時間，我也從未質疑過這樣的心態。直到過去五、六年來，我才開始認真審視這個想法。

我的祖先和父母的歷史，正是我個人經歷的一部分，我每天都清楚意識到這對我的工作有多大影響力。我的祖父母與外祖父母原本都居住在加爾各答，在一九四七年印巴分治時搬到東巴基斯坦。那是有史以來規模最大的群眾運動，不僅帶來嚴重創傷，我的家人們也在搬家時失去一切財產。而一九七一年東、西巴基斯坦爆發內戰，當時我的家人們住在孟加拉這一邊，必須逃亡到克拉嗤，於是再次變得一無所有。後來他們在一九九〇年代時定居中東，但一九九二年時，只因為我父親與一位當地統治者意見不合而得舉家逃亡。長年流亡的經歷變成一種奇怪的模式，全家人也或多或少都從中習得某種心態或信念。我過去未曾真正探索這些經歷的意義與對我的影響，但我知道影響確實存在，就像我能夠在雲霧中朦朧見到某樣東西，卻無法撥雲見日看個清楚。

在傑納倫顧問公司（負責處理全球棘手社會議題的顧問公司，訪問當時，哈桑任職於此），促使我接觸既膠著又極其痛苦難忘的複雜狀況，因此我涉及的工作基本上就是一種創傷。而之所以會提出創傷接觸反應與創傷照管，是因為在我們合作的機構中，人們皆傾向「打落牙齒和血吞」。因此，我們的機構也開始長工時、無時無刻都在搭火車和飛機出差的嚴峻生活。儘管我們曾討論要在工作與生活間取得平衡，卻未曾真正落實。

我在印度執行一項改善營養不良狀況的計畫時，突然有所頓悟。我們在印度的團隊重現了某種傑納倫顧問公司的職場文化：強調絕不抱怨、工作時努力十倍，且永遠不停下來檢視這樣的模式及其造成的影響。這使所有人總是精疲力竭，也缺乏處理複雜問題的能力。在連續三個星期的計畫終於到了尾聲時，那真的是我有生以來最糟的工作天。不只團體分崩離析，每個人也十分崩潰，一切糟糕透頂。

我和一位同事分享那次經驗時，提到我們也安排了一段大自然獨行活動，讓每個人獨自進到森林裡。我說，其中一位男士在自己的帳篷裡待了一小時後，就完全無法再獨處下去。後來我們才知道這次活動讓他回想起艱苦的童年和青少年時期，且他從未好好面對自己的創傷過往。

結果同事問我：「如果創傷浮現，影響到社會心理與個人層面時，你能夠為人們提供什麼幫助呢？要是計畫團隊裡有人自殺就糟了。」這真是一語驚醒夢中人，讓我明白我們當時非常僥倖且缺乏準備。我開始反思這趟印度行，以及如果我們能夠注重所有人的健康狀況，一切會有多麼不同。因此，過去一年來，我努力推動刻意營造實現健康與福祉的措施。

動起來著手改變

我們都清楚實現健康與福祉的措施有什麼功用，但僅停留在「知道」而非「做到」的層面。但是，針對在印度推廣的計畫，我們從原先認為「追求健康和福祉是可有可無的事」，轉變成相信「不能放棄追求健康和福祉」。**若希望人們從事助人工作時抱持同理心與關懷，並有良好表現，就得建立正確處理健康與創傷問題的措施。**

在我們的團體計畫中，「體現」的重要性日益提升。但該如何在空間與自身上「體現」

追求的志業？如果是工作準則有問題，我們可以透過討論來處理，也可以實際著手解決。無論是無效的政策，或是一堆房間沒有窗戶的建築物，這些東西實際上都展現了人們看重或不看重什麼事物。我有意鑽研如何改變這些「造成系統性問題」的非語言性工作準則。

我們要關注職場文化實際上如何展現：我們的行為舉止如何？我們對於健康的信念如何反映在空間布置上？要觀察這些東西可能會讓人有些不舒服。就我的經驗來看，人們樂於觀察自己所在空間外的事物，所以要找到其他社群、其他做法的問題很容易，但要反省自己、觀察現在對自身環境帶來哪些影響，則需要不少勇氣和意志力。我們通常認為系統性的變革與自己距離很遙遠，但事實上，改變並非發生在遠處，而是發生在當下所處的環境中，只是我們不會注意到。

有次我們在課程中以短劇形式搬演社區人們的生活百態，有位負責教授肢體與舞蹈的同事突然跳起來說：「讓我們看看這裡究竟發生了什麼事。」當時有位男士扮演講師，正站著對一群代表社區民眾的學員講課。我的同事點出人們身體的姿態所表現出的各種張力，讓我們著實因此了解肢體語言如何展現這個空間裡的權力關係，而改變它又如何影響這些關係。我們特別有興趣的是這些權利關係所帶來的問題。

我不斷聽到人們說：「設計完美的系統必須能產出預期成果。」對我來說，看到一個不斷產出創傷的系統很令人沮喪，人們往往會聚焦在創傷本身，而忽視了創傷的來源。為什麼這個系統會使這麼多人受苦呢？我知道資源並非無限，但僅僅是花費一〇％的資源來對付創傷的源頭，想必就能創造改變。否則，我想沒有人能承受得了助人工作的重擔。

我們需要健康的組織結構

我漸漸了解，要在自己的生活中展現這一切知識很困難。這些想要改變世界的人，確實承受責任帶來的極大重擔，然而改變也必須從個人開始做起。

我發現改變工作的型態可以帶來有趣的影響。對我來說，若我所處環境的文化對於照顧個人的健康僅提供最小程度的支持，我就難以對自己的健康負責。例如：我的工作需要大量旅行，且就算我飛越整個大西洋只為了出席一天的活動，人們也期待我能這麼做。於是我開始拒絕出席。同事一開始對此的反應是憤怒，但我必須努力堅持自己的立場。他們接著會說：「你是否到場非常重要，這是緊急狀況。」而我得回答：「是對你來說很重要，我還有別的重要事情得做，不好意思。」如果你身邊的人們都認為「其他社群的自殺問題」比「你的健康」更重要，想調整自己的優先次序、將個人健康擺在第一位，就變得相當困難。

我可以理解，處在創傷中的人當然會覺得沒有事情比他們面臨的問題更迫切。某方面來說這確實沒錯，然而，當每次的對話都是關於拯救世界、關乎生死時，我必須開始學習拒絕，告訴人們不能以這樣的態度面對問題。我必須明白，就算自己沒辦法提供幫助，也不代表世界會因此毀滅。我認為我們必須退一步捫心自問：「我真的有必要到場嗎？」當有人希望你飛越整個大西洋來這裡出席活動時，確實感覺很不賴，然而這只是虛幻的錯覺而已。

我放棄原先的工作後，轉而創立自己的機構，嘗試從頭開始打造健康的組織結構，而非之後才倉促拼湊相關措施。我誠摯相信好的工作模式要從一開始就打定根基，且我們要加以實踐。

我去年的行程非常、非常滿，以至於我沒有時間放空，什麼也不做。面對這樣繁忙的一年，我的應對方式是花費整整一週時間獨自在家休息。儘管要排出這樣的休假非常難，但能夠和自己自在相處，並放任我內心的任何渴望湧現，感覺真的非常、非常、非常好。頭幾天其實很煎熬，因為生活中有太多容易使我們分心的事物，且我們對於無所事事總是抱持負面的態度。然而，能花時間好好跟自己相處是種碩大的特權，且讓人感到安心。我想更常這麼做，於是開始想辦法湊出三天、或是一個星期來獨處，並在好好睡了一覺後靜觀其變。通常結果都挺不錯的。這不是什麼正規的做法，但**留給自己一點空間著實能帶來很大的改變**，至少對我來說很受用。

和家人維持密切關係，以及與家人相處對我而言也非常重要。我在家庭中學到不少東西，家庭也以某種方式磨練我的耐性。我們內在越有充足的耐心，就越能沉著面對外在複雜的環境。選擇住在家裡，每天與家人相處是個有趣的選擇。我發現，當工作對我造成的影響越大，我就越難好好全身心投注在家庭上。出差一週返家後，我的父母問我：「你不在家去哪了？」

「我就站在這啊。」我回答。

「不，你並非真的全副身心都回到家裡。」

諷刺的是，我的母親從未接受過任何諮商與創傷的訓練，卻能徹底看透我的內心，長久以來她總是能抓到我是否真的身心靈都好好回到家裡。我想她要是知道我在經歷過許多事情，並接受過眾多專業訓練後才認清這點，肯定覺得很好笑。

我不能放棄奉行這些照顧自己的做法。儘管很困難，但這些事情非常重要。如果我沒有好好照顧自己，就無法完成我的志業。如果我真心相信專注在當下的重要性，我就得以身作則。真正重要的事情就在眼前，如果總是把自己累得半死，像隻毫無章法的無頭蒼蠅四處亂竄，就會錯過重要的事。

對於我的工作，我有了全然不同的理解。

有些社會狀況五十年、甚至五百年全無改變，我們必須想辦法用不同的方式面對。你該如何支持其他群體脫離他們慣常的行事作風？我過去認為，教導他們新的技能，像是創作、創新等會有所幫助，但我現在明白，重點是在內心創造或打開一個留白的空間。

該如何建立一個空間，讓人們本就擁有的智慧可以自由發揮？該如何安靜地與自己獨處，並維持同情心和耐心？我們經常充滿疑慮、恐懼和焦慮，而要抑制這種慣性反應確實很費功夫。慢下腳步，了解自己的行為模式，知道觸發這種反應的根源十分重要。無論是在個人或是機構，人們總害怕留下多餘的空間，好像我們就是得不斷想辦法填空才行。

有人曾問榮格：「你覺得我們辦得到嗎？」而他的回答千篇一律總是：**「先打點好自己的心，什麼事都能做到。」**

我能夠繼續過這樣的生活嗎？

我的家人會說，我總在抗拒改變……我知道他們說得沒錯，但我不知道原來自己想要改變。——幫助人口販賣受害者的外展工作者

了解自己為什麼從事現在的工作後，可以再往下一步邁進，問問自己：「還能繼續過這樣的生活嗎？」在答案浮現的時候，可以策略性地選擇要處理哪些問題，以及在何時、用何種方式處理。

詹姆士·姆尼透過主持北美原住民儀式，幫助許多生命中面臨各種挑戰的人們。全國各地都有人要找姆尼和他的妻子幫忙，這些儀式有時耗費一整天，甚至整夜才能完成。人們坐在姆尼對面傾訴自己面臨的困難時，他會一邊撥弄著燃燒中的鼠尾草和雪松木堆，一邊傾聽，然後抬起頭來問：「你還撐得下去嗎？」

他以輕鬆的態度拋出這個問題，卻能精闢入裡地穿透人們表面的狀況，直搗核心——面對生活中脫序的事物時，內心潛藏的無助。我們因為抗拒改變，而對自己不夠誠實；我們扭曲真實的想法，冒出過度變形的理想，好讓自己的思想與感受一致。姆尼實際上想問我們的是：「你是誰？誠實地與自己的心交流吧。」

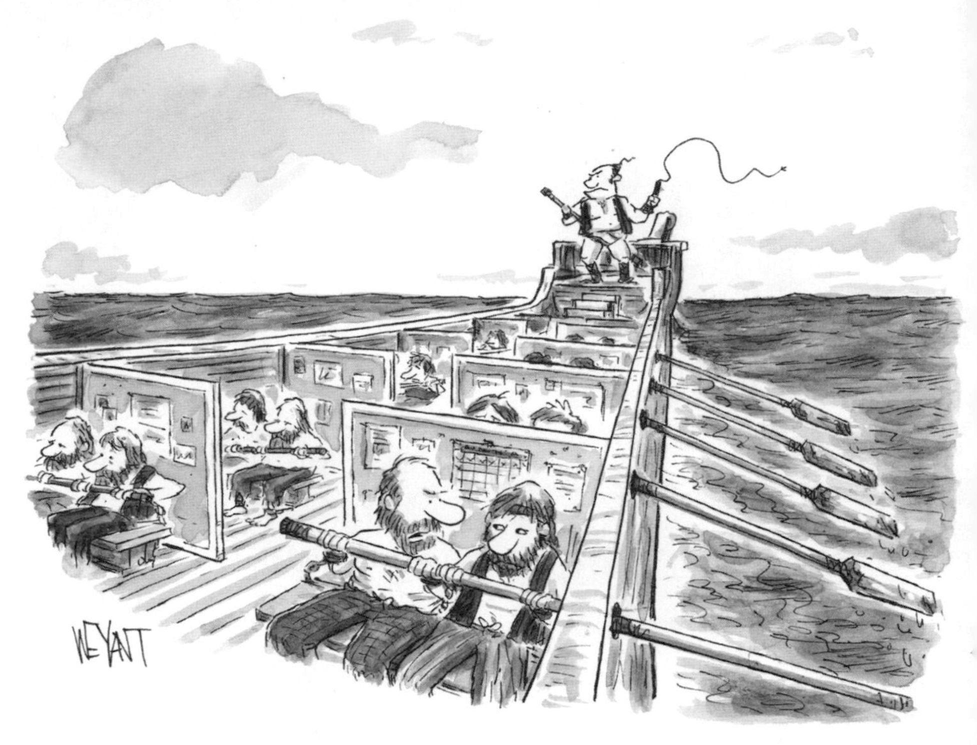

「我覺得船長這樣鞭策我們沒關係，但把每個人隔開來太不道德了。」

對姆尼來說，說話的方式越簡單就越誠實。起初我面對他的問題時，也常以冗長、盤根交錯且充滿高度知識的回答。他只是靜靜地回望著我：「親愛的，我的教育程度只有小學三年級，我完全聽不懂妳在說什麼。」於是我得一而再、再而三反覆重新述說，直到我能鼓起勇氣對自己也對他誠實時，我的答案才變得清晰易懂。因為這才是我發自內心，而非運用理智思考過後得出的解答，而我所說的話也才終於有了道理。

在從事助人工作的過程中，儘管我們知道自己的工作對社會有益，許多人也會發現這份工作其實不適合自己，卻不大願意承認這點。在生命中某個時刻，我們所採取的特定行動或選擇，曾幫助自己存活或是對我們的福祉有益。然而，隨著我們不斷進步、發展，通常會發現這些曾對自己不可或缺的做法，現在已無法帶來最大好處。因為這些行為模式可能根深柢固成為自我認同的一部分，我們也可能相當依賴這樣的處事方針，要改變可能極度困難。然而，一位氣功治療師曾告訴過我：「現在這對妳只剩害處，妳準備好放下了嗎？」

我發現問自己這個問題時，必須摒棄所有自我論斷的情緒，誠實衡量自己的狀況。切記！助人工作對生活的影響可大可小，隨著你試圖揭露自己真實的想法，你可以用多種不同的方式來包裝這個問題：「這工作適合我嗎？怎樣合適？為什麼合適？」並在回答完這些問題後進一步追問：「儘管面臨許多難關，是否仍能正直地面對我的工作？我繼續從事助人工作的原因是否符合道德？」

我曾聽過許多人說，他們之所以接受目前的工作，部分是為了加強自己一直以來信守的世界觀。在探索創傷接觸反應時，一位人口販賣受害者倡議人士評論：「事實上，我認為這份工作只是使我性格中的某項特點更加極端。」有位公益律師也說了類似的話：「我從來就不是那種看到半杯開水時，會覺得還剩半杯的那種人，而這份工作只讓我更加憤世嫉俗。」我們容易受到同溫層吸引，但這只會加深我們感受到的痛苦與負面情緒，要打破這種惡性循環也很困難。

另一方面，在許多人眼中，世界有所缺陷，而助人工作則給了他們彌補的機會。找到志同道合，且可以一起為相同目標努力的同事很讓人放心，尤其當目標涉及改善不公的時候更是如此。因為許多人成長的社群中，社會規範鼓勵人們化解衝突、掩飾苦難、忽略不管。

九一一事件發生後不久，當時的總統小布希便懇求大眾出門購物消費，宣示美國不會被打倒。他並未呼籲眾人為這起悲劇哀悼、學習善待彼此，或是懇切反省在劫機者訴諸混亂、暴力且絕望的攻擊前，美國在他們身上造成的一連串傷痕與悲劇。他甚至沒有鼓勵大家支持自己的社群並帶動改變，反而要人們去購物。儘管小布希這番話經常受到批評，卻也是個血淋淋的例子，充分展現我們的文化和國家的治理方式可以變得如此失焦且麻木不仁。這番話也告訴我們，投身社會與環境正義工作，反而讓人的情感更加淡漠。

對許多人來說，看到世界上存在這麼多顯而易見的苦難根源，但身旁卻有許多人努力使這些苦難遠離大眾的注意，著實可以把人逼瘋，也讓人感到孤獨。

美國早期的女性主義浪潮之所以讓人讚嘆不已，就是因為這波思潮一一點名幾世紀以來，性別歧視加諸在女性身上的無名枷鎖。因為人們開始意識到性別歧視，那些洞察到相同問題的人們不再需要懷疑自己是不是發瘋了，又或是因為找不到志同道合者而感到孤獨。這也像是前美國副總統高爾在提倡全球暖化意識時的感受。他在自己拍攝的紀錄片《不願面對的真相》中說道：「你知道嗎？有許多人從否認，直接轉為絕望，而不是停下腳步，在這兩種極端情緒間取得折衷，確實為解決問題付出心力。」這部影片也記錄了在面對全球氣候危機時，他所採取的行動對他而言確實有幫助，帶給他莫大希望。

對某些人來說，努力讓世界變得更好是一份適合他們的工作，因為他們可以在面對更大的結構問題與運動時，一邊享受生活，一邊照顧需要幫助的對象。就像是你聽到美國政治名嘴喬姆斯基、廣播新聞記者雷·蘇瓦茲、紈妲娜·希瓦或歐巴馬等人就你關心的議題發表意見時，你感覺受到啟發與支持。這些感受可以平衡你面對工作時的反應，例如：「喔！這真是太令人沮喪了！該怎麼完成這種工作？」

承認現在的工作已不再適合自己需要勇氣。我的朋友兼同事扎伊德·哈桑經常受邀協助改善積習難改、百害而無一利的社會情境。從印度的孤兒、南非的愛滋病患到加拿大原住民社群，他幫助過各式各樣的群體，有時得花上數年才能確實促成改革。

他曾與我分享自己在加拿大的工作經歷，當時他試著要降低自殺、藥物濫用與家暴的發生率。在回到倫敦的班機上，他終於有時間讀一讀累積了好幾星期沒處理的電子郵件。結果他看到一封兩星期前寄來的電子郵件說，老家一位好友的兄弟自殺了。他坐在飛機上讀這封信時，簡直不敢相信當朋友面對如此沉重的痛苦前來求助時，自己竟然沒空伸出援手，因為他正在地球的另一端協助其他地方的人降低自殺率。他當下立刻決定絕不重蹈覆轍、絕不再一心沉溺於工作，而忽略需要幫助的朋友。

了解自己為什麼從事助人工作，以及這些工作確實對自己有所助益的面向後，助人工作就像是一份超級棒的禮物。如囚犯更生計畫專家與教會弟兄牧區區長的約翰·布魯金斯所說：「我喜歡當下的自己，真希望我能更早達到現在的狀態，然而身為一名黑豹黨員（編按：Black Panther Party，BPP。一九六六年至一九八二年活躍於美國，致力促進美國黑人民權，為非裔美國人組織的黑人民族主義和社會主義組織），我過去讓憤怒蒙蔽了自己，而未能真正解決種族歧視的問題。而現在的我因為年齡增長而變得更成熟，我可以真正專注於監獄的助人工作。我常想：『我能做到，我們能做到，這可能實現。』我喜歡當下的自己。」

維克多·弗蘭克在他的著作《活出意義來》中，要我們專注尋找自己的天職，好在幫助他人時，自己也能從中受益。他說，了解自己生命的意義，值得我們忍受在探索過程中可能遭受的一切困難：「人類真正需要的並非波瀾不驚的生活，而是為了值得的目標、自由選擇的工作努力奮鬥……如果建築師想要加強一道年久失修的拱門，他們會增加荷重，好讓各部分更加密合。」

因此，**儘管在探索「這對我有益嗎？」的過程中，我們可能暫時得背負更多重擔，然**

而長期來看，因爲解決了這道問題，我們的整體狀態也會因此更穩定。

試試看

一　試著想出你認為目前工作對你有益的五件事。

二　深呼吸三次後，再看看你列下的清單，評估一下這五點有多符合或多不符合你及服務對象的最佳利益。

三　在你的理想中，工作應該如何為你及服務對象帶來幫助？請羅列五點，並將此清單與第一題的答案比較。

第九章

東方：選擇關注焦點

接著我們往東方移動，**向火元素尋求新的生命與啓發**，火在許多文化中被尊為真理的守護者，也是一切能量的來源。這時要問問自己將焦點放在何處，並設想各種替代方案，來擴張生命中的可能性。了解自己有能力轉換視角，便能重新感受到自由。當我們打開心胸接受靈感，也能重新探索自己的熱情所在。這個時刻非常適合誠實判斷自己能夠在現有的工作上成就什麼，以及有哪些選擇。

我把自己的焦點放在何處？

要展開真正的探索之旅，不只得尋找新的風景，也要具備全新眼光。——普魯斯特，法國知識分子與小說家

清楚明白自己將焦點放在何處，能讓我們了解，原來自己完全能自由選擇如何與生命

中的事物互動。

最近一次在墨西哥旅行時，我再次領悟到這一點。我當時試著學衝浪，並透過這個體驗明白對於多數衝浪愛好者來說，為什麼衝浪近乎是一種宗教、哲學與生活方式。我驚嘆地理解到，原來衝浪不只是讓我們征服海浪，也象徵我們能夠在生命中掌舵。

試想你在廣闊的汪洋中試圖追浪，你可以因為大浪很遙遠，或是海浪潰散的方向不對而氣餒，也可以選擇停下來注意晴朗的藍天和陽光，以及身邊環繞著一群同樣熱愛等候浪頭的陌生人。接著浪來了，而你完全無法掌控，海浪一波波湧現，無論是在衝浪或是生命中，你都無法決定海浪的大小、潰散的位置及間隔。你只能選擇自己要專注追哪一道浪。

接著，你只能用盡全力放手一搏。有時候非常順利，讓你能盡情享受衝浪；然而大多數時候，你都只能在浪頭上堅持一下就會跌下來；還有些時候衝浪變得困難不已。在這些時刻，就如同在人生中，你想選擇把焦點放在你乘浪前行，盡情享受追逐的下一道浪，並為了自己還能夠去追浪而感恩？還是要藐視自己，埋怨自己不夠強壯、怪罪海浪、抱怨其他衝浪玩家，或者認為只要換一塊衝浪板，你的衝浪體驗就會截然不同？

要把注意力集中在何處，全由我們自己決定，而我們的選擇也會影響生命旅程最終的樣貌。

印度醫師與心靈導師狄帕克．喬布拉的教導風靡全球。他說人生就像是慢慢展開一系

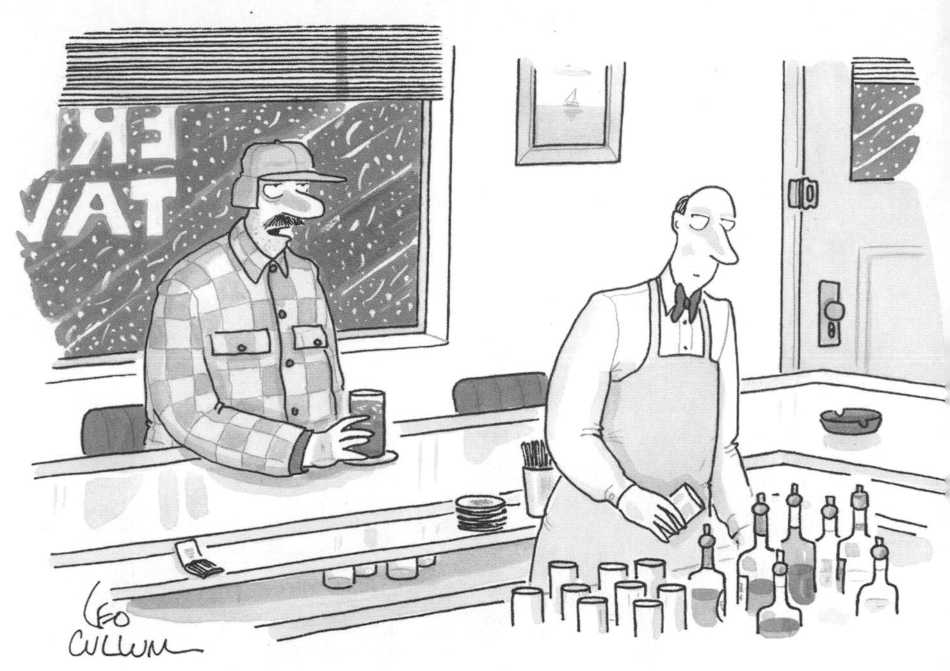

「爾尼，可以在我的酒杯裡放一支小雨傘嗎？我可是在度假呢。」

列場景，而我們隨時都在選擇要將自己的注意力擺在哪裡。我們可能習慣注意負面、痛苦且帶來麻煩的事件，必須努力克制自己才能轉移焦點，並真正以嶄新的視角來看待這個世界。

拳擊手「颶風」魯賓．卡特有次對幫助自己洗清罪名、脫身冤獄的萊斯拉．馬丁（Lesra Martin）說：「超脫我們身處的困境很重要……我開始寫作時，發現自己不僅僅是在述說一個故事。每當我坐下來寫作時，就能超脫身處的囹圄，超越四面圍牆，在整個紐澤西州遨遊。我彷彿可以看見曼德拉在獄中撰寫著作；還有政治活動家休伊．牛頓、作家杜斯妥也夫斯基、雨果還有埃米爾・左拉。非常神奇……」**無論我們身處的外在世界多麼失控或折磨人，我們都能徹底掌握自己的焦點要集中在哪裡**。以新的方式形塑感官經驗，可以改變我們的生命。

> 我選擇把焦點放在我那一天完成的事情上，專注在順遂的事情、確實發生的改變、實際推動且我真正做到的事情上。至於其他事情，我在那天結束時就將它們拋諸腦後。——社區醫療診所小兒科醫師

在實務上，可能得以各種不同的方式來調整看待事情的角度。有時候得專注在眼前的事情上，有時候則要退一步思考。如果服務對象不幸逝世，你得想想那些存活下來的人。如果拯救全世界的念頭壓得你喘不過氣，最好把重點放在你可以為個人提供什麼幫助。

Street Yoga 是奧勒岡州波特蘭的一個機構，專門教導青年遊民與照顧這些人的服務者，透過瑜伽、冥想來促進身心健康，且為了避免讓自己感到永遠都不夠努力，所以在制定新的使命宣言時十分小心。即便這些無家可歸的青年提醒他們現實多嚴峻，他們依然找到了觸手可及的目標：「Street Yoga 致力確保所有人都能與他們自己的身體、心靈與社群自在共處，讓人人不再感到無家可歸。」

在身體經驗創傷療法領域中，「建立資源」（Resourcing）是一種協助訓練焦點的明確方式。**只要覺得突然或經常感覺失衡，就可以透過思考自己擁有哪些「資源」來重振旗鼓**，像是回想一些重要時刻、人物、地點或與自律神經系統相關的經驗（通常是休息的時刻），例如，你可能會回想起能帶來平安、喜悅情緒的畫面或回憶；也可能注意到其實周遭並沒有任何立即性的危機：至少此時此刻，並沒有地震、官司已經休庭、手術結束了，或是補助已經申請完成等等。如果你讓自己休息片刻，神經系統就會平靜下來並自我調解，心跳會減緩、呼吸不會那麼急促，腎上腺素也會慢慢恢復正常。在這種時刻，就能提醒自己重新建立體內平衡。

我曾和一位專業治療師表示，持續咳嗽讓我的壓力非常大，而他分享了一個簡單卻十分實用的方法來改善我的狀況。與其全神貫注在靠近我前胸位置的疼痛，他說：「不如將焦點放在背部。你的背部感覺如何？另一個肺的感覺又怎麼樣呢？」我們可以在精神上努力提高平靜、平衡的感覺，**越常練習專注於當下，並鎖定我們的內在與外在資源，遭遇急性或持續性的壓力時，就更懂得如何照顧自己**。

當我們明白，原來只要刻意選擇將自己的焦點擺在何處，就能改變周遭環境和生活互動的方式，並從中汲取極大的力量。這種做法來自科學家丹尼爾·席格與佛教僧侶傑克·康菲爾德，他們將最新的腦部生理學研究與最古老的正念禪修結合在一起，並認為我們投

"barn's burnt
down
now I can
see
the moon"
-MASAHIDE
environmental
HOME CENTER

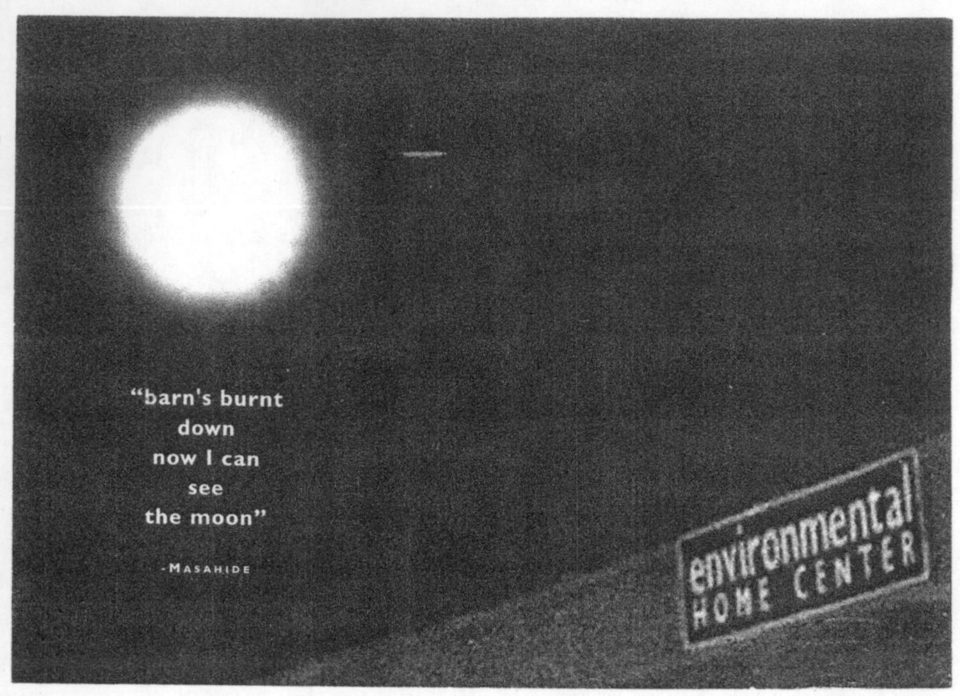

「由於大火燒掉屋瓦，現在能好好看見月亮了。」
——水田正秀（Mizuta Masahide，17 世紀的日本詩人和武士）

射注意力的方式，會以特定程序觸發腦部的特定區塊，最終導致腦部發生結構性變化。

也就是說，隨著我們花費時間好好練習控制自己的焦點，原先只是暫時性、刻意營造的正念狀態，最終會成為穩定的精神特徵。就算試著導正覺察焦點的努力看起來微不足道，也能對生活經驗產生極大改變。曾受過醫學訓練的美國哲學、心理學先驅威廉・詹姆士曾說：「只有我願意關注的事物，才會成為我的經驗。」

多年前，西雅圖的環保住宅中心付之一炬，這個單位原先提供了再生、永續與綠建築材料的寶貴資源，卻在一夕間全毀，且至少有段時間無法回復。然而，在火災發生後，透過這家公司送出的明信片，明顯看到他們面對困境的態度十分豁達。（請見右頁圖）

試一試

一　試想你在工作中面臨的艱難挑戰，寫下讓你感到處境艱難的三個原因，再寫下這個狀況令你感恩的三件事。看看自己的清單後，捫心自問：「我更可能把注意力放在哪裡？為什麼？」

二　花一天的時間努力留意自己內心的旁白。你是在看到半杯水時，覺得杯子半滿而知足，還是會認為半空而不滿意的人？你能夠換個角度看事情，以至於保持知足的心境嗎？還是你傾向始終不滿意周遭的一切？

三　找一面鏡子，然後站在前面看看鏡中的自己。留意你腦海中閃過的前三個念頭。你認為這些念頭是正面、慈愛、和善的嗎？如果不是，那就再試著做一次。

人物檔案06

別讓工作占據焦點

海倫．豪威爾（Helen Howell）

● 華盛頓州西雅圖
● 現職：律師／顧問。
● 經歷：華盛頓州歐巴馬代表團的全國代表與主席、西雅圖大學法學院傑出駐校律師、美國參議員派蒂．莫瑞的法律顧問、柯林頓總統的特助與副幕僚長、美國計畫生育聯盟公共政策組副主席、華盛頓州州長駱家輝的副參謀長。

我和姊妹們曾討論過為什麼要從事目前的工作；為什麼我們對現實生活仍抱持一種幻想，認為工作理應讓人享受且有意義。我猜這種念頭應該是從看著我父親每天去上班的樣子而來。小時候，我們都以為他是去玩，因為他真的非常熱愛自己的工作（其父為連．豪威爾〔Lem Howell〕，長期投入公民權利運動，也是西雅圖知名的人身傷害律師）。

我想這讓我對於工作之於人生命的意義有著不切實際的期待，而為工作設下了一堆條件，像是必須要具啟發性、有挑戰性，而且要有意義。我需要感覺自己能為世界創造改變，以及我所做的事能夠幫助社會變得更美好。

既然我還持續在做目前的工作，想必這代表我很享受。我有一堆時限很趕、非常緊迫的工作要完成，生活也幾乎被工作完全占據。儘管工作非常、非常有趣，但我的個人生活相當悲慘。一晃眼七年就過去了。如果過得不開心，對身心靈會有很嚴重的傷害。我覺得自己非常有能力，也從工作上得到極大的成就感，我可以繼續維持這樣高強度的工作好幾年，但我驟然明白這樣不對……**生活不該只有工作，應該還有更多事情值得去做**。

我過去認為，除非把自己累到一走進家門就癱在沙發上，否則肯定沒有認真工作。然而，在州長辦公室工作時，我發現有些非常認真投入的人，下午四點半就會下班去趕共乘專車回家。我記得自己環顧辦公室，心想：「午餐時間根本還沒到啊，大家都去哪了？整間辦公室只剩下我跟另一位同事了嗎？我們怎麼還在這裡？」女兒出生後，我才終於明白生命中還有別的事情可做——也許我可以成為一位家長，但如果要成為理想中的好家長，我肯定得在下班回家時還保有精力才行。

我的人生轉捩點是在女兒出生幾個月後，當時她感染呼吸道病毒，送醫住院三天。而在那期間，除了撥一通電話給當時的幕僚長外，我什麼工作也沒做。當時，除了照顧女兒，根本沒有我應該或需要立刻完成的工作。女兒的健康重要多了，而與我共事的所有人都清楚理解這一點，因此沒有人對我施加任何壓力。

對我來說，更重要的是那時完全活在當下，也是第一次不再算計自己生命中各種事情的優先順序。就這麼突然，我進入完全活在當下的狀態，這對我來說著實是很驚人的經歷。我後來明白，原來我身上有種自己都不知道的能力，也就是我可以徹底停止工作。從那時起，我漸漸發現，並非所有人工作時都會付出一一〇％的精力，而且會這樣做可能反而不大正常。我過去的做法有些荒誕。

在電光石火間，我突然明白，原來我一直以來都過著超級緊繃的生活。

該怎麼放下重擔？

和許多黑人小孩一樣，我在成長過程中學到自己有責任幫助他人，也必須多努力一倍，才能得到別人一半的成就。我相信誰多得到了些什麼，就要多貢獻一點什麼。此外，我生長在一個移民家庭，父親的人生經歷跟美國作家霍瑞修．愛爾傑一樣，都是努力奮鬥白手起家；母親則是一名烈士，我沒看過誰的政治理念跟她一樣激進，但她也十分努力照顧自己。

從小我就在潛移默化中，了解來自牙買加的父母如何受到巴西殖民經驗的影響，他們總是在意是非對錯及哪些正確行為是人類應該做的；此外，我的父親既是海軍又是律師，生活中充滿規條。長大後，我逐漸明白，與世界上充斥的苦難相比，我有多麼幸福且幸運。這個念頭根深柢固，而我相信自己應該要好好為社會貢獻，甚至把「獻身社會」當成自己身分認同的來源。

有時候我也厭倦持續尋找人生目標，並好奇我的生命之旅究竟要通向何方。我相信自己會到達一個可以發揮最大潛能的境地，卻一直都不知道要多努力才夠。

身為一位非裔美國女性，我和他人說話時，沒有人會自然而然相信我，或是認定我有能力，而且我所做的事情並不受到社會高度重視。也就是說，我所重視的事物，並不受到旁人的敬重。因此，我經常感覺自己的價值被極度低估，但我也害怕自己陷入受害者的情緒中。

倡議工作本身很辛苦，當你知道自己的決定可能會對旁人帶來極大程度的影響時，做決策就變得很艱難，因為你得負擔很大的責任。此外，價值的互動與衝突也不少，就連盟友之間，對於制定國家政策和爭取華盛頓州州民、女性、低收入戶及有色人種的權益也不見得總是有共識。

我身上背負著沉重的擔子，卻不容抱怨。在我家，除非事情已經到了病入膏肓的地步，否則都不算危機。我父親小時候過著三餐不繼的日子，且在十歲時喪母，這才叫做真正的危機。而在美國總統手下工作，你會看到他的行程表從早上七點鐘到晚上十一點鐘全無空檔，但他依然每天抽出時間閱讀一、兩本書。他比我們所有人都還要認真工作，因此我們的困難才不算困難。

我們的工作十分重要，但時間卻遠遠不夠，因此你得一直背負工作的重擔，無法卸下。就連下班後，你都還在看新聞、思考下一個方案，以及明天會發生什麼事。

我的B計畫是什麼？

我總在做夢。我不斷地做夢、做夢、再做夢。那些日子很難熬，但我卻從來沒放棄過夢想。——羅利．迪克（Rollie Dick），擔任美國教師與校長達四十年，退休後搬到墨西哥與當地居民合開一間餐廳

在了解我們能決定將自己的焦點擺在哪裡時，也開啟了更多可能性。針對如何安排生活與工作，出現許多以往從未想過的選擇。為了加深這種認知，我常鼓勵來參加工作坊的人們試著夢想自己對於生活的願景，也就是為自己制定一個B計畫。

無論是對你自己或身邊的人，制定B計畫一方面能發揮強大的作用，另一方面也可能讓人感到不安。有一次，在一場為西北太平洋地區私立學校負責人舉辦的創傷照管工作坊中，活動進入尾聲時，一位男士舉手說：「我必須老實說，當我坐在這裡聽妳說話時，一方面在想，我能多快邀請妳來訓練我們學校的所有同仁；但另一方面，我又認為妳是我在這世界上最不想邀請到我們學校的人物。我沒辦法放任學校所有的同仁都離職。因為如果他們有太多機會思考其他選擇，可能會想去做其他工作。」

擁有B計畫提醒我們，自己的一舉一動都出於自由意志。B計畫可能是換工作、搬

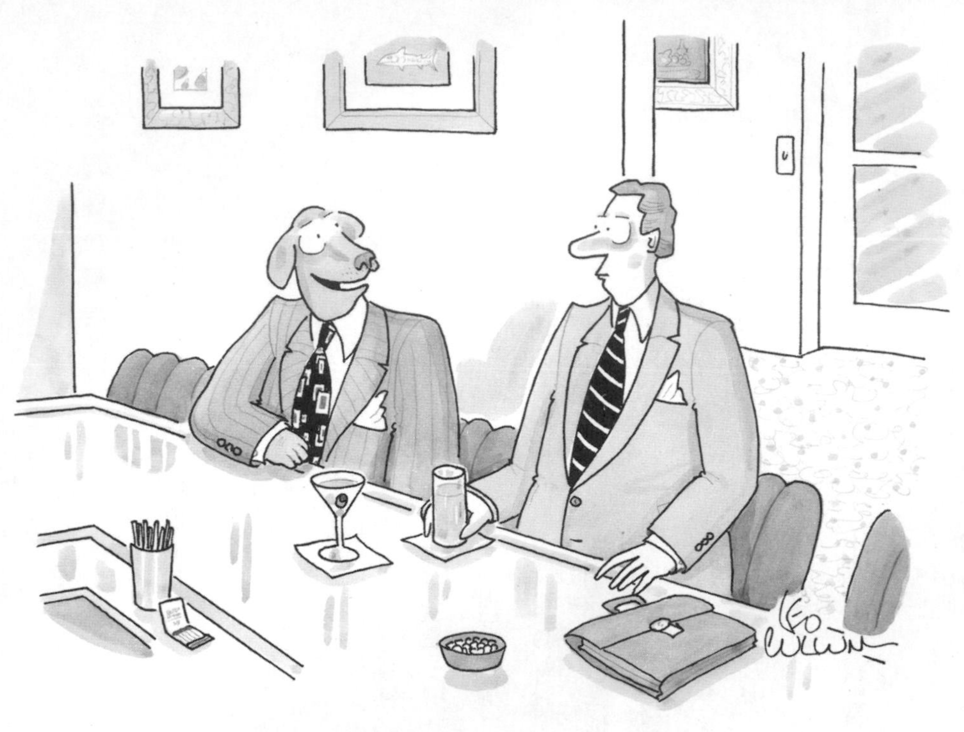

「優生配種讓我有法律的才能，但我還是喜愛從結冰的水塘裡叼出死鴨子。」

家、以嶄新的態度面對目前的工作或整個人生。一想到要放下熟知的一切可能相當嚇人，但就算從來沒有實現自己的B計畫，單單是考慮其他替代方案，就已創造出空間、擴張對於自己一生計畫的想像。

儘管制定B計畫很困難，依然值得嘗試。具體執行的方式、枝微的細節以及自我認定的限制，都可能帶來沉重的負擔，讓我們視手上的工作為重擔及強人所難的壓迫。但是透過設立與重建B計畫，能讓我們了解，決定自己要做什麼的人基本上是我們自己。

儘管明白這一點的同時，代表得承擔極大的責任，但也同時獲得極大的自由去選擇改變自己的工作，或是工作的地點與方式。

了解自己還有其他選擇，能夠帶來深刻的影響。維克多．弗蘭克寫道：「即使心靈與肉體承受極端壓力，人類依然可以保持一絲精神上的自由，因為心靈完全獨立世外。我們這些待過集中營的人都會記得，有些人依然能夠安慰周遭的人，或是分享他們的最後一片麵包。這些人也許不多，但已清楚證明，人的一切都可以被剝奪，但他選擇以什麼態度面對自身處境、決定以自己的方式過活的自由，卻無法被剝奪。」

制定B計畫可以為我們的心靈帶來相似效益。當你與同事或是摯愛分享夢想時，他們可能會給你一篇關於園藝的文章，或是分享一則南美僑居人士的報導。這些禮物能夠提醒你，構成核心自我認同的，不會只有工作。十三世紀的波斯教法學家、神學家與詩人魯米曾寫道：「靜靜地被自己更熱愛的事物吸引。」

一九八〇年代，邁克．泰納斯基（Mike Ternasky）協助創立了H街滑板。儘管合夥創立的公司非常成功，他們在辦公室裡卻經常說：「如果這門生意失敗了，我們得試試B計畫。」當泰納斯基對H街滑板的未來感到不安，確實推出了B計畫：成立B計畫滑板（Plan B Skateboards）。他召集一群頂尖滑板好手，並如其所盼望的「席捲滑板界」。

儘管我常建議人們在制定B計畫時，最好設想與自己目前工作領域相距甚遠的事情，

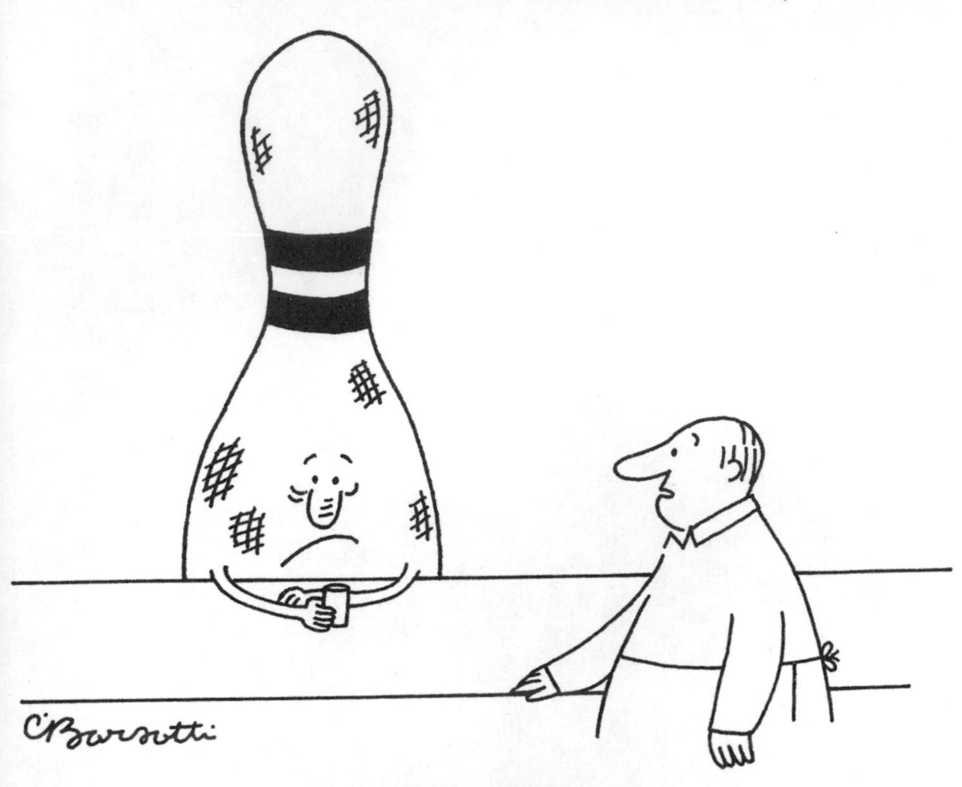

「你考慮過轉換跑道嗎？」

但我也認為，就算只是適用於目前工作的B計畫，也很實用。它不必是截然不同的生活方式，卻可以是細微的態度改變，以及面對目前工作方式的調動。

也許提醒自己希望為世界帶來的改變，不必與特定職業類別掛勾，會很有幫助。此外，我們也必須記得，任何一項工作都無法徹底限制或實現自己的價值、每份工作都只是用來實現更大目標的數百萬種工具之一。然而，面對工作時，我們卻常把工作本身當成目標，而不只是實現變革的工具。我們因此固著於相同地點的相同工作，並擔心如果放棄這份工作（放棄使用這項工具），就得連帶放棄整個計畫。

以層級或競爭的角度來看待各種不同領域的工作，只會產生反效果。曾受壓迫的經驗讓我們認為，如果不為非營利組織工作，或是在前線從事極端工作，就是「背叛了受苦的人」。我們不需要這些缺乏創意的想像，也不必相信只有透過特定的方式才能改善世界。心理健康中心等組織的顧問康妮．柏克說過：「我發現自己想追求的核心是發揮同情心。我很幸運能找到一份工作，讓我不只能有薪水，還可以確實實現我的核心渴望。然而，當我停止目前的工作時，也不會偏離做正確事情的道路。不管我將來做什麼，都需要與自己每天所做的事情，以及內心深處的渴望連結。」

十九世紀主張廢除奴隸制度的美國哲學家弗雷德里克．道格拉斯教導我們，同情心不只是對他人的苦難有反應，而是更加主動地做出符合良心的選擇。

了解我們生命中最深的渴望，可以大大幫助我們制定出B、C、甚至D計畫。

試一試

一　問問自己：「如果不做這份工作，想做什麼？」

二　列出一張表，上面有五件你接下來五個星期內能做的事情，好幫助你離實踐B計畫更近一步。

三　與三位摯愛分享你的B計畫，並請他們至少每個月鼓勵你一次，往那個方向發展。

第十章
南方：建立同情心與社群

前往南方時，我們要**藉著土元素的力量獲得平靜與更新**。藉由支持自己的親朋好友創造微觀文化，可以建立讓自我得以持續發展且像土地一樣穩固的環境。對自己與他人懷抱悲憫之心，就能更加腳踏實地並脫離孤獨，深入運用大自然的核心能量，照顧自己個人與社群整體的健康和福祉。

建立微觀文化

我幾乎每個星期天都與家人相聚，一起享用南方的黑人傳統食物。我退休的阿姨一大早就開始烹飪，有時候我們整個家族會好幾代人都團聚在一起，分享過去與現在的故事。漸漸地，我發現自己一星期的工作日似乎也變得更加順遂，因為我每個星期一開始工作時都十分放鬆愉悅。——夏蘭・哈特菲爾（Charlann Hartfield），華盛頓州西雅圖反貧困運動倡議者

無論是僧伽、顧問小組、婦女互助團體、酒友還是核心朋友圈，創造能夠支持你的微觀文化是很重要的。微觀文化單指社群，但我喜歡用前者這個詞，因為這提醒了我們，自己所選擇的團體可能透過強調與主流文化不同的價值觀來滋養我們。

組織學習大師彼得．聖吉在《變革之舞》一書中提到「刻意監督」的概念，這個概念源自基督教的貴格會：「在任何貴格會社群中，都有一個監督委員會，負責促進整體社群的健康與永續發展。早期的文獻中提到，『特別將監督的責任交付給某些人固然很好，但最好的情況是社群中能營造積極關心彼此的氛圍，讓所有人都適當分享這項特權，用心守護他人的福祉。』」

聖吉說，「刻意監督」就是慢下我們的腳步，「直到我們足以從各種不同觀點，並用不同思維反省我們的系統與處境。此外……讓每個人都能深思熟慮，並鼓勵他們在日常生活中把眼光放得更長遠。」

微觀文化應該從兩個方面提供支持：給與大量鼓勵，促使負起責任。微觀文化的成員必須是我們能夠分享故事、一同大笑、集思廣益、諮詢、一起流淚也一道成長的人。孤立會滋長壓迫，而刻意與他人保持聯繫，可以讓我們往創傷照管邁進更重要的一步。在薩滿信仰（編按：Shaman，與診斷、治療與引發疾病等能力有關的傳統信仰）中，全世界的社群都了解照顧受苦之人、治癒痛苦與創傷，對於社會凝聚力有多重要。所有人通常都會參與薩滿

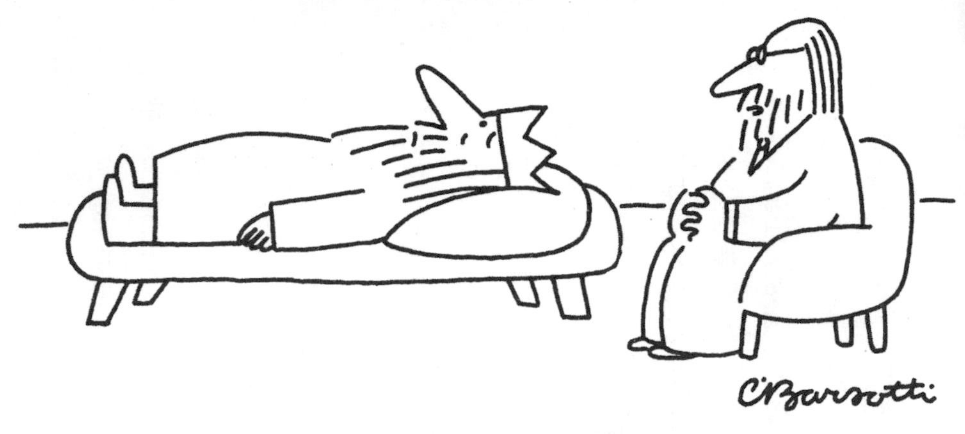

「建立護城河確實能抵禦外侮，但不也阻絕了你所愛的人嗎？」

儀式，讓個人或群體可以透過歌曲、舞蹈以及最終的歡慶儀式，融入社會組織。

我們建立的社群有一項重要工作，就是阻止繼續維繫有害的內在思考模式。加拿大英屬哥倫比亞有一群原住民族，會在某人要求召開分享圈時集合在一塊，而社群中的任何人也都能要求召開分享圈來慶祝或求助。

但是當你聽召集人述說困難時，要是發現自己已經為了相同目的被召集來超過一次，你就得站起來，離開分享圈六公尺遠。接著，整個分享圈的成員都會站起來跟著你移動。而為了相同難題再次召開分享圈的人，可以決定要自己枯坐在原地，還是跟著移動，加入新的分享圈。「移動分享圈」就這樣成為我和親朋好友間常用的說法，只要有人沉湎一件事情的時間過長，我們就會這麼說。

在《創傷壓力》這本書中，馬丁・德夫萊斯

（Marten W. deVries）說：「文化無法避免災難，也沒辦法抵禦立即的肢體暴力，以及背叛導致的情緒衝擊。它只能幫助我們在這事件發生前，先培養復原力，或是在事後賦予我們認同、協助回復原狀並徹底康復。社會支持與自助團體的文化過程，具有強大的力量，可以幫助我們回復原樣，若能正式在文化層次接納創傷經驗，效果更好。」

> 我家有個規定，就是任何人都可以隨時要求全家人給與擁抱。不管你在忙什麼，只要聽到有人說「我需要家人的擁抱」，就得停止手上的一切工作，加入抱抱的行列。我們會花點時間緊抱彼此，享受和彼此一起相處的時光，然後再回頭繼續原本的工作。——加拿大原住民健康照護工作者

有個示範計畫將微觀文化當成促進創傷和解的工具。維吉尼亞的伊諾瓦地區創傷中心（Inova Regional Trauma Center）的「重建人生」計畫，支持個人、家庭與社群在經歷創傷事件後，邁向創傷照管。康復的病患透過支持小組、自我管理課程以及輔導新病患，來幫助彼此面對傷害導致的長期後果。此外，這些病患也幫忙訓練急救人員與其他醫療照護專家，包含醫師、護理師、社工、消防員與復健專員。在這些課程中，「重建人生」的成員會述說自己在接受救援、住院與復健的經歷，幫助他人深入理解創傷患者都曾經歷過的深刻體驗。

康復的創傷患者可以參加論壇，眾人會坐下來感謝急救人員、護理師、醫師與治療師在他們恢復過程中提供的重要幫助。他們也會針對自己的經歷給予意見，讓病患與照護者都能感到事件已經落幕，並從中成長。對於照護者來說，能與病患重新建立聯繫可以帶來重大的影響，這不只讓他們獲得珍貴的意見，也重燃工作的熱忱。在一項調查中，這些照護者最常說：「這就是我成為急救人員（或消防員、護理師、治療師等）的原因，我想要真正改變他人的生命。」

我個人相信，只要你讓人們徹底了解自己正面臨什麼挑戰，以及背後的基本根源，他們就會成立自己的計畫。而只要有人創立計畫，就會落實行動。——麥爾坎・X，美國黑人民族主義領袖暨非裔美國人團結組織創辦人

試一試

一　問問自己，你的祖先與撫養你長大的親屬透過哪些方式，慢慢治癒自己與他人？當他們遭遇創傷時，如何擺脫創傷的陰影，繼續前進？

二　找出能幫助你建立微觀文化的人。他們能否幫助你培養有期望、負責任且正直的心態？思考你在上述三個面向中，是否可以選擇更強而有力的模範？

三　花點時間探索你的外在環境與內在心境的關聯。你能夠改變外在現實，好讓內在心境更加和諧、豐盛嗎？你的鄰里環境如何？你的家裡是否有費心打理？你都吃些什麼食物？還有你透過什麼方式在當地與全球創造福祉？

人物檔案07

以分享創造改變

安娜・布列佛德（Anna Bradford）

● 維吉尼亞州，維也納
● 現職：約翰霍普金斯大學公衛學院博士生。
● 經歷：伊諾瓦地區創傷中心「重建人生」計畫專員。

我在青少年時期經歷人生第一次創傷，當時我的好朋友希拉蕊過世了。事情發生的那個晚上令人震撼、恐懼且難以理解，我面對這項創傷的處理方式也和他人沒什麼不同。在那次經驗中，我認為自己了解到經歷如此恐怖、駭人、嚴重、嚇人且難以承受的事情是什麼感覺。然而，不一樣的是，當希拉蕊的家人們重新振作起來時，也幫助我們將這場悲劇之於整體社區的意義串連起來。正是因為我在這起悲劇中的個人經驗，讓我相信現在的自己可以影響他人的生命。

希拉蕊家人的葬禮安排方式十分重要，因為藉著這場葬禮，讓我們得以重新統整事情的經過：他們決定將希拉蕊葬在我家的農場，一部分是因為他們希望整個社區的人都能加入，好讓這些參與過她人生的人們都能一起為她的死亡哀悼。在希拉蕊的遺體從醫院接回家中後，儘管下葬儀式並未特別不同，感覺卻相當自然。我們在葬禮當天能夠全神貫注地與她相處，並能夠觸摸她、看到她，若我們不想這麼做也沒關係。無論如何，我們當天面對整場葬禮與消化這起事件的節奏很舒適，也大約花了一天的時間慢慢完成一切。眾人一起決定要為她打造什麼樣的棺木、選擇下葬的地點、一起決定要把哪些自己曾為她製作的東西放進棺材裡。

我們一起完成整個過程，整場葬禮也毫不拘束、勉強：你只要來參加就會知道自己該做什麼。我們沒有事先安排好任何流程，而是當場花時間去找釘上棺木需要的釘子，以及如何把沉重的棺材搬到我們挖好的洞裡。終於埋葬她之後，也知道彼此都想花點時間一起聊聊希拉蕊的故事，並在一塊兒吃點東西。我們自然而然地認為這些是我們「想做」的事情，而非我們「該做」的事情。

當我們把傷痛說出口

儘管我們在葬禮上花時間安排一切，並好好聊過整件事情，好讓一切感覺不那麼令人愕然，但葬禮結束的幾個月後，一切就似乎不像在葬禮中如此遊刃有餘。她的家人們原本就計畫好要搬到另一個農場，而我也早就打算轉學。因此，在他們搬了家、我也轉學後，我刻意決定不告訴任何人我經歷過的一切。當你選擇不談論自己生命中最重大的經歷時，就會為自己塑造另一個形象，最終完全變了一個人。

某種程度上，我知道自己利用了這個機會，把某些我不具備，但希拉蕊曾有的性格套用到自己身上。希拉蕊是一個非常活潑、聰明、外向又積極的人，於是我也將自己變得如此。我花了十年才終於回首這段過往，並發現原來我的個性就是在這個時候發生變化。

我們的社區還做了另一件特別的事：在希拉蕊過世約十五年後，所有人再次團聚。希拉蕊的妹妹經歷了許多痛失至親者會遭遇的困難。當年在葬禮上曾幫助我們的一些儀式，對年幼的她並非如此合適。於是在不經意間，她有些被排除在外。希拉蕊的父母籌畫了這次團聚，聚會中主要是大家分享自己當時的經歷，意外發生時在場的人幾乎全都出席了。

因為人們四散在全國，甚至世界各地，讓希拉蕊的父母花了非常久的時間安排。我們做的事和重大事件的減壓會報幾無二致，但我是在十年後才了解這一點。率先說話的人談到了實際的事發經過，而我們依照時間順序鉅細靡遺地討論了所有細節。人人都分享了他們所記得的意外經過，一小時後，我們將一切都拼湊起來。這非常驚人，因為多年來，我從未想過原來**每人面對這起事件都有自己獨特的經歷**。接著，我們分享這起意外對當時的我們造成什麼影響，並讓所有人表達哪件特定的經歷影響了他們下半輩子的人生。

兩家人願意一起做這件事真的很特別，更別提還做得非常好。能夠清楚說明自己的感受幫了不少忙。我就說出感覺希拉蕊的精神仍在我身上活著；我記得自己對於一些事情有罪惡感，於是多年來經常背負這些重擔，而在場所有人接納了我所說的一切，且各自背負著不同的罪惡感。由於大家都相當誠實，所以那些讓人難以承受的情緒就消散了。對我來說，知道她的家人們對於我們所有的感受只有祝福，令人鬆了一口氣；而對於她的家人來說，知道希拉蕊的精神在我身上繼續以各種形式展現，著實令人欣喜。

這場聚會大概花了四小時，然而參與其中的人都未因此感到疲憊不堪，反而更加有精神。事實上，我們必須強迫自己結束。畢竟這麼棒的聚會，怎麼捨得離開呢？但我們得認清自己還是要回歸正常生活，而這正是困難之處。

自那之後，我便明白未來志業必然要與這樣的經歷有關。我從未想過自己還會回到學校讀書，但我最後攻讀了社工學位。聽說社工必須親臨創傷環境時，我心想：「我這輩子要做的事，一定就是待在急診室工作。」我記得自己坐在急診室裡，認為這很明顯就是我的天職所在。就算他們不發薪水，我也會覺得自己得坐在這，認為這是我唯一的職涯選擇。

我原本並不明白自己為什麼會有這樣的想法，但做這份全職工作四、五年後，有天我與一位學生聊天，談到不知道自己為什麼投身創傷照管領域。不知怎麼的，我們開始聊起希拉蕊的死，而我的學生幫助我將過往的經歷與自己當時正在創立的計畫連結在一起。我才發覺，原來我從來沒有仔細思考、觀察、連結。當我的學生幫我開始建立這些事件的關聯後，我想：「嗯，這聽起來有點牽強啊。」但又過了十年，我終於發現：「沒錯！這就是我做這份工作的原因。」一切來龍去脈也更加清晰。

某方面來說，哀悼希拉蕊之死的經歷之所以感覺如此自然，可能是因為這正是人類從有創傷發生以來就會做的事情，只是我們不知道這種做法有根有據。希拉蕊的家人在做這些事情時，背後並沒有任何理論基礎。他們應該也跟大家一樣，驚嘆整個過程如此不彆扭。我不大確定他們是否了解，整個葬禮的過程帶給眾人多大的幫助，但他們聽說我在費爾法克斯醫院成立的創傷與次級創傷計畫後，非常雀躍也十分有興趣。

明白自身創傷的計畫

從征服創傷的角度來看，我認為能從事這份工作，對我以及與我共事的人都有益處。我不必告訴任何人，自己選擇這份工作的理由與自身經驗相關，但我自己知道過去的創傷經驗會如影隨形，也會與我的工作密切相關。儘管「找到天職」這樣的話，並不太像我會說的，但親自把過往經驗與現在工作連結起來後，我確實更受到這個領域的吸引。當你有幸讓悲劇轉化成正面的力量，且相信其他人也能以相同的方式從傷痛中恢復時，就會希望別人也能獲得這樣的機會。從這方面來看，征服創傷的念頭對我很是受用。

至於這份工作是否對我造成傷害？我認為完全沒有，反而讓我精力十足。由於我自己有過實際的創傷經驗，因此得以免於陷入同情疲勞。我時而在急診室見證可怕的遭遇，時而在普通病房幫助那些正在恢復的人，並見證他們的韌性；我也幫助那些在創傷發生數個月、甚至數年後還回來找我們，希望了解如何從創傷經歷中成長的人。這些人是自己前來，想了解如何從困境轉移焦點，並創造不一樣的生活。每當我看到他們，就不免受到激勵。

我很執著於預防意外發生，因為我敢說，我在急診室見識過的情況中，只要當時有人可以做出不一樣的決定，九八％的事件都可以避免。可是我的孩子總說，我對於頭部創傷過於神經質，因此總是過度保護他們。但我想這並沒有發揮功效，因為他們還是一樣任性妄為，而我只是會為此比旁人更焦慮。

對我來說，他們都已經是青少年，所做的每件事都可能造成傷害。他們會說：「媽媽的保護心太重了，她根本瘋了。」然後不聽我的話，繼續去爬樹、騎腳踏車時總是不戴安全帽。他們是運氣好，所以還沒進過急診室。我丈夫認為我把工作當成一件簡單的差事，所以我才能十分愉悅、開心地去上班。然而，這對我卻是更重大的悲劇，因為我只是把生活當成一件差事，沒意識到自己原來有選擇。但至少我絕不讓自己因為工作，而陷入憂鬱的循環中。

在照顧自己這方面，我經常寵愛自己、經常運動。因為在運動時沒辦法動腦，這能夠讓我徹底休息。腦中不會閃過任何思緒，就能靜心並專注。我認為自己在運動時，更能夠清楚意識到「我是我、他是他」的人我之別。而從事高強度的有氧運動，動用的能量之大，會使大腦完全無法運作，而進入靜心的空間。若我選擇與別人一起慢跑，我則可以邊跑邊社交。如果我無法瘋狂運動，就有可能陷入憂鬱當中。

我能夠徹底割捨工作，也不會反覆回想自己目擊到的創傷。有時候我會經常想到這些接觸創傷的經驗，但不會放任自己過度沉浸其中。我知道有些社工過於沉浸在創傷經驗中，因為不讓自己脫離這種情緒而變得不快樂。如果我無法把自己從中釋放出來，我自己或另一半肯定會先發瘋。

我也有一個溫馨的家可以回，並擁有不少私人時間。我會煮飯、按摩、做點能發揮創意的東西。我很重視私人時間。而孩子們年紀比較大之後，工作也有一定彈性，我從未經歷過如此均衡的生活，可以享受許多私人時間。當我一天只能獨處三十分鐘時，可無法像現在這樣快樂。現在我不需要花這麼多時間照顧孩子，並渴望擁有更多私人時間，於是我非常努力地把自己熱愛的事情排進行程表中。真希望自己能更早弄清這一點，這樣我的孩子就能擁有一個更快樂的母親了。

集合照護者和倖存者

我相信大家之所以能夠從希拉蕊過世的傷痛中復原，是因為懂得如何照顧彼此。我們原本就是一個有著良好社會結構與溝通的健康社區，因此可以利用很多資源。我相信，**只要加強營造更好的環境，並更用心留意應對創傷的方式，那麼環境就能消化一切發生的事情。**

處理創傷的方式十分重要，如果我們能爲人們提供某種有架構的公共系統，就能創造極大的改變，因為大多數的家庭都不會具備這樣的創傷應變機制。

在我們的計畫中，最讓我雀躍也感到有趣的一點就是：我能與許多照護者及曾受創傷的患者合作。我們讓創傷患者脫離病患的角色，變成教育者和專家，並邀請他們與各種醫療照護者與消防和救難人員對談，分享自己的經歷。在此過程中，他們能夠改變看待自己的方式，而照護者願意聆聽也能帶來滿足感。這與我自己成長過程的經歷非常相關，也是我認為工作上最激勵人心的事情。

讓創傷倖存者與照護者齊聚一堂，提供工具來幫助他們爬梳經歷，而且只要短短一小時，就能從中獲得不少知識。我認為其中影響力最大的一件事，就是急救人員、消防員與其他照護者會發現，原來倖存者的經驗和他們其實很相似，因此能聆聽倖存者談論創傷對生命以及家庭帶來的影響。而在此之前，他們也許會覺得要正視創傷接觸反應對自己與家人帶來的影響過於沉重、困難。認知到這點可以幫助照護者開始思考：「嘿！也許我也可以用不同的心態來面對。」

另一項令人振奮的事情就是，當照護者發現自己的工作對於他人的生命造成多大的影響時，可以減輕他們的負擔，因而發現原來自己能夠創造改變，並從創傷倖存者身上了解到自己工作的重要性；能夠**徹底了解原來照顧自己，進而能發揮最佳的工作表現，是非常有意義的**。

學著同情自己與他人

如果你同情的對象不包含自己，那你的同情心就不夠全面。——傑克・康菲爾德

當我們身在慈愛且樂於問責的小眾文化中，可以親身體驗同情心是怎麼一回事。銘記這點並將之做為行為準則，對我們可能是有所幫助的。許多人很難想像怎麼同情自己，有時候也會覺得要慈悲看待那些觀點與自己截然不同的人，幾乎是不可能的一件事。

然而，**保持並培養對自己與他人的同情心，是創傷照管的關鍵。它讓我們能維繫自己最具愛心的價值觀、發揮最良善的一面**。最古老的東方療法如同氣功，強調我們要將所有思想、感受與體驗都轉化成同情心，使我們謙卑，並了解自己強大與脆弱之處，明白彼此如何相互依賴。

對大多數人來說，同情不會威脅自己的人是很容易的。我們可以真心同情斷了一條腿的狗、失業的朋友，或是印度水災的難民。然而，面對向你大吼大叫的上司，還能慈悲為懷嗎？面對那些把摯愛之死怪罪到你身上的人呢？或是欺騙我們的政府官員？

在這些情況下，同情心不是指寬恕他人的行為，或是降低對自己或他人的期待。我想引用蘇菲派（編按：Sufi，伊斯蘭神秘主義運動，以《古蘭經》某些經文為依據，吸收新柏拉圖主

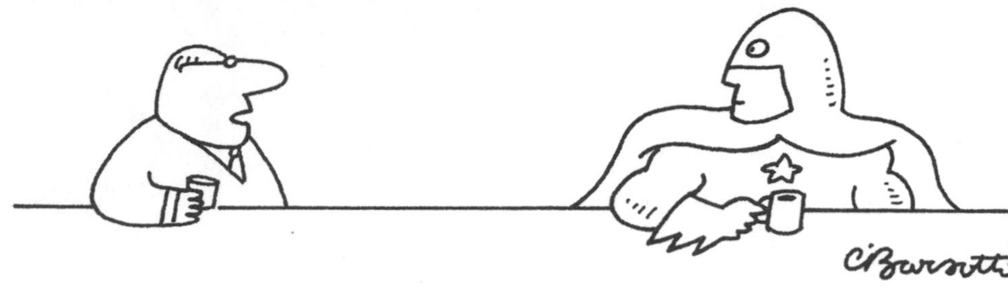

「我們之中有人是無名英雄。」

義和外來宗教思想而形成）的教導來解釋：「別因為無法承受世界託付在你身上的痛苦而埋怨。」

回首我的人生，無論在個人生活還是專業職場上，我都發現能懷抱同情心面對他人的難處，而非為此憤恨惱怒時，所有人都能少受一點苦。我們必須了解，當人類造成破壞，從事不道德、有害甚至令人髮指的行為時，內心其實承受著嚴重的折磨。因此，與其如過去一般以衝突面對，或好像隨時要打一場，我試著遵行達賴喇嘛的教誨，卸下內心的武裝。

佩瑪．丘卓與美國作家暨社會運動者貝爾．胡克斯，都重視在組織壓迫中，種族、階級與性別的角色。兩人也都提到：「有時懷抱同情心，意味著你必須踏出堅定甚至嚴厲的一步。」它可以是檢舉上司的不道德行為，或是要求同事接受藥物治療。這種同情心背後的動力，並非是自以為是的正義感，而是謙卑。

我們的同情心源自不欲傷害他人，也不造成任何傷害的企圖，而不是怪罪與論斷他人。我們不會想：「我表現得挺不賴，但你滿糟糕的。」有時，我也覺得面對某些人或狀況時會不知所措。這時我會問自己：「我是否曾經在知情或不知情的情況下，讓其他生物或地球受到傷害呢？」我馬上就會意識到自己有多常造成傷害，大概在早上送小孩去學校前，就已經做錯好幾件事了。每當想到這點，我就能喘一口氣，且經常複誦這段關於慈愛與良善的佛教靜心引導詞：

願我免於苦難與其根源。
願你免於苦難與其根源。
願我們免於苦難與其根源。
願我找到平安與其根源。
願你找到平安與其根源。
願我們找到平安與其根源。
願我找到喜樂與其根源。
願你找到喜樂與其根源。
願我們找到喜樂與其根源。
願我找到幸福與其根源。
願你找到幸福與其根源。

願我們找到幸福與其根源。
願我得到自由。
願你得到自由。
願我們得到自由。

我們都有能力對世界造成深遠的影響。這世界不需要再有更多惡意；不該再有更多批判；不應樹立更多人類、物種或國家之間的藩籬。如果我們面對錯誤時，能夠以同情心回應，就能讓世界變得更美好。要記得，我們在任何情況下都與地球及生存其上的生命彼此連結。如同印第安部落索瓜米希與杜瓦米希族（Suquamish and Duwamish tribes）的西雅圖酋長（Chief Sealth）在一八五四年時所說，我們都屬於同一個「生命之網」。

> 我學著加強自己的同情心，以免我的情感麻木。我試著將每個人都視為承受世代性創傷的一分子，這幫助我與他們建立連結。我很感恩能夠擁有更強的同情心，讓我不至於失去情感。——印地安兒童福利服務社工

若面對我們憤慨反對的人物都能懷抱同情心，便可以在一生中學到不少：將自己和他

人遇到的每個錯誤或困難視為學習的機會，因為我們切身了解，跌倒之後再慢慢爬起來是怎麼一回事，也才可以輕易同情那些面對相同過程的人。**同情心讓我們有餘地呼吸，才能繼續奮戰到底，也讓我們得以進步，獲得能力建構與自己、與他人、與生命的關係。**

佛陀說：「當你要勸誡他人時，得注意五件事：要選擇適當的時機；要說真話而不做假；要謙柔而非疾言厲色；要為了他人的好處，而不是要貶損他們；出於良善、慈悲的動機時才開口。」

試一試

一　想想非常年輕時，曾遇過對你懷抱極大同情心的人。好好回想一下這號人物，以及在他們身邊有什麼感覺？

二　回想一段對自己特別嚴苛的時期。問問自己當時最深刻的恐懼是什麼。閉上眼睛，在心中反覆思考那段情境，試想能如何以更慈悲的態度面對自己，並留意改變回應態度，讓你有什麼感覺？

三　列出六個你相信只要加強自己的同情心，就能顯著改善關係的人物或情境。接下來六個月內，每個月都刻意提醒自己，要用更多的同情心面對其中一個人或情境。留意你的生命發生了什麼變化。

如何推動大規模的系統性變革？

下班後，我會把重心放在自己居住的共同住宅社群中，這幫助我記得，儘管在工作中需要接觸這麼多傷痛，但我同時也隸屬於更廣大的社群，與一群具有社會與生態意識的人們一起思考如何改變人類的生活方式，而這使我的生命截然不同。——公共衛生工作者

對某些人來說，讓自己的內在專注於日常的個人練習，一開始會讓人感覺這似乎是在轉移焦點。這是那些擁有特權、只關心個人利益者，在加入推動全球社會變革行列的責任時所找的推卸藉口。

然而事實上並非如此。許多佛教導師常說，同情心的影響力會日益擴大。我們從自身開始，慢慢將同情心擴及到親近的人，最終延伸到全世界。**越是深化我們的同情心，就越能清晰了解應該採取什麼行動。**

在我主持的每一場創傷照管工作坊中，都有與會者問：「我該如何改變自己身處的體系？」這個「體系」可能是小型的鄉村診所、環保運動組織或甚至是政治黨派。

回應前我常提醒他們，單單改變我們與這些體系的互動方式，就可能在不知不覺中影

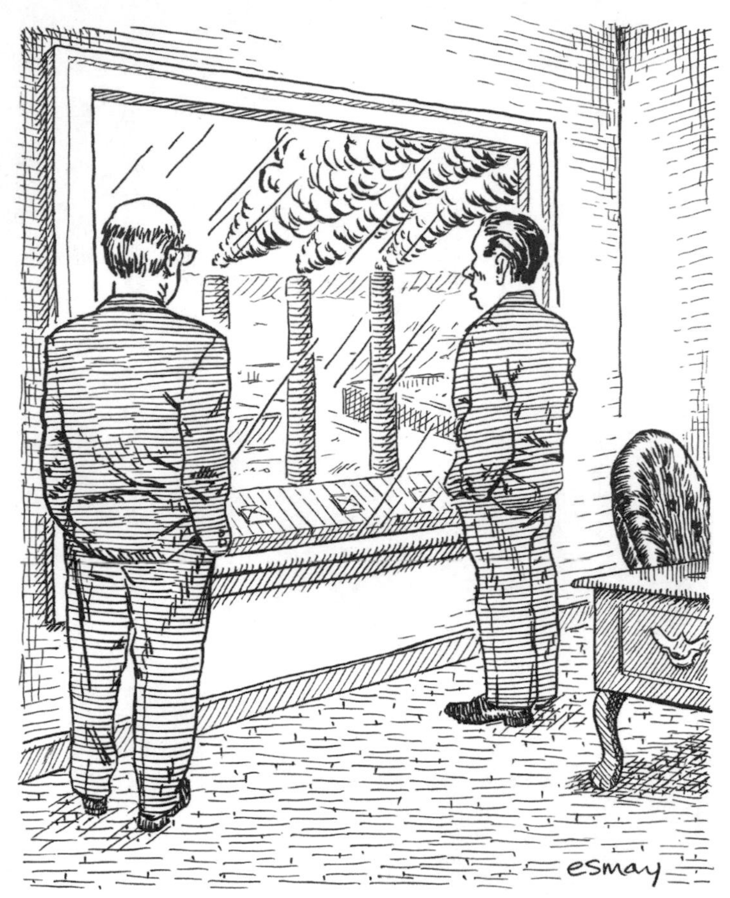

「把廢氣染成綠色，就算環保了吧？」

響了整個系統。我們不能忽視改變自我的力量，以及隨時隨地致力推動解放、啟蒙、福祉、正義、做對的事情可以帶來的能量。況且，就某方面來說，我們真正能控制的一向只有自己。

儘管如此，如果我們有力量、如果我們受到啟發、如果我們認為自己在與更大的體系打交道時，依然能維持正直、健康且充滿盼望的自己，就能選擇支持帶動更大規模的變革。

無論是個人或專業經驗都告訴我，對於個人來說，最困難的並非那些顯而易見、大規模的外在變革，而是那些要調整自身行為的微小時刻。像是在高速公路上讓他人超車、細心注意自己與摯愛說話的方式、跟支持不同政黨的鄰居交流、原諒那些辜負我們的人。我們需要先努力達到這種層次的正念與同情心，才能推動更大規模的改革。若希望推動變革的方式合乎道德，則必須願意質疑自己的行動。

如同大主教戴斯蒙．屠圖所說：「我們的做法與目的必須一致。」

至於那些有智慧促進大規模變革的人應該怎麼做呢？

康妮．柏克說：「我們不只得益於真實外在世界的政治、經濟與物質條件，也擁有創造這些條件的特權，因此得為它們負責。改變社會條件與我們有關，也是我們的義務，我們得為此負責。」

我們可以直接將同情心化為行動。對某些人來說，負責任表示不要在職場中八卦；對其他人而言，則是要杯葛某些製鞋公司；有些人可能選擇每週擔任貧民區的課後輔導計畫志工；某些人則選擇從政。

謝羅．便臣成立了亞洲動物基金會，是業務擴及六個國家的動物福利機構。她說：「這些年來，在亞洲投入動物福利議題，讓我成為更認真也更專注的人。但我本質上就是個樂觀主義者，因此儘管在工作過程中，會看見許多動物面臨毀滅性的危機，我卻依然能繼續堅持下去。我個人將這些恐怖的景象當成促進變革的動力：我可能單純透過文字高聲疾呼，讓這些動物幾乎透過我的文字『顯靈』，希望能打動決策者、媒體或支持者的心。進步也是我的動力來源。看見工作的成果確實為亞洲的動物帶來幫助，讓人充滿希望，我們也沉迷於這種感受。當然，最正面的影響不只是看到進展，而是可以和那些脫離困境的動物們相處。這些動物是我們的導師，治癒和拯救了我們，如同我們挽救了他們一樣。如果我度過了悲慘的一天，我會微笑著用對講機告訴團隊同仁，我要去和『我的』熊賈斯柏開個會。不少同事也都會這樣與『他們的』熊相處。」

瑪麗安・納茲（Marianne Knuth）在辛巴威成立了學習村——為了在這裡與其他地方，藉由實踐與分享服務社群所須的智慧、做法與社會系統，啟發人們一起創造茁壯、使人奮發的社群。儘管辛巴威依然面臨社會經濟危機，納茲相信「當我們不再聚焦於自己缺乏的事物，開始專注於擁有的一切，並以此為基礎，透過創新、創意的方式與他人互動時，可以發揮強大的力量」。學習村的網站上更引用了印度作家阿蘭達蒂・羅伊的一段話：「我們不只能創造全新的世界，這個新世界也即將來臨。」

建築師卡麥隆・辛克萊與記者凱特・史托爾共同創立了「人本建築」，旨在「提倡能夠解決全球社會與人道危機的建築與設計」。他們曾在世界上最困乏的地區生活與工作，每天都得面對無數迫切需要避難所的人。然而，他們依然懷抱希望，抱持屹立不搖的信念，堅信「在資源與專業能力稀缺的地區，創新、永續與促進合作的設計能夠創造變革。」

我們有無窮無盡的方式可以解決問題、修補世界。

試一試

一　試想在你的生命中，身為主流團體的身分特徵（如種族、階級、性別認同等）。列出四種你可以成為他人盟友、提供支持的方式。每週做一件事，努力透過你所享有的特權來行善。像是：如果你是美國公民，可以尋找為了移民與難民權利奮鬥的團體，並想想可以如何提供支援。

二　找出你身處的體系，並想出三種可以為體系帶來正面變革的方式。切記，你必須避免任何會讓你感覺更苦悶、疲倦、孤獨的做法。

三　與某位領導者建立關係，並每個月做一件事情來支持這個人，無論是一起用餐、分擔工作量，或是幫忙預約針灸療程。這個人可以是非營利機構的執行長、鄰近國小的校長或政務官。他們常感覺受到孤立、不被支持、自以為失敗。但透過與這些人建立聯繫，就能幫助他們盡可能感覺踏實、安定。

夢想成真02

對世界做出貢獻

波莉・赫夫肯尼（Polly Halfkenny）

● 賓州，匹茲堡

波莉・赫夫肯尼還是大學生時就投身政治活動，一邊擔任全職學生，一邊扮演母親的角色。她從很早就開始學習兼顧家庭、工作與政治行動。一九六〇年代與一九七〇年代初期即置身反戰、公民權利與反迫害運動，曾參與自由集會、北方學生運動（編按：美國民權運動組織，鼓勵建立社區組織，使弱勢群體可以利用自己的力量進行變革）、釋放安吉拉・戴維斯委員會（編按：戴維斯是美國政治活動家、學者和作家。七〇年代因涉嫌殺害法官，被捕後不久，全美國有多達兩百多處成立地方委員會，因而成為大規模捍衛運動）與全國反種族歧視與政治迫害聯盟。

她也曾擔任全職工作，並在一九六九年時重返校園，取得特殊教育碩士學位。一九六七年加入美國共產黨，直到一九九一年才退黨，並加入民主和社會通訊委員會，此委員會由許多美國的前共產黨員與其他馬克思主義者或民主社會主義者共同成立。她的職業生涯大部分時間都與政治工作有關，像是參與都市計畫、教育、兒童權利倡議、政策分析與兒童諮商。

我的工作多數與解決人們面臨的立即性迫害有關，其中也包括我的家庭。過去，我們住在一個低收入家庭住宅區，面臨不少嚴重的問題，包含警察鎮壓、公立學校的反種族隔離政策。我的孩子們上的是公立學校，身為一個跨種族通婚家庭，我們要面對嚴重的種族歧視暴力。除了白人的攻擊，還有非裔美國人社群內部的反彈。我之所以加入共產黨，正是因為我想把自己遭遇的一切問題，放到更龐大的脈絡與架構中去理解，而且我也期待系統性的改革。

共產黨幫助我通盤思考自己面臨的種種問題，以及如何在日常生活中對抗這些狀況，進一步創造系統性的變革。

如果你問我的孩子，我不敢說他們會認為我在家庭與社會運動間取得了平衡。他們經常覺得我為了政治而不在家。從那時起，我了解到他們的感受代表著他們認知到的現實。我必須接受這點，而非主張自己認識的現實。我必須站在他們的角度，了解自己的行為對他們的生活造成影響。

我來自一個很小的城鎮，受的是一九五〇年代的教育，上大學則是為了學習一技之長以及體驗都市生活、感受政治氛圍的改變。當時有許多意識形態辯論，我對於政治與知識的對話及商酌，求知若渴到「抵達現場馬上覺得置身天堂」。我彷彿找到了棲身之所，不再是那個在小社區中的怪咖，總是躲在棉被裡讀「垮掉的一代」的詩（編按：beat poetry。二戰後美國一群作家開啟的文學運動，其核心理念包含拒絕時下流行話語的價值觀、反對物質主義等）。學校裡四處充斥著火熱的辯論，而我想這就是我夢寐以求的生活！我覺得自己找到了生活的意義，那就是更全面理解社會議題。

能身為團體中的一分子，不僅幫我兼顧生活的方方面面，也是那段時間最有意義的收穫。我一直都有非常要好的朋友，他們不僅支持我，也確實幫助我兼顧社會運動者與照顧家庭的義務。在我成為單親媽媽的那段艱難時期，他們的存在更是及時，還會試著組織可以讓兒童參加的活動。

我在婦女運動中非常活躍，卻很難開口請求幫助，但幸好我聰明地結交了一群會主動問我是否需要幫助的朋友。我參加的政治組織則給了我自信心。在我加入組織後，其中一項重大變革，就是社會運動對女性角色的看法。如果女性只能負責影印這種行政工作，而且團體內不支持對抗種族與性別歧視，就會積弱不振。我待過的組織很重視階級分析，在政治與理論教育上的改革與成長，最終促使他們決定應該讓女性擔任領袖。認識能夠對話並建立關係的人，對當時與現在的我來說都相當有幫助。

面對問題時，最基本的防禦方式就是否認，因此直到孩子長大成人，我從未停下來思考當單親媽媽有多難。我媽媽對「女性主義」有自己的看法，而我從小到大看著她縫補孩子的衣服、製作萬聖節服飾與節日禮物、每天在孩子上學前準備午餐，成了我對理想母親的期待。因此我刻意不添購電視，孩子上床睡覺後，我就開始做打毛線這類事情。

我之所以能夠堅持下去，是因為相信人性本善，且有能力改變。我因此能夠在早晨起床時，看著陽光明媚的天氣說：「嘿，我們今天要做什麼啊？」我周遭總是有同樣樂觀、懷抱類似信念，相信我們能改變世界的人，而我也從他們身上學習。我們建立的社群不只能夠解決日常問題，也能夠幫助我們堅持相信這些更重大的信念。

組織帶來的系統性變革

孩子上國高中時，我正積極參與工會運動（譯注：Local 509 SEIU，服務業受雇者國際工會第五〇九號地方分會）與鎮上的政治活動，並在當時的兒童福利辦公室從事公益。我離職是因為即將被裁員，剛好也是時候讓我思考一下，在脫離美國共產黨後，我接下來的人生該怎麼度過，以及我需要重新調整自己人生中的優先次序、分析事情的方式、重新理解社會主義／共產主義、民主等議題。

我當時也問自己：「要怎麼找到另一個容納自己政治理念的安身立命之地？」因為過

去，美國共產黨就像是我的家。我在一九九二年從兒童福利辦公室離職後，立刻接著就讀法學院。當時我最小的孩子才剛高中畢業。法學院畢業後，我成為了美國電氣、無線電和機器工人聯合會（United Electrical, Radio, and Machine Workers of America, UE）的勞工權利律師，而我現在也擔任這個單位的一般顧問。UE基本上是一個屬於市井小民的全國性獨立民主工會，並不隸屬美國勞工聯盟及工會組織（編按：AFL-CIO，美國最大工會組織）或改變贏局組織中心（編按：CtW。美國工會聯盟，AFL-CIO的替代方案）。

我目前的工作可以兼容一切我認為重要的事物，包含政治，而我認為這個工會是我在全國帶動系統性變革的窗口。

但實際上一切並非如此簡單。我從不希望別人覺得自己無法兼顧一切，或是自己的生活與政治相衝突。我很幸運，能夠在不負債的情況下接受教育；能擁有一份薪水不錯的非營利倡議者工作，讓我一方面認為自己正為公益服務，另一方面也能維持生計。

從根本上來看，我認為我們應該同時對抗立即性的不公義，但也要致力於推動系統性變革。我就是這麼做的。一方面對抗迫害，另一方面致力於為了帶動美國基本經濟、社會與權力關係改革的長期目標奮鬥，同時還養大了兩個孩子（而且絕大多數時候是單親養育），更兼顧了全職或兼職工作。

如果你每天都只是日復一日地完成例行事務，而看不見自己對於世界全局能做出什麼

貢獻，就很容易感到倦怠。然而，若你只是坐在客廳沙發上高談闊論，卻不付諸行動，那又有什麼用呢？

第十一章

西方：尋找平衡

繞了一圈，我們來到西方，將**透過風的元素來汲取力量與反思的能力**。在生活中掌握平衡，讓能量得以順暢運行的同時，更要提醒自己回想生命中一切值得感恩的事物，連呼吸空氣這樣基本的需求也不能放過。透過呼吸連結內在心靈，能使我們獲得力量。風是所有文化都視為力量來源的重要元素，在關注風向的變換時，就能領悟萬事無常的道理，也了解能夠覺醒，以全身心享受此時此刻有多美好。

工作之餘也用心享受生活

直到離職後我才發現自己的狀況有多糟糕。——健康照護工作者

對許多努力「修復這個世界」的人來說，要在個人生活與工作間取得平衡可能很困

難。一方面可能會在工作狀況嚴峻時，刻意強硬地與工作保持距離；另一方面卻又過於關注周遭殘酷的現實，忘了照顧自己的全身心。無論在哪一種狀況下，我們都可能漸漸感覺自己不再完整。因此，**盡可能爲自己建立一個符合人性的工作環境是很重要的**。

我很開心得知，西雅圖有一群兒童保護服務社工，午餐時間會在當地公園練習跆拳道；也有些人會開車到湖邊，邊吃午餐邊享受喀斯開山脈的美景。有位家暴倡議者特別跟我分享，他如何在總是繁忙不已的緊急庇護所，運用自己的五分鐘午休時間：關上門，在桌上攤開一張白色紙巾，將簡單的午餐放在這張湊合著用的餐墊上，並盡全力以相對平心氣和的態度用完午餐。與此同時，其他社工可能正在前往家訪與開會的路上，邊開車邊吃午餐，還要小心翼翼以免匆忙間發生車禍。還有些人上班一整天都沒去過一次廁所，甚至有人連生病時都放不下工作。紐奧良有位盡忠職守的護理師，連罹患傳染性單核白血球增多症時，還在診所擔任義工。這類故事層出不窮。

長期來看，根本不可能自動自發審視自身真實狀況，並希望能在一切工作都結束後，重新與自己的身心靈建立連結。我們現在唯一能做的就是努力以更整全、更全面的途徑面對自己的工作。可以在哪些時刻把握機會照顧自己的內在健康？在兩場會議間的三分鐘休息？在開車前往場勘的路上？病患就診遲到的五分鐘裡？以上都可能是讓你重整自我並與本心對齊的機會。

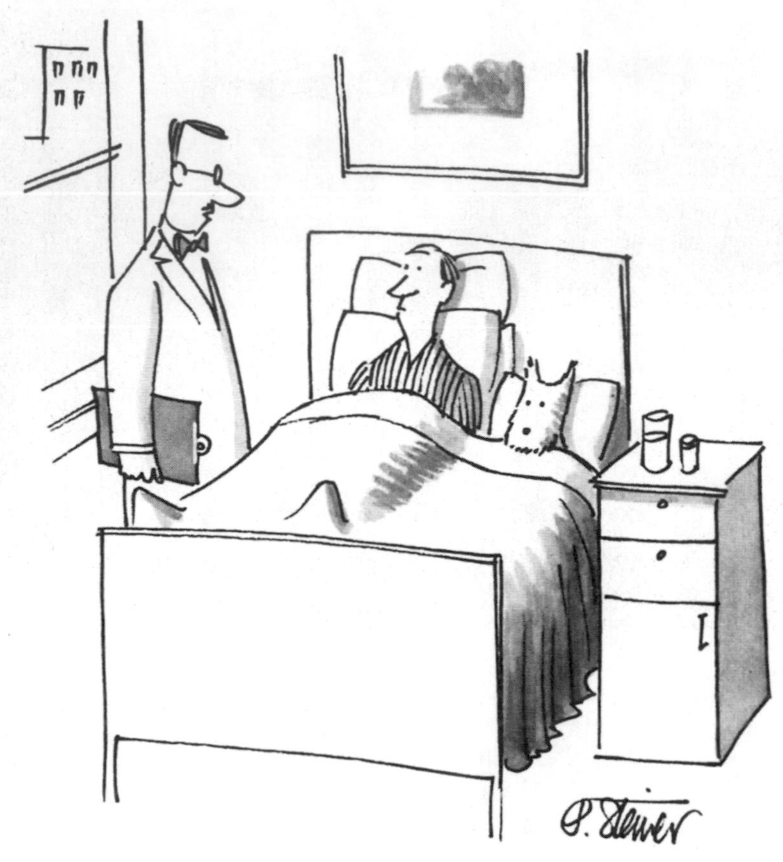

「溫達特先生，由於我們追求全人醫治，所以除了你的病癥外，我們也要治療你的狗。」

我很幸運，多年來有隻名叫凱勒的羅威那犬陪伴，最終引導我探索動物輔助治療。然而在知道這個領域的存在前，每當看到我的狗如何與身處危機狀況、發生重大轉變或遭受痛苦的個人或團體互動、建立連結，我就驚嘆不已。

凱勒總是能夠找到家暴支持團體中，最需要獲得無

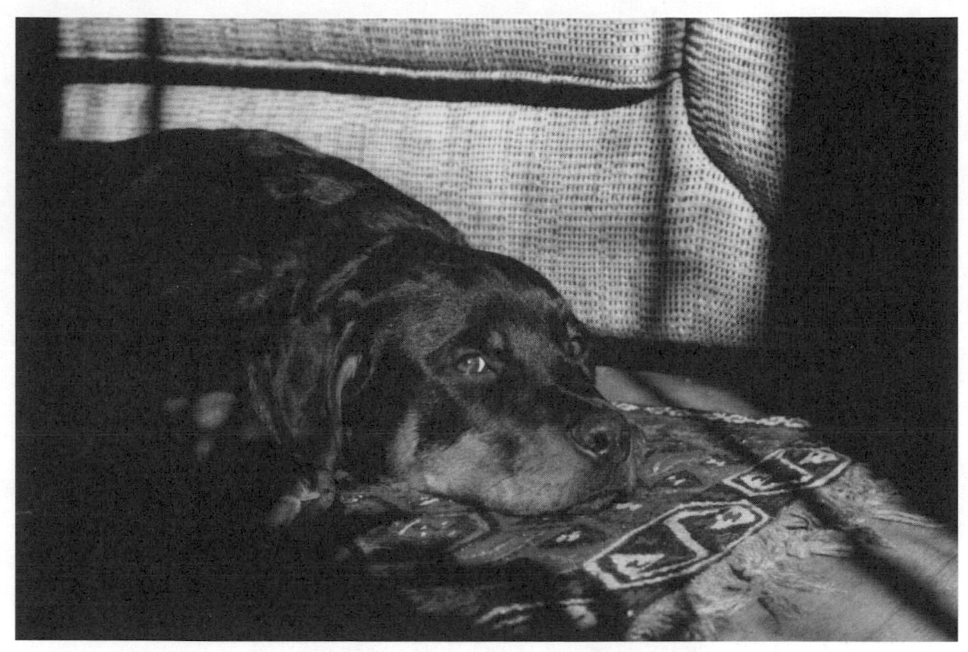

凱勒讓我以過去力有未逮的方式完成工作。牠常常幫助我橫跨人與人之間巨大的隔閡，與服務對象連結。牠對我本人也有同樣重要的意義，既是我安慰與靈感的基礎，也是我的靈魂伴侶，沒有牠時時刻刻在我身邊，日子該有多煎熬呢？

條件接納的那個人。牠會緩緩走向她，溫柔地把牠的大頭放在這位女士腿上，進一步讓對方滿懷感恩地梳理自己的毛；凱勒也會靠近惶惶不安、渾身刺青、穿環又瘦弱的青年遊民。他可能好幾週都不願跟任何人說話，卻會彎下腰來擁抱凱勒；凱勒也能嗅出在愛滋病支持團體中，哪個小孩最怕牠，也對人生最充滿恐懼。牠會繞著整個團體的成員打轉，直到靠近這名小女孩，接著趴在地上，讓自己將近五十公斤重的身軀看起來越小越好。最後小女孩也會靠近凱勒，用一隻小手抓凱勒的耳朵，她會先撓凱勒的一

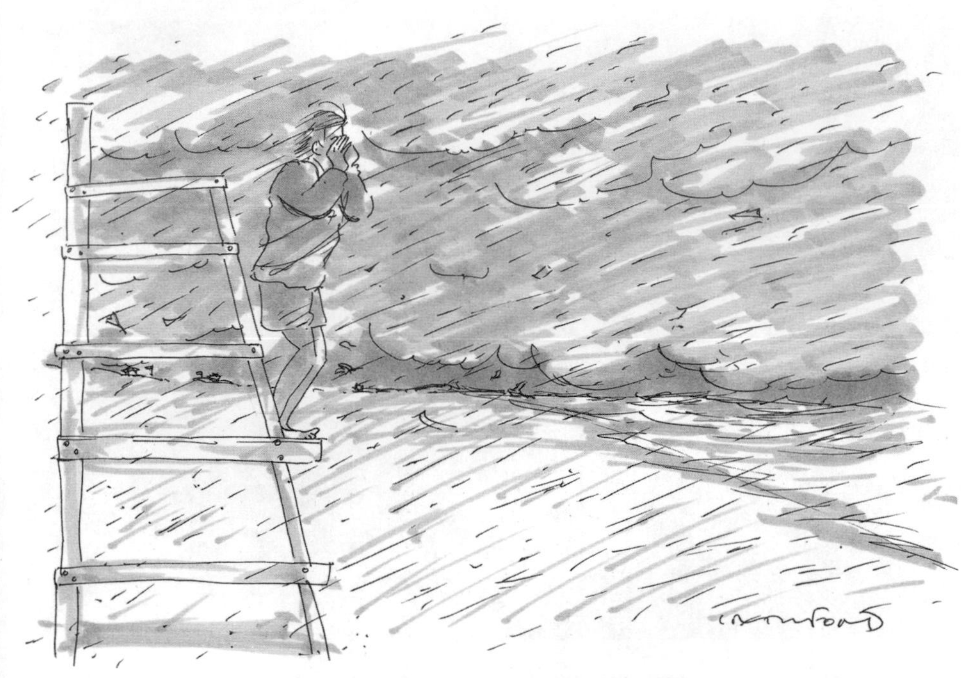

「我不是來值班的！我只是回來拿我的拖鞋而已。」

隻耳朵，接著換另一隻，然後在接下來的一小時內不斷搓揉牠整顆頭。

時不時放下你的作品去放鬆一下也很不錯，重返工作崗位時，判斷力會更敏銳，因為持續工作往往會讓你失去判斷力。走開一段距離也可以讓你的作品看起來更小一點，讓你更能輕易掌握全局，清楚看見各個部分不協調的地方，物體的顏色也更顯而易見。——達文西，義大利工程師與畫家

千萬別低估你可以在自己的值班、工作或事業中加入什麼元素，來讓職場環境變得更健康。你必須下定決心，拋棄過往認為自己必須在職場上犧牲奉獻的想法。在接受新工作前，先協議出合理的時程表，若有需要，也重新協調既有的協議。讓周遭環繞願意支持你的同事，讓你能遵守自己既定的工作時間上下班並抽出空閒休息。你也要**成爲自己職場中的正能量來源**，讓同事休假時能儘管放鬆，不戀棧工作；提醒他們，你會扛起所有責任。別對同事碎念，助長罪惡感孳生：「你過得倒舒服了，真希望我們所有人都能放假呢。」

記得，只有我們先在自己的生活中真正達到某種程度的平衡，才能確實幫助服務的對象。如同知名部落格《每日一道》（Daily Tao）所寫：「一天之中只有一半的時間有陽光，另一半是月亮主宰的時間。就算是思考也有其合適的時程。」**當你休假、下班時，要眞的放下工作**。不要老是檢查自己的呼叫器、手機或其他裝置，而是好好投入生活中除了工作以外，能讓你重新蓄積精力的活動，這就是創傷照管的關鍵。有位健康照護工作者就曾說：「我與睡眠有約。」

> 孩子最近問我是否記得上次全家人一起消磨時間是什麼時候，事實是我們已經太久沒聚，以至於我根本想不起來。——剛果民主共和國野生動物保育專家

試一試

一　找出一件你想在工作日時納入行程，但確定自己做不到的事情。然後現在用盡全力把這項心願付諸實行。

二　寫下所有病假、假期和心靈健康假時間，現在就開始提前做好規畫！

三　記得勞工運動與無數人努力推動週休二日、休息時間與其他更人性化的工作條件。你必須下定決心感念這些前人的努力，並為此只奉行能夠永續經營且堅持的工作行程表。

讓能量流動

我從上個禮拜開始就沒好好呼吸過了。——正在處理危機的社區診所執行長

我們也可以**透過其他方式取得身心靈平衡，確保內在能量像風一樣流動，而非身陷在壓力過大的狀態**。

傳統中醫相信人之所以會生病，是因為能量停滯鬱塞。這裡的能量指的是生命力、活力等讓你能活得像自己、展現內在本質的力量來源。它讓你在早晨時願意起床開啟新的一天、讓你感受到他人走進房間、在想到過世的人或動物時湧現感覺。中醫特別強調，健康的關鍵在於促進能量流動，而非停滯在某個感覺或問題上。這種做法對於那些照顧受創傷者的人來說尤其寶貴，能夠幫助他們察覺痛苦輻射出來的影響力，並學著放任其漣漪效應自行消散，而非一味吸收、累積這些痛苦。

彼得．列文鼓勵我們向野生動物學習，從中了解為什麼人類如此容易受到創傷，但動物卻很少有這樣的問題。從數十年的研究中，他發現人類和動物面對威脅都有三種基本回應方式：逃跑、戰鬥或靜止不動（凍結），這些回應方式都由原始的爬蟲腦（編按：reptilian brain，神經學者常以此稱呼腦幹）主宰。我們感受到威脅時，會發揮巨大的能量，並在戰鬥或

逃跑時釋放這些能量。如同在野生動物身上所見，牠們可以再回復到遭受威脅前的生活狀態。然而，若無法戰鬥或逃跑，我們的生物本能會收縮（凍結），盡最後一份力來試圖自保。野生動物則是透過靜止不動度過威脅，並於恢復活動時，釋出累積的能量，然後繼續餵養、照顧其後代、過正常生活。

但是，列文發現，人類卻不容易透過這種方式釋放能量。只要我們進入收縮、凍結的回應方式，就會積攢巨大能量，對神經系統造成沉重負荷。如果我們的爬蟲腦可以按照自然方式運作，就能在度過危機後加以釋放能量；然而，我們高度演化的新皮質（理性腦）通常會干擾這段過程。其所感受的恐懼與欲望，會強大到抑制恢復訊號釋放的能量。身為人類，卻困在讓動物維持健康和成長的神經系統循環。對我們來說，未釋放的殘餘能量會成為根深柢固的創傷源頭，許多在第四章中探討過的創傷接觸反應症狀，都包含為了制服這些堆積能量而衍生的生物反應。

列文在《喚醒老虎》一書中總結：「新皮質沒有強大到能取代我們面對威脅與危險時的直覺防禦機制，也就是戰鬥、逃跑或凍結等反應。在這方面來說，人類還是有相當大的程度受到動物本能約束。然而，由於動物不具備高度演化後形成的新皮質，身體藉由釋放能量自然回復正常的功能不受影響；但對人類來說，我們在面對威脅時，卻會啟動永無止境的直覺反應循環，直至形成創傷。」

列文用他的研究做為「身體經驗創傷療法」的基礎。奉行者相信：「創傷反應的核心為生理反應，我們也必須從生理下手才能開始康復。」列文的方法應用多種技巧，釋放因創傷而凝結的能量，若能成功，就可以使神經系統恢復原有的彈性、達到能自我調節的狀態。

學習如何與內在能量互動，是支持身體內在復元力的第一步。我們可以溫柔地探索讓身體內部能量保持流動的方式。當能量流通受阻時，便能找到解開阻礙的方法，進而創造長期維持健康的基礎。

> 我彷彿能感覺到身體中累積的一切毒素。如果不去衝浪、騎單車或跑步，我就沒辦法繼續好好生活。——馬克・泰納西（Mark Thanassi），加州聖塔克拉拉急診主治醫師

在猶太傳統中，有人過世時，大家會「坐七」守喪。對於大多數猶太人來說，他們需要在這段時間與痛失至親者密切接觸和對話，以提供支持。在某些東正教社群中，坐七的其中一項規定，就是只有在喪親者主動搭話時，訪客才能與他們對話。其中一個原因是見證他人的痛苦本身也有巨大的力量。我們做什麼、說什麼或是以什麼方式觸碰對方並不重要，而是要讓這些承受痛苦的人了解自己並不孤單。因為我們本質上彼此緊密連結，就算

什麼也沒做，見證他人創傷者也可以分享喪親者經歷的痛苦。

如果我們要保持身體、情緒與心靈健康，就不能把分享痛苦當成吸收痛苦，因爲痛苦的能量必須持續流動。如果放任自己見證的掙扎和苦難在身體扎根、積累，就會使其過於蓬勃發展，遮蔽內在的一切光明。將這種累積的痛苦連根拔起，比預防痛苦在內心扎根要困難得多。

傑克·康菲爾德說：「別人託付什麼？我們又該怎麼回應？答案很簡單，當我們以不健康的方式接受他人的痛苦，我們會擔心、感到不安、不自由。既然一切都改變了，我們需要找到放下的能力，讓自己的心得寬慰。」

對不少人來說，要實踐這種概念，可能得先大幅度改變自己的思考方式。放下痛苦聽起來很被動、很艱難，因為想到要減少對事情的掌握程度，就讓人充滿恐懼。畢竟從小到大，被教導的都是「採取行動等於實踐、等於成長、等於生存」。於是靜止可能等同放棄、軟弱，甚至是死亡。雖然最終這些聯想可能會遭到質疑，但也不必一夕之間丟棄一切既有想法。

不一定要靜觀問題，才能使能量流動，但可以透過有意識且自律的方式，讓自己的心靈得到洗滌、排毒，並放下重擔。有些人能透過跑步這種快速的動作來讓能量流動；其他人則可能會更傾向透過靜止方式達到覺察、連結、行動，最終促進生命平衡。這些人可能會練習專注呼吸、靜心、散步、園藝、念經、頌唱禱文等。

釋一行曾對一位詢問應該把腳步放多慢的門徒說：「你從來沒看過僧侶跑步吧？我們總是慢慢走，如果你動得太快，就無法聚焦在當下。」

讓能量流動，可以使自己的身心靈維持在最佳狀態，而其中一種方式就是有意識地呼吸。很多人可能會很訝異，專注呼吸居然是讓我們維持平衡的關鍵。但幾乎所有古老傳統都認為，有意識、刻意的呼吸非常重要：北美原住民舉辦日舞與汗屋儀式（編按：Sweatbox，以蒸氣浴導致大量出汗，象徵排出體內不潔淨之物以達到淨化目的）長達好幾世紀；北美塔拉烏馬拉人把跑步視為健康的核心；印度自有史以來就有瑜伽的傳統，也開始舉辦大笑集會。

世界各地的冥想傳統發展出各種做法，透過呼吸為主要指引，使心思覺察力更敏銳，並培養慧眼。呼吸是最平常，且維持生命所須的動作。而這也提醒我們，萬事萬物，連同生命都服膺於「無常」的普世法則，讓我們了解自己必須與各式各樣的抉擇和諧共存，且對生命有更深入的覺察。

> 一般對於暴行的回應，就是將其從意識中驅逐。有些暴行對社會造成的影響力過於可怕，以至於無法明言……然而暴行卻拒絕被掩蓋。和企圖否認暴行欲望

同樣強大的，就是掩蓋無用的信念。普羅大眾都知道，除非我們公開談論暴行，否則其影響力將陰魂不散。——茱迪・赫曼，《從創傷到復原》作者、哈佛大學醫學院臨床精神病學副教授

卡崔娜風災過後，許多城市的居民深陷痛苦當中，眼神空洞不已。我在紐奧良主持創傷照管工作坊，並有幸能與風災紓困人道支援基金（People's Hurricane Relief Fund）合作，並看到兩位容光煥發、與眾不同的女性：金伯莉・理查茲（Kimberley Richards）與卡妮卡・泰勒墨菲（Kanika Taylor-Murphy）。她們都是社區組織者、倡議人士與教育家，風災侵襲、河堤垮掉時也都不在紐奧良，且度過了身為緊急救難人員帶來的創傷，其中一位更是僅存一幢位於密西西比州皮卡尤恩的磚房。兩人都在源源不絕的創傷接觸後續影響中，繼續堅強生活，更為生存與重建人道協會（People's Institute for Survival and Beyond）等機構服務，並與親朋好友一同努力重建紐奧良。

我幸運地能有機會問她們如何有效照顧自己，金伯莉說：「風災過後，我有整整一個月的時間完全沒有照顧自己，之後我開始生病，精神方面開始出問題。自那時起，我每天早上都會花一、兩個小時散步。現在有其他七位女士也加入了我的行列。我們會在社區中行走，而我會在這時候好好呼吸。這很困難，因為我會想，要是我有時間散步，就應該去幫

助別人。這念頭壓得我喘不過氣，但我依然堅持下來，繼續散步。」卡妮卡則說，練氣功以及和金伯莉與其他朋友一起散步，讓她得以克服創傷。

比莉・羅森的整個職涯都在第一線對抗創傷，且在全華盛頓州各地投入創傷心理減壓活動。她會在一天中找幾個時間點，提醒自己要記得深呼吸。在工作時，每當電話響起，她就會先深深吸氣、吐氣一次，才接起電話。

其他讓能量流動的方式有運動、寫作、唱歌、念經、頌唱禱文、跳舞、武術、散步與大笑，只要你在進行這些活動時，同時運用正念即可。有位在基督徒和睦行動中負責協助北伊拉克空襲受害者的同事說：「我喜歡能夠放空的活動，像是靜心、深呼吸、接觸大自然，還有思考自己能如何不緊緊抓住東西不放。」

試一試

一　以舒適的姿勢或站或坐，在手舉過頭時吸氣，放下手臂時吐氣，慢慢重複此動作二十次。

二　在工作時，堅持每小時要起來走動、跑步、旋轉或到戶外騎腳踏車五分鐘。在這段時間內，專注在慢慢深呼吸，同時也注意周遭美麗的事物，並一起吸收這些美景。

三　與一位可以固定聯絡的同事或朋友建立互助諮商的關係。你們必須同意為彼此提供諮商幫助，就算只有五分鐘也好。讓朋友先開始講話，並平靜地注意聆聽；接著再換你講。你可以將所有心聲都說出口，排出心中一切想法；而朋友也要專注聆聽你說話五分鐘，你們可以經常反覆這麼做。

〔小專欄〕

幽默感的重要性

海瑟．安德森（Heather Andersen）

● 華盛頓州西雅圖

● 現職：HumanSource顧問公司創辦人、婚姻平權訴訟案原告（二〇〇六年安德森訴華盛頓州）。

● 經歷：著有研究幽默感與領導能力關係的論文，曾任職西雅圖臨終關懷機構醫療主任。

幽默感可以幫助你快速換位思考。這跟心理諮商很像，但效果更快發酵！幽默感可以打開一扇小門，讓你能全盤認清自身與當下情境，有時候更可以救你一命。

幾年前我曾經非常憂鬱，常有自殺的念頭。當時我正開車行駛在一條高速公路上，突然間決定在該時該地一了百了。我看見有輛大卡車從後面逼近，而我下定決心要掉頭，讓這輛車撞死自己。

一個轉念間，我突然覺得也許應該先看看卡車駕駛，這樣才知道是誰要把我從這世界上帶走，並與這個人交流幾秒鐘。結果，我發現這輛卡車屬於西北乳業協會的黃金乳品

（Darigold Dairy）公司，我不禁想到：「海瑟，只有妳才會讓這麼健康的東西奪去妳的生命。」我開始放聲大笑，最後也因此沒有急轉彎衝向這輛卡車，平安抵達公司，進辦公室打了通電話給我的諮商師。做為一名成年人，幽默感真的救了我一命。

幽默感也能夠讓人敞開自我以得到療癒。我在一個瘋狂、混亂的家庭中成長，幽默感讓我得以圓滑地度過悲慘的成長經歷並保護自己。我能藉著幽默感化解父母的壞脾氣或是瘋狂的狀況。我可以當家中的小丑，因為只要能讓父母開懷大笑，就能解除緊張的情勢。

十五歲時，我會在放學後到養老院工作。在那裡，幽默感成了一種心理防衛機制。記得有次值班時，我正在為一位剛過世的老先生清理大體，而房間的另一個角落有臺開著的電視。我還記得當時正在播放百事可樂的廣告，主題曲唱著：「甦醒過來！這可是百事新一代（Come Alive! You're the Pepsi Generation）！」我看著眼前這具遺體，以及電視上那些邊跑邊唱著歌的健康年輕人，忍不住大笑出聲。

幽默感讓我看出這情景中的荒謬，也保護了我的心靈，不沉浸在當下的氛圍，且在情緒與心理上得以與悲傷的情景切割，好好面對並完成手上的工作。

我和養老院的同事間有許多彼此心照不宣的幽默。在這些時刻，幽默感能化解會造成威脅的一切心理狀況。然而，幽默感也須維護他人與自己的尊嚴，得把握分際才能得體地表現。你可以拿自己的弱點開玩笑，而非病人的。

幽默感讓人可以繼續完成工作、堅持處理好病患的需求。儘管腦海深處正想著：「這讓人心理壓力很大。」但也會同時想到：「我等不及要在休班時跟其他人分享這件事了。」如同美國作家與廣播名人克利夫頓・費迪曼所說：「什麼是幽默感？這自然不是理解笑話的能力，而是能夠自在面對自身的荒謬、能夠理解自己本身就是個笑話。」

我哥哥過世時也發生了類似的事，葬儀社員工正準備拉上屍袋的拉鍊，但我卻先請對方停止動作。接著，我嫂嫂便向葬儀社人員介紹我哥哥。「向葬儀社人員介紹亡者」這件事情所蘊含的幽默，讓我能與面對至親死亡的悲傷間有段心理距離。看著葬儀社把哥哥的屍體推出家門，並在與家人相處時全身心深刻地貫注當下，而非完全沉浸在傷痛中。

讓幽默強化免疫系統

我總能用喜劇視角來看待這個世界。如同美國心理學家與幽默療法諮商師史蒂芬・蘇坦諾夫（Steven Sultanoff）所說：「喜劇視角讓我們能接收周遭幽默的事物。」我不知道自己這點特質是與生俱來還是後天養成，但我猜應該兩者都有。無論如何，我就是擁有幽默感，而這也是我生命中最重要的資產。

我記得在最高法院的法庭中，參與婚姻平權訴訟的審判時，情況相當緊張。我注意到現場有兩位男士坐在後面手牽著手，但我覺得他們看來不像同志。於是開始偷聽他們說話，結果原來他們在禱告上帝擊敗我們，並把我們丟進地獄的火湖裡。一想到他們要是知道我因為兩人牽手禱告，而誤以為是在場支持婚姻平權的同志，會有什麼反應，我就幾乎大笑出聲。這幫助我緩解了緊張的情緒、放下自我、脫離自身的思緒，更加看清整個情況有多荒謬。

我很喜歡引用波蘭裔美國教育家暨幽默大師里奧・羅斯敦所說的話：「幽默是以親切的方式表達觀點。」在我針對領袖進行的幽默感研究中，我發現有些領袖認為，若互動過程中表現幽默，會讓人覺得這是場「親切的會面」。幽默是一項我們很少使用的資源。大部分身負領導責任者與一般多數人，都未能掌握足夠的幽默技巧。我的研究中，有許多領袖會硬用像是諷刺般，用來控制他人並劃清界線的負面幽默；或者取笑或是羞辱他人。幽默最重要的是背後的目的與感受，它可以充分反映一個人的特質，也可以從表現的頻率來判斷個人的價值觀及心理健康狀況。

幾年前，我與幾位護理師為剛痛失子女的家庭，組成了一個悲傷疏導團體。然而，我們卻設法成功地將幽默帶進這個團體中，使成員們在面對嚴峻的悲劇時，也依然能夠大笑。最後，我們有位主管碰巧聽見會議室裡傳出來的笑聲後說：「這聽起來根本不像是悲傷疏導團體啊！我猜他們可能不再需要來這個聚會了。」很明顯地，她完全不懂悲傷與幽默之間的關聯。

幽默帶給我生理與心理方面的能量，讓我更加敞開心胸，也覺得活得更踏實。我的笑聲也變了。現在的我，會從丹田用力開懷大笑。這是一件好事，因為從生理學角度來看，就像在體內為我的器官按摩。大笑也成了我每天的例行公事。

臨場發揮也是很關鍵的一件事，其中最重要的就是別拒絕任何機會。透過臨場發揮，你可以大方面對自己碰到的一切。注意那些深具幽默感的人，他們通常很少對他人與生命說「不」。

在我的論文中，我建構了一個「安德森幽默模型」，幫助人們了解如何發揮幽默感：必須與自身個性（適合自己）與面對的環境（適合環境）相符。若不小心嘴快失言時，一旦發現與自身價值觀不相符、或是譏諷脫口而出時卻發現說話的時機與場合不對，就要道歉。你會因此更加確保自己的幽默夠得體，但也會承擔風險繼續嘗試。同時，也須教育自己，確保不會以任何方式壓迫或冒犯他人。我們都有責任終止那些以幽默為名的壓迫，而身負領導職的人更要確保其制定的政策能夠反映這件事。

史蒂芬．蘇坦諾夫撰寫過一些很棒的文章，說明幽默感如何強化我們的生理與心理免疫系統。從生物化學角度來看，幽默感可以影響我們，並在大笑時釋出抗體；能幫助我們的心理免疫系統更新，改變感受、想法和行為。

幽默大師與漫畫家詹姆斯．瑟伯曾在作品中提及蘇坦諾夫的想法：「幽默是一種情緒上的混亂狀態，但事後來看卻覺得很平靜。」我很喜歡這種看法，瑟伯與蘇坦諾夫想說的就是，我們在某些時刻會突然明白：「那件事根本一點也不有趣啊！」儘管幽默沒辦法減輕創傷情境的嚴重性，但蘇坦諾夫說，**幽默可以在之後「減輕應對創傷的負擔，並透過提供不同觀點，協助治癒創傷，並讓我們的服務對象踏上復元之路。」**

瑪姬．布朗（Margie Brown）是位備受讚譽的美國教師與藝術家，專長是聖經式幽默（biblical humor）。她對幽默的看法是：「當兩個不同的世界碰撞在一起，幽默於焉誕生。必須先發生某些超乎預期的事情，才能刺激你跳出尋常的模式，讓你開始大笑。幽默連結了尋常與驚奇的事物，每次大笑就是在兩個不同的世界間跳躍。」

感激

現在空氣很舒服，感覺很完美。——到德州奧斯丁避難後重返紐奧良的卡崔娜風災倖存者

懂得感激讓我們得以營造身心平衡的生活。

隨時找到值得感激的事情是創傷照管的關鍵，也是讓我們可以有意識地重塑當下情境的另一種方式。提醒自己：儘管痛苦似乎沒有盡頭，但值得感恩的事情也源源不絕，只不過現在看起來沒那麼明顯，且需要更有創意才能發現。其中一個例子就如同第八章所提到的，征服創傷時，要將生命中的麻煩人物視為「老師」，將最難搞定的關係視為人生中要學習的功課，可以讓這些煎熬的時刻因此變得能夠承受，也幫助我們變得謙遜、大方。這些遠比總是傲慢、憤慨來得好。

我鼓勵各機構將「感激」納入員工會議當中。在處理、討論、報告完一切問題後，留一點時間，讓員工可以表彰哪些事進展順利，以及他們真正感謝的事物。許多公司都曾與我們分享，讓員工透過正式與非正式的做法來讚美和感謝彼此，像是匿名表揚他人的公告欄、本週最佳員工獎勵午餐，或只是營造人們會固定感謝彼此的文化，可以確保士氣高

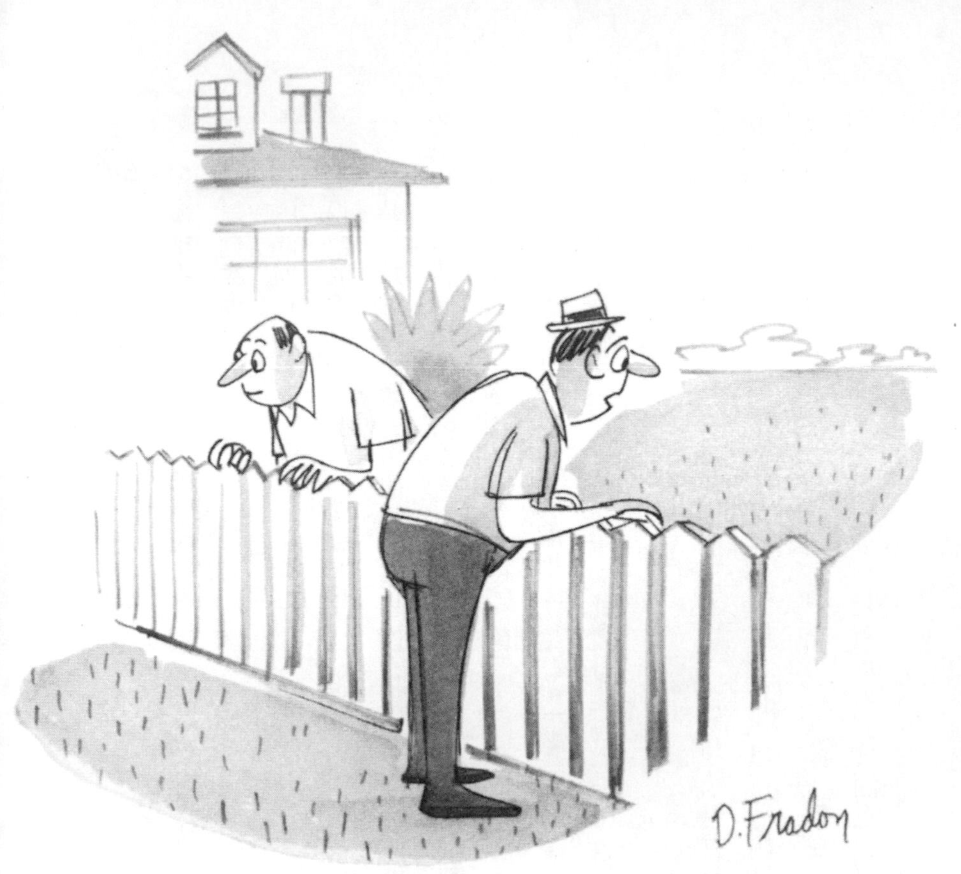

「我完全不能接受你的看法，『你的草地』真的比我的綠多了。」

漲。阿根廷裔的馬克思主義革命家切．格瓦拉曾說：「儘管聽起來很荒誕，我還是要說，真正的革命家必須以愛為依歸。」

認可那些幫助我們成為現在自己的人，可以帶來深遠的效果。作家暨愛滋病防治運動人士艾倫．戈甘納斯（Alan Gurganus）寫道：「有天，我在地鐵上站著讀書時，讀到美國神學家尼布爾如此定義聖人：『聖人，就是聖人的配偶。』」儘管我們嘗試在職場上堅持下去，私底下無論是與朋友、伴侶、孩子或其他家人的關係卻常因此受挫。因此，努力透過感恩的心維繫親密關係是相當重要的。

在我們的工作中，少有事情能比感激給予更大的支持。我在墨西哥遇見一名男子，他在聖普朗西斯科普拉亞（Playa San Francisco）地區的海龜保育工作中扮演重要角色。當我問他對於自己的成就是否感到快樂時，他搖搖頭緩緩地說：「在起初五年間，我不斷嘗試把這份工作轉介給社群中的其他人，好讓我能去做別的事情。接著，又有五年的時間我決定聽天由命，留在崗位上。但我非常怨恨，也希望有人能接手。而五年前，我開始接受，現在我卻真的很開心可以每天從事這份工作。」

先假設我們都決定要從事自己目前的工作。我們可以感謝自己擁有這個機會，並將能夠從事這份工作視為榮譽。儘管需要完成亂七八糟的文書作業或是得與態度惡劣的公務員交手，讓人覺得要感激不大容易，還是可以問問自己：「還有什麼不同的感激方式？」

佛教導師提醒我們，就算在生命中最枯燥的時刻，也有充足的機會讓我們去感激。釋一行以洗碗為例：在刷洗碗盤時，他會提醒自己要感激有水可用、感謝有用餐的機會、並感恩自己吃下去的食物。他更進一步說：「為什麼不把你洗的每一塊盤子，都當成在洗小佛陀呢？」

如果我們不能用其他角度看待生命，可能就得耗費大量精力在思考上；如果我們不選擇把工作視為榮譽，就會覺得別人虧欠自己、沒有獲得應有的獎賞，或者工作帶來壓迫。這樣想只會讓我們碰壁。

當然，處理與我們經驗相關的個人或機構性問題很重要。許多工作者確實應該要得到現在還未得到的回報，包括像樣的薪水、福利與健康的工作環境。在世界各地，有許多資金與資源不足的計畫，正在透過沒沒無聞且不受重視的工作執行中。這些機構與運動通常對工作來者不拒，結果就是把這些過於沉重的負擔轉嫁到個別工作者和參與者身上。在這種情況下，佛教「覺醒活在當下」的教導就很重要。**我們必須決定，自己是否能夠繼續在當前的條件下繼續工作，以及當前的情況是否同時也讓我們帶動更廣大的系統性與社會變革，以至於有一天能改善我們的處境**。我們不能在得到完成工作所須的一切資源後，才開始重視誠信、價值觀還有道德——那天可能永遠不會來。

雖然我們沒有天真到相信世界或職場上的不公不義會一夕間消失，但也必須捫心自問，自己是否能夠為工作帶來光明與好處，並完成工作上的特定任務？或者，在目前的條件下，這兩者是否相互矛盾？對許多人來說，持續迴避工作（這恰好與感激相反），很可能就在暗示我們已經無法在工作與正義間取得平衡。

試一試

一、在一天工作的開始與結束時，特別排出時間來思考一件你認為值得感激的事情。

二、每天想想有誰讓你覺得值得感激，並向他們表達。你可以先從至親開始，再慢慢向外擴散，對於你生命中所有的「老師」表達感激之意。

三、在你的職場中提議建立一個論壇，讓同事們可以表達對彼此的感謝。可以是在員工會議中抽出時間，或是放一塊讓員工可以匿名張貼感謝小卡的公布欄。請你率先採取行動，對他人表達感謝。

第十二章

第五個方向：每天練習對齊本心

當你只有十三歲的時候，其實想不到什麼自殺的方式，至少我當時是這麼想。我從來就不是最有創意的人，但我用時間彌補自己欠缺的創新思維。我有大量的時間可以思考要如何了結自己的生命，這也是我在母親過世前最後一年，唯一能讓我在夜晚入睡的方式。

每天晚上，我從反覆思考她不能死。她不會死。她怎麼可能會死。拜託她活下來、拜託活下來、拜託活下來。一直到：如果她死了，我也活不下去了，我要怎麼自我了結？我每天都是靠著這些自殺念頭定下心來，好讓自己能夠入睡。為了避免自殺的悲慘結局，似乎只有兩個選項可行：一是找到治癒癌症的方法；二是上天顯靈阻止我母親死去。儘管我願意用盡一切努力來治好癌症，但我其實只能祈求上天顯靈。我認識其他死於癌症的人，但我母親肯定不會，她是我的全世界。世界不可能在一天之內就崩塌，對嗎？

在我母親診斷出罹患癌症後一個月，醫師就宣布她應該活不長了。那之後過了三年，她也確實過世，我原本熟知的世界就此瓦解。儘管我沒有自殺，生命也確實發生改變，更遭受悲慘的打擊、失去曾有的信心與信念。原本無論我母親病得再重，我都堅信最糟的狀況不會發生。我堅持相信這點，也堅守這樣的信念。

然而，她過世後，我的信心與信念都消散了。因為我的心成為無法居住的荒蕪之地，我開始只仰賴自己的理性而活。我無時無刻不警覺，把精力放在控制周遭環境上，透過意志力，確保自己對現實的全新認識，並想方設法撐過每一天。

但是，我完全忘記了自己的本心。

任何能夠感同身受這種狀況的人，肯定知道用外在環境替代內部的感官，可以讓自己有段時間無堅不摧，但也只能支撐一段時間罷了。

十九年後，我有幸發覺原來自己的信心跟信念從未完全消失，只是埋在內心非常深的角落。我再次發現自己焦躁地反覆念著「拜託活下來，拜託活下來」，祈求我第一胎的孩子能存活。三位醫師花了三十六小時才成功接生這個孩子。那時我已經看過不少朋友生產，因此明白這時候什麼都可能發生。然而，面對我在母親過世後就再也沒出現的強烈意志力，理性根本派不上用場。「我肯定能夠靠自己生孩子」，大概是女性最古老的信念。有醫師幫助很好，但我絕對不會是那個真的需要幫助的人。

因此，生產當晚，我躺在刺眼無比的手術燈下，從胸部以下完全失去知覺，聽著醫師們切開我的腹部說：「這孩子完全還沒準備好出生。」知道他們正試著把孩子從我體內拉出來時，我靈光乍現，突然明白自己只能靠著信念和信心撐過去。

但我上哪去找信念和信心呢？過去十九年來，我都是靠著外在事物尋求安慰。我試著控制一切，但這與信念無法共存，在當前的景況下也不管用，畢竟我根本動彈不得。儘管有位非常好心的麻醉師正在為我擦眼淚，但我完全無法控制眼前的人、我根本不了解醫術、我沒辦法清楚思考，也根本不知道該思考什麼。在這個狀況下，我唯一能做的就是讓自己的心跳正常律動，於是我選擇深刻探求自己的內心。

我專注在自己的呼吸上，然後更深入地挖掘，最終抵達了一個不可思議的境界，那裡鎖著我深埋將近二十年的東西——那股超乎理解力量的信念和信心。在那感覺漫長到幾近永恆的片刻間，我想起對齊自己的本心是什麼感覺，因此能夠謙卑臣服。

如果我和孩子能夠活下來，肯定是其他人的功勞，尤其是這種不可知力量的貢獻。我為此感激，並聽見周遭充滿勸慰的聲音。我從未讓自己沉浸在謙卑臣服、感恩與充滿信心的狀態中這麼久，我一直以來都仰賴理性而活，以至於我的心一直沉睡著。

雖然我母親的過世與我孩子的出生都只是暫時性事件，卻留下無限的影響。在成為母親的剎那，我卑躬屈膝地臣服於未知的力量。雖然就某方面來說，我仍然可以活在恐懼當中，管控一切，連一絲細節也不放過。然而我卻找到自母親過世以來，我以為自己已永遠失去的本心。對我來說，能夠再次與自己的本心對齊，代表我一天當中有無數次機會能夠領會謙卑、感激與信心。這些情緒引導我活在當下，而每當我感覺面臨困境，就會提醒自己要再一次回歸本心。

回歸本心，充電再出發

前四種方向最終指向這裡，引領我們直搗自己的核心，通往本心，再帶領我們優雅地重新向外探求。這樣的過程讓身心靈煥然一新，能夠再盡全力與世界打交道。

每個人回歸本心充電、再出發的頻繁程度都不一樣，而我希望前述的四個方向，可以幫助你有越來越多的機會前往第五個方向，找到覺醒的自己。我們幫自己建立了充足的外在認知架構，好讓自己能勉強正常生活，因此許多人生活時，都習慣仰賴理性、自己的智慧。但是如果要以永續的方式照顧自己，讓自己能夠充滿活力（更別提還要照顧他人），就必須追求更強大的力量，必須讓自己能夠在生活中時時刻刻對齊本心，並徹底覺醒。

歷史上，智者們都說找到關於自身真相的工具早已掌握在自己手中，人人都有能力養成日常練習的習慣，讓自己對齊本心。也許，這最終能幫助我們與自己的智慧、資源和美好重新連結。可以每天只花兩分鐘，也能花上兩小時練習，但希望這是可以堅持做下去的一件事。也許做法會漸漸改變，但只要把這項與自己相處的習慣放在第一順位，至少每天能回歸自己的本心一次，就足夠了。

眾所皆知，知易行難，人常常光說不練。就算我們養成的這項習慣是自己樂於從事的活動，像是唱歌或騎腳踏車，有時候卻很難堅持。一位加拿大原住民健康服務診所的醫師說：「我已經做瑜伽好多年了。但我並非實際上花很長的時間去做，而是在腦海裡想著瑜伽而已。」我猜他的心聲恰好說明了我們嘗試維持習慣時會遇到的狀況。一位擔任社區倡議人士的朋友也是如此，因為當他被問到為什麼好幾個月都沒上健身房時居然說：「我確實很喜歡慢跑這個想法。」

從我的立場來看，培養日常習慣不只是為了健康，也是確實為自己創造永續生活的唯一途徑。越常提醒自己這點，就越有可能找到自己所須的自律。當然，人難免在堅持時遇到困難，但隨著習慣扎根越深，就越有可能在堅困時重新調整自己的腳步。

建立習慣的兩個小技巧

在開始前，我想建議兩個技巧，好幫助大家踏出建立習慣的第一步，而這兩個技巧本身也可以成為習慣。

首先就是**爲一天制定目標**，再來則是**營造正念時刻**。這兩者都只要花幾秒鐘就能完成，完全不耗力，更不花錢。做到這兩件事情，比找藉口不去做更容易。

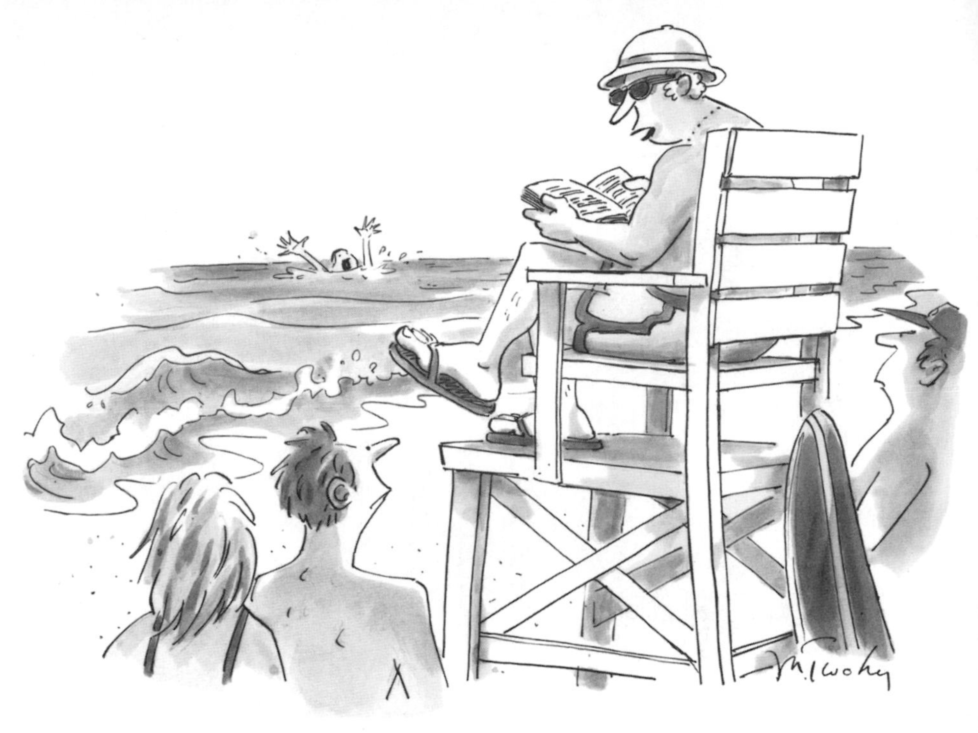

「我們鼓勵大家自救。」

我們能試著停下腳步，為生活各方面制定目標，讓陽光照亮接下來的路。《世界在你之內：生命的十五個祕密》一書中，喬布拉說自己觀察到一些醫師會定期在黎明前晨起做例行靜心，因為他們相信在太陽升起前靜心，有助於接下來一整天的進行。而每天早晨，他們也都會立下當天目標。

這些目標可以是：我今天會找到一件值得歡喜的事情；我要去健身房；我要避免八卦；我今天要稍微慢下腳步；我今天要比昨天抽更

少菸。我們可以針對情緒或行動，制定每天的目標，且無論目標大小，都應該秉持浩大的精神。我們不知道自己最後會如何，也不知道中間的過程會發生什麼事，但可以為下一個小時、下一場會議、下一次人際互動又或者是明天刻意訂下目標，這麼做能夠有效幫助我們對齊自己的本心。

從制定小目標開始，就能認清自己生命的真實狀況，了解自己有多疲累或是背負了多少重擔，以及活在當下有多難。

舉例來說，我是個沒耐性的人。你可以說，缺乏耐性讓我更投入生活與工作，有時候也幫助我能夠繼續堅持下去。但這樣的個性也有代價，且不只對我個人的內在心靈狀況有影響，連各式各樣的人際關係也不放過。幾年前我突然領悟到，自己在不知不覺間認為自己不可能活過四十四歲，因為我的母親就是在這年紀過世。這時我才深刻了解到，缺乏耐性在我身上有多深刻的影響力。當我把一切因果關係都串連起來，發現因為自己不覺得能夠長命百歲，所以嘗試在短時間內完成別人一輩子要做完的事情。我日以繼夜地橫衝直撞，連以最基本的方式活在當下都做不到。

近年來，我找到幾位新老師可以幫助我改變這樣的個性。我的孩子就是我的老師。隨著他們長大，我沒辦法再像以前一樣牽著他們的鼻子走，於是我發現自己對各種事情大呼小叫的次數也呈指數增加。我之所以大吼大叫，通常是因為事情完成的速度或方式不如預期，然而，我並未選擇活在當下，試著以創意解決問題，反而讓挫折感凌駕我的心神。

我的女兒們從小就接觸各式各樣的心靈訓練，但我發覺當中有一項對常跟我參加靜心的四歲小女兒影響特別深刻。聚會上有個精美的鐘經常響起，所有人只要聽見鐘聲，無論在做什麼，都必須要停下來幾分鐘。這個鐘提醒大家要回到當下，而我的女兒曾見識過數千人因為聽到這個鐘聲，不是話說到一半就停下，就是靜止在原本的動作或腳步。我們從來沒有詳細討論過這個活動，但顯然她對此印象深刻。

於是，那天早晨，我又不知道為了什麼事情而發脾氣，怒火升到最高峰時，我突然聽見女兒發出「噹—」的聲音。她雙腳併攏站立著，雙手手心朝上，眼睛放鬆地閉著，嘴角有一抹微笑，像極了一尊佛像。我停止了大呼小叫，開始慢慢吸氣、吐氣。接著我的雙肩放鬆了一點，心跳也慢了下來。我七歲的女兒也鬆了一口氣。過了幾分鐘，我又聽見小女兒堅定地喊：「噹—」我們都睜開眼睛。再一次回到當下後，我發現自己可以用不同的態度來面對眼前的狀況。

這就是我要與你分享的第二個技巧，讓自己聽見能把我們帶回當下的鐘聲，這對於實踐創傷照管將有莫大幫助。我的女兒扮演了活生生的「正念鐘聲」，幫助我回到當下，但我們也可以靠自己敲響這樣的鐘聲。你可以刻意在手錶上設定每小時響一次的鬧鐘，提醒自己要停下腳步一分鐘；或者努力在每次開口說話前，在腦海中敲響警醒的鐘聲，要自己謹言慎行；或者把自己的一天分成開始、中間與結束三等分，而每等分都留幾分鐘的「鐘響」時間。這些鐘聲可以改變世界。

我們都知道這世上有許多傷害是因為無法活在當下才造成。因為無法讓感官與理性思考合一，結果沒辦法謹慎、刻意留心自己的言行舉止。缺乏內在合一，更往往會造成禍延數代的決策和政策。

有無限多種做法值得嘗試。無論靠著靜心、烹飪、禱告、吹奏薩克斯風、舉重、遛狗來讓自己定下心來，只要養成這種日常習慣，便可以為創傷照管打好基礎。當我們致力於從內心出發，踏出改變的第一步時，所屬機構、社群、運動與自己的方式，也會從根本上產生差異。想想我們致力協助的人群、要幫助的生物，以及要保護的地球所面臨的危機如此嚴峻，如此看來，養成一項日常（或接近日常）的習慣，已經是我們能力所及內最簡單的事了，也讓我們得以在助人工作上交出最佳表現。

美國天主教和平主義者詹姆士·佛瑞斯特（James Forest）說：「美國和平主義者可以向越南和平主義者學習的是，除非我們在和平運動中也懂得納入靜心沉思的習慣，否則我們對現實的認識（以及幫助人們了解並改變局勢的能力）將會有嚴重的缺陷。若不懂得靜心沉思，不管是否有宗教信仰，或是來自什麼信仰背景、習慣使用什麼樣的語言，我們可能連『呼吸的空氣』這樣基本的生命必需品都會忽略。」

人物檔案08

掌握讓人生與工作平衡的方法

哈利・史賓賽（Harry Spence）

● 麻州波士頓
● 現職：哈佛大學教育學研究所與甘迺迪學院講師。
● 經歷：麻州社會局局長、紐約市教育局執行副局長、麻州雀爾喜市州長指定破產管理人、波士頓住宅管理局的法院指定接管人。

二〇〇一年十二月從事兒童福利工作後，我開始了解接觸創傷會帶來的影響。我在極度缺乏此領域經驗的情況下接任局長（進行本文訪談時，他正擔任此職位），相關知識全來自報章雜誌。

我發現自己進入一個完全無法預期決策後果的複雜領域。一開始，我先留意到自己與其他個案工作者日常例行決策的品質。身為一名管理者，我經常以能自行把問題界定清楚，並催生理性解決方案為傲，然而現在卻面對無法制定量表供決策參考的窘境。我想這也是為什麼要能解決兒童福利問題，肯定要有所羅門王的智慧（編按：出自《聖經》。兩名母親都生了小孩，一名母親睡覺時壓死自己小孩，居然趁機調換嬰兒。婦人醒來後發現孩子死亡，且不是自己的小孩，於是求智慧過人的所羅門王判決。假母親欣然答應將孩子分為兩半，親生母親卻淚流滿面為孩子活命求饒。千鈞一髮之際，所羅門王讓孩子得以存活並回到親生母親身旁）。

我很清楚這些決策有多重要，於是我開始發表演講，呼籲人們重視兒童福利領域的並行過程（編按：parallel process。治療師會透過與指導者之間的聯繫，重現或平行解決病患的問題）。身為兒童福利工作者，在危急關頭時，若運氣不好，個案有了不幸的結果，無論是否犯錯都可能被開除。而這些工作者主要的職場經驗，就是受到權威的背叛；兒童福利工作者面對的兒童，也一樣無法信賴生命中遇到的成人，因此遭受權威的背叛。此外，兒童福利領域還有第二種並行過程，那就是無論工作者或服務對象都面臨負擔過重的問題。工作者試著保障兒童的安全，但面臨艱鉅的挑戰與稀少的資源，工作的負擔變得過於沉重；同樣地，他們服務的家庭也都面臨沉重負擔，因此無法好好負擔教養責任。

我開始思考這些並行過程。我們的工作文化如何反映服務對象的家庭文化？我們又如何養成相同的習慣和思維方式，以及我們面臨的其他創傷壓力和背叛所帶來的負擔。

是不是在處理創傷的同時，我們也在製造創傷？因為當我們將孩子帶離原生家庭時，就造成了傷痛。儘管我們希望這遠比孩子留在原本家庭中會面臨的傷害更輕微，但無論如何，破壞確實已經造成。因此，我們的工作者不只同時是創傷的製造者，也是遭創傷影響的對象，究竟該怎麼做才能幫幫這些可憐人呢？

發揮團體的力量

過去演講時，我常說自己會問來到地球的外星人：「你們如何保護孩子？」而外星人回答：「我們雇用大學剛畢業的社會新鮮人。訓練一個月後，讓他們去訪查情況最複雜的家庭，接著要他們負責預測未來可能的發展。如果失敗了，就把這筆帳算在他們頭上、拉出去公審。」要是我聽到外星人這樣回答，肯定會說，你們瘋了吧？

傷害兒童是人類社會最令人難以接受的事件，這樣的文化如此可怕，我們也理應害怕，但人們卻不理性地熱衷於尋找代罪羔羊，兒福體系自然成了最容易受到抨擊的對象。

儘管我們了解風險管理的原則，但兒童保護工作卻不容許半分失誤。我們以為只要多花點時間和媒體溝通，就能讓他們了解狀況，實際上卻不是如此。這些事件觸動到人類原始且深沉的情感，以至於記者無法理性客觀地看待事件。而這也是我們社會共同的文化現象，只要遇見這類暴行，群眾就會失去理智。

兒福體系根本上是一個受創嚴重的事業，因為我們得一直為了自我保護而畏畏縮縮地蜷曲著身子，而失去了學習能力。我自問：「為什麼這個體系會變成這樣？」兒福照顧的對象在政治上缺乏發聲的力量，人們認為這些問題家庭的家長都是「壞父母」，根本沒有資格要求人們營造更完善的體系。

我的同儕們因為接觸創傷而承受極大的痛苦，更深陷在其中無法自拔。他們不只要與深受創傷的家庭和孩子接觸，也煩惱自己同時是創傷的起源與受害者，這對於他們個人有著極為嚴重的傷害。

我的第一個疑問是：「為什麼會要求他們獨自面對這些問題？這太不可思議了！為什麼不能以團隊方式應對？」我天真到要求一些員工協助進行調查，看看在全美兒童福利工作領域，有哪些人是以團隊方式運作，而我們又能從他們身上學到什麼。結果答案是完全沒有！我非常震驚地發現全美五十州都跟我們採用一樣的工作方式。

後來，我們邀請到一位來自紐奧良的講者。紐奧良在卡崔娜風災發生前就已經是全美創傷之都了，而在演講當中，這位講者說兒童福利工作就是創傷處理工作，只能以團隊方式進行。我心想：「不管了，我們要試試看！」於是我們開始實驗以團隊方式工作。

組織行為模式的概念是，大家應該一起分攤工作。身為律師，我很清楚只靠一個人針對資訊進行核心決策是行不通的，這也是為什麼有陪審團制度，因為每個人看待、聆聽事情的方式都不同。此外，多元理論也指出，透過多種不同觀點理解事情，比起單一觀點來得好。儘管我們還未在整個體系中將這套做法制度化，但已在部分辦公室中試辦團隊合作。

由於我需要協助員工進行減壓會報，我個人仍持續為接觸創傷所困。到底要如何持續支持創傷減壓會報中的討論？我真的想解決這個問題，更重要的是解決問題的過程中也不造成其他傷害。我知道在沒有做足準備的情況下再次談論創傷，只會增加創傷的負面影響，而這也是我最頭痛的問題之一。

處理工作痛苦的方式

我總是會花一小時，與新來的社工聊聊他們決定如何處理工作帶來的痛苦。一般來說，處理工作上的痛苦有兩種方式：

其中一種是**學著讓自己在情緒上更堅強**。如果持續被自己的情緒牽著走，就得學著保護自己的心。但問題是，由於我們服務的對象是孩子，他們通常仰賴透過直覺判斷成人的情緒來生存，因此具有一種超自然的力量，能夠讀出人的自然狀態。如果封閉自己的情緒，孩子們也會察覺到，因為氛圍改變了。如果你要服務的孩子對成人的印象就是「難以捉摸」「危險」「冷漠疏離」，而你又壓抑自己的情緒反應，他們只會覺得你反映出他們最深的恐懼。而這不只對孩子造成傷害，也會對你自己造成損傷，進一步導致你與父母或是伴侶的關係破裂。這樣的習慣也會影響到個人生活，對你完全沒幫助。

面對工作帶來的痛苦，解決問題的另一個做法是什麼呢？**增加自己的韌性以及復元力**。我常提到三種比爾・畢爾斯利（Bill Beardsley）可以幫助我們培養韌性的方式：**自我反**

省、關係與行動。尤其在現代，工作和生活肯定會有讓人無法負荷的時候，問題在於要如何面對，以及能如何恢復，或是否要繼續身陷在被困難壓垮的處境？

每當談及韌性，我都會分享一個自己的故事來說明「關係」的重要性。

有次，在我們關注的一名孩子過世後，我必須擔任主題演講的講者，當時我覺得自己魂不守舍，演講時也感覺很不自在，低落的情緒遲遲不散。演講結束後，我坐下來好好思考自己究竟發生了什麼事，安靜幾分鐘後，我感覺到一股極大的悲痛從心中湧出。我告訴坐在一旁的朋友，以及這名個案讓我感到非常困惑、沮喪。我的朋友好心地說了些安慰的話後，我們就在原地坐了一段時間。

儘管占滿我整個意識的悲傷並未煙消雲散，卻變得比較容易消化了。我的朋友向我證明，這個世界上還是有人願意支持與關懷他人。壞情緒並未消失，但嚴重程度減緩到我能夠負荷的狀態，我因此能夠了解這是我人生經歷的一部分而非全部，那股沉重的負擔也減輕不少。

我能透過自我反省、經營關係與行動來讓自己回復正常，並提醒自己事實上一切都好、我很好，只不過是因為感覺到痛苦而悲傷。重點不在消滅悲傷，而是和緩情緒，直到能夠控制並加以克服，好讓我在承受這些強烈的痛苦之餘，依然能感受到生命中的其他事物。

培養韌性十分重要。我們需要明白這一點，才能幫助服務的家庭也明白這件事。我們也必須能問自己：「在我見證的創傷中，什麼事讓我耿耿於懷？」

我們需要注意創傷如何與自身的經歷掛勾，也得確實處理這個問題。我希望有這些經歷的人能夠接受並正視自己的過往，否則很容易被以往的創傷牽著走、耿耿於懷而絲毫未覺。如果能察覺到創傷與自己過往經歷的關聯，至少還能理解自己的情緒是因為對服務對象的經歷感同身受。我們需要不斷捫心自問：「這種痛苦與我自身有何關聯？我原先體會到的痛苦從何而來？」畢竟多數人從事助人工作，都是因為自己有類似的經驗。

要正視創傷與自己的關聯性，首先得釐清自己眞正的情緒是什麼。正如前面提到的故事，在我讓自己感受傷痛前，我只是覺得很焦躁。控制傷痛情緒的第一步就是正視情緒，接著才能與他人建立連結並採取行動。

別當井底之蛙

另外一件重要的事情是，我們必須明白，並非所有深受創傷所害的機構都想擺脫創傷。要治癒就必須要遠離創傷，但有時我們卻想繼續沉浸在傷痛中，以至於面對改變的態度可能很矛盾。

有些工作者正反映了這種矛盾的兩面：「我們做的是神聖的工作，人們不明白沒關係，至少老天知道，所以就算繼續孤立無援也無所謂。」這些防備、瑟縮且孤立的工作者造成了我的替代創傷。這就如同井底之蛙的寓言。住在潮濕、噁心、幽暗井底的青蛙，學會了在石塊間跳躍穿梭，以躲避危險的毒蠍子和蛇，並在恐懼中求生。有天，牠抬頭仰望井口的陽光，那裡出現了另一隻青蛙。

地上的青蛙朝井底看：「嘿！你應該上來看看，這裡很美。我們有個蓮花池，可以在那裡捉蚊子，而且我們從早到晚都在吃東西，這裡的生活很幸福。」

井底之蛙回答：「少騙人了，這才不是真的。」

在努力改變的過程中，有人願意接受一切，這很棒；但也有人懷抱深刻的矛盾，且真心排斥改變。發現這件事，讓我非常震驚。

我們總是沉迷於自己習慣的事物上，儘管生活的處境不妙時，也依然不可自拔……我們服務的家庭也是如此。對我來說，看到機構內的工作者出現這種宥於現狀而駐足不前的心態，更讓人難以接受。因為相較之下，他們要從井底爬到蓮花池的路短上許多，卻因為習慣目前的處境而不願改變。同樣地，在兒童福利領域，我們常懷抱著「從家庭中拯救孩子」的幻想，這樣的想法很可怕，卻在我們的文化中根深柢固。

如果你去問其他工作者：「你有多認真看待這份工作？」幸運的話，有七五%的工作者都會說自己非常認真。而在兒童福利工作領域，這數字高達九九%。我們有過浩大的辯論，人們也因為這份工作而受傷，但從沒有人說：「我厭倦這份工作，我不想再管了。」這個領域的工作者有強烈的使命感，且對於工作內容也很少懷抱憤世嫉俗的態度。

我個人的信仰在工作上給了極大的支持。我的妻子是名組織行為學家，她也為我介紹了多種團隊工作方式，包含塔維斯托克機構（編按：Tavistock Institute of Human Relation，TIHR。將社會科學應用於當代問題的心理治療訓練機構。始於一九四六年，由當時的塔維斯托克診所發展而來）與A・K・萊斯機構（編按：A. K. Rice Institute，AKRI。使用萊斯在TIHR開發的方法，創建管理與促進集體關係會議的組織。最初任務是探索哪些事件和過程在社會群體和關係中產生非理性行為。現今已擴大到努力探索小組互動的不同方式）的研究。這些研究涉及機構中隱而不現的情緒狀況，尤其是員工與權威的關係。對我來說，他們的研究與靈性有緊密關聯，因為他們重視自我與其他帶有神祕色彩的概念。

貝塞爾・范德寇與南非屠圖大主教合作，發現人類處理創傷的方式有很多種，最常見的方式就是透過身體活動，例如跳舞或從事與音樂相關的事物。然而，世界上其中一小部分不用這種方式應對創傷的，就在西北歐。在那裡，人們面對創傷的傳統做法就是借酒澆愁。范德寇說，他參加南非的真相與和解委員會時，聽證會一早開場，會從屠圖大主教帶著大家唱歌開始，接著大家會跳舞，一段時間後則聆聽幾位見證者分享令人難以承受的可怕故事。之後，屠圖主教會再唱歌、跳舞，接著再讓幾名見證者分享，好讓大家在每個階段都能消化傷痛。當大家再也承受不住後，就會再唱歌並從事一些動到身體的活動。

深入探索自我本心

在我們的機構中，我們開始運用分享圈。分享前會先討論要多著重於心靈層面，並有一位主持人，讓人人都有機會表達自己認為建立一個神聖空間是什麼意思。有時候我們會用分享圈代替員工會議，有時也會為服務家庭應用分享圈。涉及種族議題時，我們尤其會運用分享圈，讓人們感覺安全，且有能力表達心聲。我們有幾位辦公室成員，接受過加拿大原住民傳統的分享圈儀式訓練。此外，波士頓有個專職青年發展的組織 Roca（編按：此機構透過幫助年輕人改變生活，進一步改變遭監禁和貧窮的循環）也提供我們相關訓練。

至於照顧自己的方式呢？

我發現這份工作其實很吸引我，因為某方面來說，我以往從事過的所有工作都未如此要求自己時刻對齊本心。如果我不能把心定下來，就會立刻受到動搖。因此，這份工作便成了我的心靈狀態量表。我其實不在乎你把這些問題界定為精神或心理問題，我更在乎的是營造組織文化，讓大家都能了解精神或心靈成長對領導與組織的必要性。人無庸置疑地需要自我反省與成長，而我該如何塑造一個公共組織，確實將此觀念視為重要的領導價值觀？

這項工作讓我持續探索自己的精神與心理狀態，也就能持續掌握自己是否狀況不佳或偏離本心。無法真正做自己時，我就會覺得在組織中格格不入，也因此致力於追求心靈或心理上的練習，好重新對齊本心。最終，工作與我個人的心靈狀態密不可分。此外，我也參與加州的學習成為領袖組織，他們舉辦研討會，透過強而有力的個體心理學架構，幫助人們培養領導力。我將自己在這個組織中學到的一切，與從塔維斯托克機構學習如何經營團體的架構結合，外加自己的靈性觀點，幫助我採取行動，改變所屬機構。

要是我沒有這樣的習慣，肯定會發瘋。我的妻子本身沒有這種習慣，但我們發現彼此其實有共同的追求，只是使用的語言不一樣。我們都追求深刻了解自己的內心，而這對於幫助我們成為最好的自己來說，至關重要。我與妻子的關係非常重要，我們有相同的目標，也認為應該一起追求這個目標。

此外，我們也有個家規，每年夏天得花一個月到希臘去，並與外界斷絕聯絡。**我認爲自己有責任持續探索世界的各種樣貌。如果我無時無刻都在工作，就會大幅限制我的領導能力，也無法擁有遠大的理想。**我深深相信，讓自己停止思考很重要。**設法完全改變自己與思緒的焦點，讓我們更有機會發揮創意，**想出更好的兒童福利問題解決方案。

我很忙碌。事實是我讓自己太過忙碌，接了太多事情做，儘管做的並非總是工作。

我家沒有電視，這很重要，因為不看電視讓我不用無時無刻接收內心與外界吵雜的聲音。我有個十一歲的孩子，但家裡非常平靜，我們會花時間做其他的事情，像我就經常烹飪，因為烹飪對我來說有極佳的療癒效果。我有時會靜心並固定做瑜伽，刻意避免自己成為工作狂。

試一試

一　在一天之初，閉上眼睛用力深呼吸幾下並問自己：「我今天的目標是什麼？」如果家中有小孩無意間分散了你的注意力，你可以在餵孩子時問自己這個問題，但務必要為自己訂下一天的目標。

二　在一天結束、睡意席捲而來前問自己：「我可以放下什麼？我準備好不再在意什麼？有什麼事情我今天就應該拋棄？」把這件事情放下，且永遠不要再回想。

三　為自己選一天做為休息日，讓自己不須負擔任何責任。這樣做可以提醒我們，若要讓身心靈合一，就必須停止工作與創造。休息日提醒自己身分的本質，以及我們在社會中的角色是「本性」，而非「一週中產出的工作成果」。除了休息日外，每天也抽出一點時間什麼都不做，單純以最舒服的姿態活著。無論你能抽出多少時間，此時一定要專注當下。注意自己徹底自由時有什麼感覺，並與自己的本心對齊。

結論

讓生命網絡更強韌

別問自己世界需要什麼，問問你什麼事情能讓自己感覺活著，這就是你要做的事情，因為這個世界需要活生生、有熱情的人。——霍華德．圖爾曼（Howard Thurman），美國神學家與民權運動領袖

在太平洋西北部，每年都有一段時間，清晨時戶外會有很多蜘蛛網，以至於在外走動時很難不碰到這些精美的創造。每當我驟然停止思考與行動時，就會試著回想西雅圖酋長說，我們都是更廣闊生命網絡的一分子。現在我們即將踏上各自獨立，卻彼此息息相關的創傷照管之旅，謹記生命之網的意象對我們很有幫助。這張網會延伸到世界各地，廣闊而精密，且複雜程度可能超乎我們想像。

因為生命之網太過複雜，沒有人可以完全掌握全貌，因此人們常忘記實際上存在一個我們無法徹底理解的全局。但生命之網的完整樣貌確實存在，當我們看著蜘蛛的創造時，就能明顯看見，即便是最纖細的蜘蛛絲，都會影響整個奇妙蛛網架構的強度與韌度。

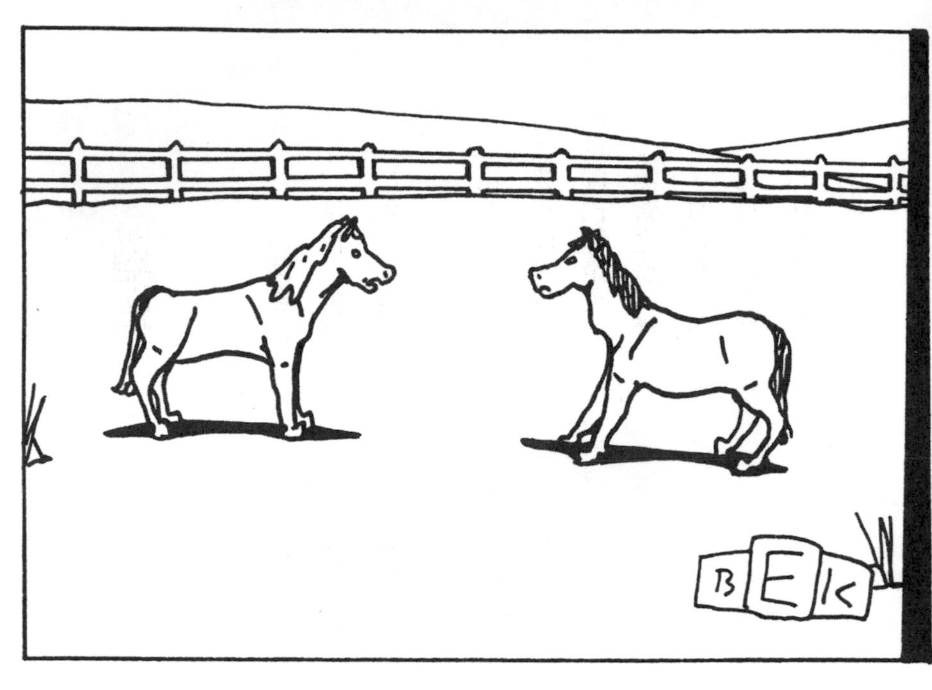

「你知道嗎？這世界上只有你能叫自己動起來。」

這道理跟生命之網是相同的：試著不造成傷害很重要；試著讓能量流通、保持身心靈健康很重要；懂得欣賞生命的強韌與脆弱很重要；意識到生命之網的存在並有意識地、刻意地與其互動也很重要。如果不這麼做，我們可能就會直接錯過自己的生命之網，完全忽略它的美麗，以及這張網如何反射陽光、收集晨露。

美國自然主義者約翰．繆爾曾寫道：「當我們試著單獨挑出某件事物，會發現宇宙中其他一切事物就像千絲萬縷、宛若看不見的線，緊緊綁住它。」

現在，我們明白如果想要減輕世界上的苦難，就必須從根本上學習，且了解不同的做法與造成痛苦和破壞的行為相異。我們必須懷抱開闊的胸襟面對創傷：必須了解沒辦法讓某些滅絕的物種起死回生；無法幫助某些兒童遠離暴力家庭；無法逆轉氣候變遷；受傷的退役軍人無法馬上康復。

我們也必須敞開心胸迎接希望，**了解我們能夠做到一件事，那就是對待自己、其他人，乃至地球上一切生物的生命時，要時刻活在當下**。活在當下可以帶來劇烈的改變，幫助我們削弱創傷帶來的衝擊，終止壓迫的力量，並促成恢復與改革。最棒的是，我們可以時時刻刻逐漸培養自己活在當下的力量。如此一來，就能神采奕奕地面對生命中的一切境遇，好讓我們把握最佳機會，確實修正這個世界。

隨著我們繼續踏上人生旅程，願我們都能深刻了解自己在生命之網中扮演的角色、願我們對自己與他人同等照顧、願我們銘記自己邁出的每一步，都決定了自己是否能有勇氣繼續助人之路。

英國詩人威廉・布萊克說：「如果要做好事，每分每秒都要用心做。」

願我們記得，只有致力尋求自身健康，才有能力尊重他人與地球，並落實創傷照管。

願我們在衝突中找到和平、在痛苦中找到喜樂、在惶惑不安時找到信心，因為這就是生命根本的樣貌。

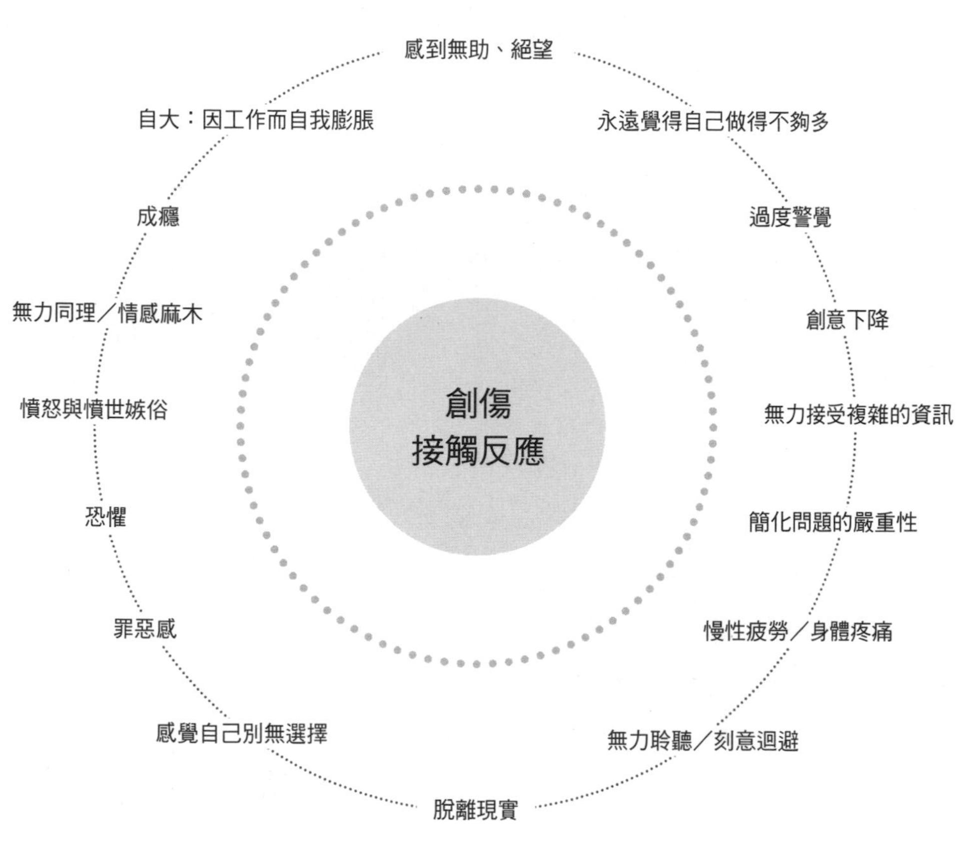
感到無助、絕望
永遠覺得自己做得不夠多
過度警覺
創意下降
無力接受複雜的資訊
簡化問題的嚴重性
慢性疲勞／身體疼痛
無力聆聽／刻意迴避
脫離現實
感覺自己別無選擇
罪惡感
恐懼
憤怒與憤世嫉俗
無力同理／情感麻木
成癮
自大：因工作而自我膨脹
創傷
接觸反應

創傷照管五大方向

北方
水
創造探究本心的空間

- 我為什麼從事目前的工作？
- 我是否試圖征服創傷？
- 我能夠繼續過這樣的生活嗎？

西方
氣
尋找平衡

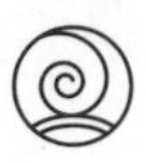

- 在工作之餘也用心享受生活
- 讓能量流動
- 感激

每天
練習
對齊本心

- 我把自己的焦點放在何處？
- 我的 B 計畫是什麼？

東方
火
選擇關注焦點

- 建立微觀文化
- 學著同情自己與他人
- 如何推動大規模的系統性變革？

南方
土
建立同情心與社群

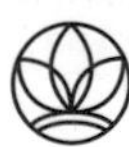

一套日常幫助個人、機構與社會處理人類、其他生物與地球面臨的困境、痛苦或創傷的做法。了解在照顧他人與周遭世界時也要自我照顧，可以大幅增強我們的能力，以兼顧道德和誠信的方式，為未來世代創造改變。

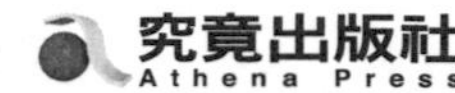

www.booklife.com.tw reader@mail.eurasian.com.tw

心理 052

創傷照管：照顧別人的你，更要留意自己的傷

Trauma Stewardship: An Everyday Guide to Caring for Self While Caring for Others

作　　者／蘿拉．李普斯基（Laura van Dernoot Lipsky）、康妮．柏克（Connie Burk）
譯　　者／林宜汶
發 行 人／簡志忠
出 版 者／究竟出版社股份有限公司
地　　址／台北市南京東路四段50號6樓之1
電　　話／（02）2579-6600．2579-8800．2570-3939
傳　　真／（02）2579-0338．2577-3220．2570-3636
總 編 輯／陳秋月
副總編輯／賴良珠
責任編輯／蔡緯蓉
校　　對／蔡緯蓉．林雅萩
美術編輯／林雅錚
行銷企畫／詹怡慧．陳禹伶
印務統籌／劉鳳剛．高榮祥
監　　印／高榮祥
排　　版／莊寶鈴
經 銷 商／叩應股份有限公司
郵撥帳號／18707239
法律顧問／圓神出版事業機構法律顧問　蕭雄淋律師
印　　刷／祥峰印刷廠
2020年4月　初版
2024年7月　6刷

Copyright © 2009 by Laura van Dernoot Lipsky
Copyright licensed by Berrett-Koehler Publishers
through Andrew Nurnberg Associates International Limited
Complex Chinese translation copyright © 2020
by Athena Press, an imprint of Eurasian Publishing Group
ALL RIGHTS RESERVED

定價 370 元　　ISBN 978-986-137-292-1
版權所有．翻印必究
◎本書如有缺頁、破損、裝訂錯誤，請寄回本公司調換
Printed in Taiwan

本書是一項工具，希望爲讀者引導方向，
明白我們對於生命中的每一步都有所選擇：
我們可以用對自己以及服務對象都有助益的方式工作、
可以在享受這個世界的同時將之導向正軌，
而不必被我們的痛苦與絕望纏累。

——《創傷照管》

◆ **很喜歡這本書，很想要分享**

圓神書活網線上提供團購優惠，
或洽讀者服務部 02-2579-6600。

◆ **美好生活的提案家，期待為您服務**

圓神書活網 www.Booklife.com.tw
非會員歡迎體驗優惠，會員獨享累計福利！

國家圖書館出版品預行編目資料

創傷照管：照顧別人的你，更要留意自己的傷 / 蘿拉．李普斯基（Laura van Dernoot Lipsky），康妮．柏克（Connie Burk）著；林宜汶譯. -- 初版. -- 臺北市：究竟, 2020.04
368 面；14.8×20.8公分 --（心理；52）
譯自：Trauma stewardship : an everyday guide to caring for self while caring for others
ISBN 978-986-137-292-1（平裝）
1. 照顧者 2.醫學心理學
410.14 109001283